Springer-Lehrbuch

Mihai Ancău

Klinische Grundlagen fürs Physikum

Mit 45 Abbildungen

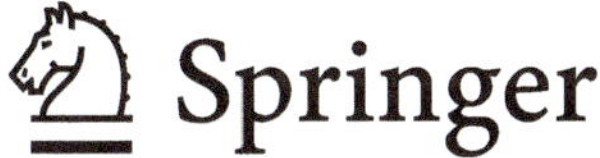

Springer

Mihai Ancău
Heidelberg, Deutschland

ISBN 978-3-662-46713-8   978-3-662-46714-5 (eBook)
DOI 10.1007/978-3-662-46714-5

Die Deutsche Nationalbibliothek verzeichnet diese Publikation in der Deutschen Nationalbibliografie;
detaillierte bibliografische Daten sind im Internet über http://dnb.d-nb.de abrufbar.

Zeichnungen: Fotosatz-Service Köhler GmbH – Reinhold Schöberl, Würzburg
Umschlaggestaltung: deblik Berlin
Fotonachweis Umschlag: © WavebreakmediaMicro, Fotolia

Gedruckt auf säurefreiem und chlorfrei gebleichtem Papier

Springer-Verlag ist Teil der Fachverlagsgruppe Springer Science+Business Media
www.springer.com

Vorwort

Warum steigt bei einer megaloblastären Anämie der Methylmalonatspiegel im Plasma an? Wie und warum verändern sich die Parameter der Lungenfunktion bei obstruktiven gegenüber restriktiven Ventilationsstörungen? Oder die Blutgasparameter bei Störungen des Säure-Basen-Haushalts? Warum besteht ein *Pulsus celer et altus* bei der Aorteninsuffizienz und warum wirken ausgerechnet β-Blocker bei Herzinsuffizienz? Wieso kann man nicht einfach Dopamin beim Morbus Parkinson verabreichen, einer Krankheit, bei der genau der Dopaminmangel das Problem darstellt?

Diese und viele andere Fragen können zwar prinzipiell anhand vorklinischer Konzepte beantwortet werden, die Antwort setzt aber meist die integrierte Anwendung von Physiologie-, Biochemie-, Molekularbiologie und Anatomiekenntnissen voraus. Dabei wird schon früh deutlich, welche vorklinischen Kenntnisse in der Klinik später für das pathogenetische Verständnis, für die Diagnostik und auch für die Therapie tatsächlich wichtig sind.

Dadurch entstand die Idee zu diesem Buch: die in der Vorklinik vorausgesetzten bzw. mit vorklinischen Basiskenntnissen begreifbaren Klinikkonzepte zusammenzubringen und so ein anschauliches klinisches Bild anzufertigen. Zwar ist »Klinik« per se kein im Physikum geprüftes Fach, dennoch bezieht sich in jedem Examen ein beträchtlicher Teil der Fragen auf klinische Kerninhalte. Durch das vorliegende Buch erübrigt sich zudem auch die mitunter aufwendige Suche nach Informationen in mehreren, teils sehr umfangreichen Lehrbüchern. Darüber hinaus wird gewissermaßen auch eine Brücke zwischen Vorklinik und Klinik geschlagen, um das Verständnis der manchmal zunächst sehr theoretischen Inhalte zu vertiefen. Damit eignet sich das Buch auch für die klinischen Semestern, z. B. für den Fall, dass man die vorklinischen Kenntnisse Krankheits-orientiert noch einmal auffrischen möchte.

In diesem Sinne wird das Buch in Organsystem-bezogenen Kapiteln strukturiert, innerhalb derer die dargestellten Pathologien und diagnostischen Maßnahmen je nach ihrer Gewichtung in den Physikumsfragen und in der Klinik erörtert werden.

Ein ganz großer Dank geht an dieser Stelle an alle Mitarbeiter des Springer-Verlages, die an der Entstehung des Buches mitgewirkt haben. Insbesondere gilt mein Dank Christine Ströhla und Rose-Marie-Doyon für Ihre sehr engagierte und kompetente Projektbetreuung und Dr. Martina Kahl-Scholz für Ihr akribisches Lektorat. Und nicht zuletzt ein ganz herzlicher Dank meinen Eltern, die aus der Ferne stets liebevoll an meiner Seite standen.

Mihai Ancău
Heidelberg, Juni 2015

Der Autor

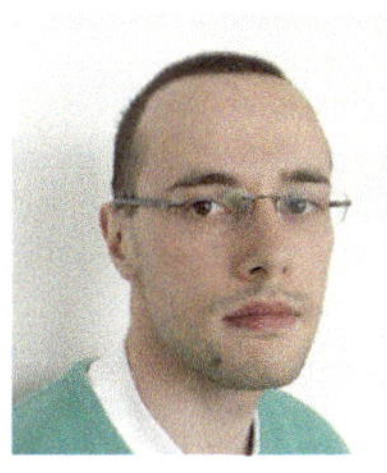

Mihai Ancău

Mihai Ancău ist Medizinstudent und promoviert zurzeit am Deutschen Krebsforschungszentrum und am Universitätsklinikum für Neurologie in Heidelberg. Er ist u. a. Tutor beim Heidelberger Vorklinik Repetitorium. Durch seine Erfahrungen als Tutor kennt er sowohl die Anforderungen des IMPP als auch die Bedürfnisse der Examenskandidaten sehr genau.

Klinische Grundlagen fürs Physikum: Das Layout

1.1   Grundlagen von Anämien

1.1.1   Referenzgrößen

■ Erythrozytenzahl

Alleine anhand von der Anzahl an Erythrozyten im Vollblut kann auf das Vorliegen einer Anämie nicht zwangsläufig rückgeschlossen werden. Denn selbst bei einer normalen Erythrozytenzahl kann trotzdem der Hämoglobingehalt der Zellen erniedrigt sein. Die Erythrozytenzahl bei Erwachsenen beträgt normalerweise:

- 4,0–5,2/pl bei Frauen,
- 4,3–6,1/pl bei Männern.

■ Hämoglobin und Hämatokrit

Der absolute Gehalt an **Hämoglobin (Hb)** ist ausschlaggebend für die O_2-Transportkapazität des Blutes. Als **Hämatokrit (Hk)** bezeichnet man den relativen Volumenanteil der zellulären Blutbestandteile am Gesamtblutvolumen. Da Erythrozyten ihn zu gut 99% ausmachen, kann er annähernd als Volumenanteil der Erythrozyten betrachtet werden (◘ Tab. 1.1).

> Eine Anämie ist durch einen Hb-Abfall unter 13 g/dl bei Männern bzw. 12 g/dl bei Frauen definiert.

Da Hb osmotisch wirkt, also Wasser in die Erythrozyten einzieht und somit das Volumen der Zellen beeinflusst, verhalten sich **Hb und Hk proportional zueinander**. Für die Diagnose »Anämie« genügt daher praktisch die Betrachtung von nur einem der beiden Parameter.

Tipp

Bei einem nicht-manifesten, also **latenten Eisenmangel**, ist vorerst nur der Ferritin-Spiegel erniedrigt, bei noch erhaltener Transferrin-Sättigung. Schreitet der Eisenmangel aber fort, so kommt es zu insuffizienter Transferrin-Beladung und die Sättigung nimmt ab. Es wird weniger Hb synthetisiert und es zeigt sich somit ein **manifester Eisenmangel**. Außer dem **Ferritin-Spiegel** ist auch noch die Erhöhung des **Anteils an hypochromen Erythrozyten** ein sensitiver Indikator des latenten Eisenmangels.

■ Erythrozytenindizes

Erythrozytenindizes sind Parameter, die eine weitere Differenzierung und morphologische Einteilung von Anämien erlauben. Sie errechnen sich aus folgenden Formeln:

Mittleres zelluläres Volumen (MCV)

$$MCV = \frac{\text{Hk (\%)}}{\text{Anzahl an Erys pro l Blut}}$$

- Referenzwert: **90 fl** (80–98 fl)
- Ein normales MCV ist kein Ausschlusskriterium von Anämien. Bei hämolytischen Anämien können sowohl kleinere als auch größere Erythrozyten gleichzeitig vorliegen (**Anisozytose**), deren gemittelten Größe dennoch normal sein kann.

Mittleres zelluläres Hb (MCH)

$$MCH = \frac{\text{Hb}\left(\frac{g}{l}\right)}{\text{Anzahl an Erys pro l Blut}}$$

- Referenzwert: **30 pg** (28–33 pg)
- So wie Hb und Hk verändern sich MCH und MCV auch **proportional** zueinander.

Mittlere zelluläre Hb-Konzentration (MCHC)

$$MCHC = \frac{\text{Hb}\left(\frac{g}{l}\right)}{\text{Hk}(\%)} = \frac{\text{MCH}}{\text{MCV}}$$

- Referenzwert: **34 g/dl** (33–36 g/dl)
- Bei Anämien bleibt die MCHC weitgehend **unverändert** wegen der parallelen Zu-/Abnahme von MCV und MCH. Sie dient daher eher der laborchemischen Plausibilitätskontrolle.

■ Retikulozyten

- Retikulozytenzahl Bei Retikulozyten handelt es sich um **heranreifende** 2 bis 3 Tage alte, kernlose Erythrozyten, die ihre Organellen (Ribosomen, Mitochondrien, Golgi-Apparat) noch nicht komplett durch Autophagie abgebaut haben.

Merke:
Das Wichtigste auf den Punkt gebracht

Tipp:
Klinische Hintergründe und Zusatzinfos"

Abb. 1.1 Isomerisierung von Methylmalonyl-CoA zu Succinyl-CoA. CoA = Coenzym A. Der Blitz deutet auf den Enzymdefekt hin

Tab. 1.2 Einteilung der Anämien nach MCV und MCH und beispielhafte Differentialdiagnosen

Hypochrom-mikrozytäre Anämie	Normochrom-normozytäre Anämie	Hyperchrom-makrozytäre Anämie
Eisenmangelanämie	Hämolytische Anämien	Cobolaminmangel (Vit. B_{12})
Thalassämie	Renale Anämie	Folsäuremangel
	Akute Blutungsanämie	
	Anämie chronischer Krankheiten	
MCV↓	MCV normal	MCV↑
MCH↓	MCH normal	MCH↑

— Man redet je nach Konstellation von **mikrozytär-hypochromen**, **normozytär-normochromen** oder **makrozytär-hyperchromen Anämien** (■ Tab. 1.2). Wegen der Korrelation von MCV und MCH existieren keine hypochrom-makrozytären bzw. hyperchrom-mikrozytären Anämien.

Indikator der Erythropoese Je größer der momentane Erythrozytenbedarf ist, desto früher treten vermehrt Retikulozyten aus dem Knochenmark in das Blut ein. Eine **gesteigerte Erythropoese** ist durch eine **erhöhte Anzahl an Retikulozyten** im peripheren Blut gekennzeichnet und kann auf einen gesteigerten Verbrauch an Erythrozyten hinweisen (z. B. im Rahmen hämolytischer Anämien oder von Blutungen). Hingegen kommt es bei **Störungen der Erythropoese** (z. B. aplastische oder renale Anämie) zu einer **verminderten Retikulozytenzahl.**

? — Welche Ursachen kommen generell bei Eisenmangelanämien in Frage?
— Welche laborchemischen Parameter dienen der Diagnose einer Eisenmangelanämie?
— Worauf lässt der Ferritin-Spiegel rückschließen? Und worauf die Transferrin-Sättigung?

Fragen: Überprüfen Sie Ihr Wissen am Kapitelende

Literatur

Aktories K, Forth W (2013) Allgemeine und spezielle Pharmakologie und Toxikologie, 11. überarb. Aufl. München: Elsevier, Urban & Fischer
Battegay E, Aeschlimann A (2013) Siegenthalers Differentialdiagnose, 20. komplett überarb. u. aktualis. Aufl. Stuttgart, New York: Thieme
Fölsch UR, Kochsiek K, Schmidt RF (2000) Pathophysiologie. Berlin, Heidelberg: Springer
Halwachs-Baumann G (2011) Labormedizin, 2. aktual. u. erw. Aufl. Wien, New York: Springer
Herold G (2011) Innere Medizin. Köln: Herold

Inhaltsverzeichnis

Blut

Mihai Ancău

M. Ancău, *Klinische Grundlagen fürs Physikum*,
DOI 10.1007/978-3-662-46714-5_1, © Springer-Verlag Berlin Heidelberg 2016

1.1 Grundlagen von Anämien

1.1.1 Referenzgrößen

■ Erythrozytenzahl

Alleine anhand von der Anzahl an Erythrozyten im Vollblut kann auf das Vorliegen einer Anämie nicht zwangsläufig rückgeschlossen werden. Denn selbst bei einer normalen Erythrozytenzahl kann trotzdem der Hämoglobingehalt der Zellen erniedrigt sein. Die Erythrozytenzahl bei Erwachsenen beträgt normalerweise:

- 4,0–5,2/pl bei Frauen,
- 4,3–6,1/pl bei Männern.

■ Hämoglobin und Hämatokrit

Der absolute Gehalt an **Hämoglobin (Hb)** ist ausschlaggebend für die O_2-Transportkapazität des Blutes. Als **Hämatokrit (Hk)** bezeichnet man den relativen Volumenanteil der zellulären Blutbestandteile am Gesamtblutvolumen. Da Erythrozyten ihn zu gut 99% ausmachen, kann er annähernd als Volumenanteil der Erythrozyten betrachtet werden (◘ Tab. 1.1).

> **Eine Anämie ist durch einen Hb-Abfall unter 13 g/dl bei Männern bzw. 12 g/dl bei Frauen definiert.**

Da Hb osmotisch wirkt, also Wasser in die Erythrozyten einzieht und somit das Volumen der Zellen beeinflusst, verhalten sich **Hb und Hk proportional zueinander**. Für die Diagnose »Anämie« genügt daher praktisch die Betrachtung von nur einem der beiden Parameter.

■ Erythrozytenindizes

Erythrozytenindizes sind Parameter, die eine weitere Differenzierung und morphologische Einteilung von Anämien erlauben. Sie errechnen sich aus folgenden Formeln:

Mittleres zelluläres Volumen (MCV)

$$MCV = \frac{Hk\ (\%)}{Anzahl\ an\ Erys\ pro\ l\ Blut}$$

- Referenzwert: **90 fl** (80–98 fl)
- Ein normales MCV ist kein Ausschlusskriterium von Anämien. Bei hämolytischen Anä-

◘ **Tab. 1.1** Normalwerte für Hämoglobin und Hämatokrit bei Erwachsenen

Parameter	Frauen	Männer
Hb (g/dl)	12–15	13–17
Hk (% vol.)	36–47	38–52

mien können sowohl kleinere als auch größere Erythrozyten gleichzeitig vorliegen (**Anisozytose**), deren gemittelten Größe dennoch normal sein kann.

Mittleres zelluläres Hb (MCH)

$$MCH = \frac{Hb\left(\frac{g}{l}\right)}{Anzahl\ an\ Erys\ pro\ l\ Blut}$$

- Referenzwert: **30 pg** (28–33 pg)
- So wie Hb und Hk verändern sich MCH und MCV auch **proportional** zueinander.

Mittlere zelluläre Hb-Konzentration (MCHC)

$$MCHC = \frac{Hb\left(\frac{g}{l}\right)}{Hk(\%)} = \frac{MCH}{MCV}$$

- Referenzwert: **34 g/dl** (33–36 g/dl)
- Bei Anämien bleibt die MCHC weitgehend **unverändert** wegen der parallelen Zu-/Abnahme von MCV und MCH. Sie dient daher eher der laborchemischen Plausibilitätskontrolle.

> **Tipp**
>
> In Folge des Hb-Mangels nimmt die O_2-Transportkapazität des Blutes ab. Darauf zurückzuführen sind die klassischen Symptome von Anämien wie schnelle Ermüdbarkeit, Leistungsabfall oder kompensatorische Tachykardie (gesteigerte Herzfrequenz). Erst eine ausgeprägte Anämie lässt sich an **Blässe, v. a. an den Schleimhäuten** (Lippen, Konjunktiven), erkennen.

◻ Tab. 1.2 Einteilung der Anämien nach MCV und MCH und beispielhafte Differentialdiagnosen

Hypochrom-mikrozytäre Anämie	Normochrom-normozytäre Anämie	Hyperchrom-makrozytäre Anämie
Eisenmangelanämie	Hämolytische Anämien	Cobolaminmangel (Vit. B$_{12}$)
Thalassämie	Renale Anämie	Folsäuremangel
	Akute Blutungsanämie	
	Anämie chronischer Krankheiten	
MCV↓	MCV normal	MCV↑
MCH↓	MCH normal	MCH↑

1.1.2 Morphologische Einteilung der Anämien

Morphologisch wird zwischen folgenden Anämieformen unterschieden:

- Anhand von MCV:
  - mikrozytär (MCV↓ < 80 fl),
  - makrozytär (MCV↑ > 98 fl).
- Anhand von MCH:
  - hypochrom (MCH↓ < 28 pg),
  - hyperchrom (MCH↑ > 33pg).

Man redet je nach Konstellation von **mikrozytär-hypochromen**, **normozytär-normochromen** oder **makrozytär-hyperchromen Anämien** (◻Tab. 1.2). Wegen der Korrelation von MCV und MCH existieren keine hypochrom-makrozytären bzw. hyperchrom-mikrozytären Anämien.

▪ Retikulozyten
Retikulozytenzahl Bei Retikulozyten handelt es sich um **heranreifende** 2 bis 3 Tage alte, kernlose Erythrozyten, die ihre Organellen (Ribosomen, Mitochondrien, Golgi-Apparat) noch nicht komplett durch Autophagie abgebaut haben. Bei der Supravitalfärbung bilden diese Organellenreste eine netzartige Struktur, die *Substantia reticulo-filamentosa*. Normalerweise machen die Retikulozyten ca. **0,5–1,5%** aller Erythrozyten aus.

Indikator der Erythropoese Je größer der momentane Erythrozytenbedarf ist, desto früher treten vermehrt Retikulozyten aus dem Knochenmark in das Blut ein. Eine **gesteigerte Erythropoese** ist durch eine **erhöhte Anzahl an Retikulozyten** im peripheren Blut gekennzeichnet und kann auf einen gesteigerten Verbrauch an Erythrozyten hinweisen (z. B. im Rahmen hämolytischer Anämien oder von Blutungen). Hingegen kommt es bei **Störungen der Erythropoese** (z. B. aplastische oder renale Anämie) zu einer **verminderten Retikulozytenzahl**.

- Wie ist eine Anämie definiert?
- Anhand von welchen Kenngrößen können Anämien morphologisch klassifiziert werden?
- Was sind Retikulozyten und wozu wird ihre Anzahl im peripheren Blut bestimmt?

1.2 Hypochrom-mikrozytäre Anämie

Es handelt sich dabei um Anämien mit MCV und MCH Abfall. Am häufigsten kommen folgende Ursachen in Frage:

- Eisenmangel,
- Thalassämie (▶ Abschn. 1.4.1).

> Hypochrome Anämien entstehen im Allgemeinen dann, wenn die Hämoglobinsynthese nicht mit der Erythropoese Schritt halten kann.

1.2.1 Absoluter Eisenmangel

Die Eisenmangelanämie ist die **häufigste Anämieform** (ca. 80% aller Fälle). Hiervon werden vornehmlich Frauen im gebärfähigen Alter betroffen.

■ **Ursachen**

Eisenresorptionsstörung

▬ **Reduktion der Resorptionsoberfläche:** Nach Teilresektionen des Dünndarmes oder bei chronisch-entzündlichen Darmerkrankungen (z. B. Morbus Crohn),

▬ **Anazidität:** Im Rahmen von Magenentzündungen (z. B. chronischer Gastritis) oder nach Magenresektion; Salzsäure setzt $Fe^{2+/3+}$ aus Komplexen frei.

Mangelnde Eisenzufuhr Besonders bei streng vegetarischer Ernährung (Fleisch ist eine hervorragende Quelle von Häm-gebundenem Eisen).

Erhöhter Eisenbedarf Z. B. während des Wachstums oder der Schwangerschaft.

Blutungen Am häufigsten Blutverluste bei der Menstruation. Unbedingt abzuklären sind potenziell okkulte, d. h. verborgene Blutungen (z. B. aus dem Gastrointestinaltrakt).

■ **Diagnostik**

Serumeisen Tageszeitlichen Schwankungen unterworfen, zeigt das Serumeisen lediglich den Eisengehalt des Blutes an und korreliert somit nicht unbedingt mit dem Gesamtkörpereisenbestand.

Ferritin Als Speicherprotein für Eisen wird es von Körperzellen umso großzügiger in das Blutplasma freigesetzt, je größer die Eisenreserven sind. Da es weniger kurzzeitigen Schwankungen als das Serumeisen unterworfen ist, gilt der **Ferritinspiegel** (Plasmakonzentration) als der zuverlässigste **Indikator des Körpereisenbestandes**. Die einzige Ausnahme stellt hierbei eine Akute-Phase Reaktion dar. Denn hier kann ein nur aufgrund der Entzündungskonstellation normal hoher Ferritinspiegel über einen Eisenmangel hinwegtäuschen. (▶ Abschn. 1.4.3).

Transferrin-Sättigung Transferrin dient dem Transport des Eisens im Blut und kann pro Molekül jeweils zwei Fe^{3+} binden. Die Menge an Transferrin-gebundenem Eisen wird kontinuierlich aus den Ferritinreserven aufgefrischt. Vom Verhältnis des Serumeisens und des Serumtransferrins errechnet sich die prozentuale Eisen-Transferrin-Sättigung.

Eine **verminderte Sättigung** gilt als Zeichen **vermehrten Eisenbedarfes** bzw. **unzureichender Eisenreserven.**

❯ **Bei der Eisenmangelanämie sind der Ferritinspiegel und die Transferrinsättigung erniedrigt.**

Tipp

Bei einem nicht-manifesten, also **latenten Eisenmangel**, ist vorerst nur der Ferritin-Spiegel erniedrigt, bei noch erhaltener Transferrin-Sättigung. Schreitet der Eisenmangel aber fort, so kommt es zu insuffizienter Transferrin-Beladung und die Sättigung nimmt ab. Es wird weniger Hb synthetisiert und es zeigt sich somit ein **manifester Eisenmangel**. Außerdem **Ferritin-Spiegel** ist auch noch die Erhöhung des **Anteils an hypochromen Erythrozyten** ein sensitiver Indikator des latenten Eisenmangels.

❓ ▬ Welche Ursachen kommen generell bei Eisenmangelanämien in Frage?

▬ Welche laborchemischen Parameter dienen der Diagnose einer Eisenmangelanämie?

▬ Worauf lässt der Ferritin-Spiegel rückschließen? Und worauf die Transferrin-Sättigung?

1.3 Hyperchrom-makrozytäre Anämie

Diese Anämien werden meistens durch einen Mangel an **Vitamin B12 (Cobolamin)** oder an **Folsäure** bedingt. Beide Vitamine sind unentbehrlich für die **DNA-Synthese**. Von einem Mangel sind dann vor allem schnell proliferierende Gewebe, so wie die hämatopoetischen Vorläuferzellen, betroffen. Im Knochenmark kommt es infolge der gestörten DNA-Synthese zu einer Kernreifungsstörung der Erythroblasten und zum Übertritt vergrößerter Erythrozytenvorläufer (Megaloblasten) in das periphere Blut. Aus diesem Grund werden solche Störungen auch als **megaloblastäre Anämien** bezeichnet.

■ **MCH und MCV**

Egal ob Folat- oder Cobolaminmangel, ist die **Erhöhung von MCH und MCV** bei gleichzeitigem Hb-Abfall charakteristisch. Das lässt sich gedanklich dadurch ableiten, dass das ansonsten ungestört synthetisierte Hämoglobin auf weniger Erythrozyten verteilt werden muss.

■ **Andere Zellreihen**

Im Unterschied zur Eisenmangelanämie sind bei megaloblastären Anämien, als Folge der Störung der DNA-Synthese, alle Zellreihen des Blutes betroffen. Zusätzlich zur Anämie kommt es daher noch zur **Leukozyto-** und **Thrombozytopenie**.

■ **Intramedulläre Hämolyse**

Außerdem verursacht die Kernreifungsstörung eine Hämolyse der Erythroblasten bereits im Knochenmark. Somit liegen bei megaloblastären Anämien oft auch Anzeichen der Hämolyse vor (Haptoglobin↓, LDH↑, indirektes Bilirubin↑, ▶ Abschn. 1.4.1).

1.3.1 Cobolamin-Mangel

Speziell beim Mangel an Cobolamin (Vit. B_{12}) kommt es zusätzlich zur megaloblastären Anämie auch noch zu einer **Schädigung des Nervensystems** (funikuläre Myelose). Sie stellt eine Demyelinisierung der Hinterstränge und der Pyramidenbahnen des Rückenmarkes dar, die sich u. a. mit spinaler Ataxie (Stand- und Gangunsicherheit) und Parästhesien (Sensibilitätsstörungen) manifestiert.

■ **Chronische Genese**

Bei Unterbrechung der Cobolaminzufuhr reichen die **Speichervorräte in der Leber** noch für ca. 3 Jahre aus. Ein Cobolaminmangel ist dann eher Folge eines chronisch verlaufenden Prozesses.

■ **Ursachen**

Mangel an Intrinsic Factor (IF) IF, ein von den Belegzellen der Magenmukosa gebildetes Glykoprotein, schützt das Cobolamin und ermöglicht seine Resorption im terminalen Ileum. Ein Mangel an IF ist entweder angeboren oder am häufigsten erworben, z. B. im Rahmen einer atrophischen Autoimmungastritis (durch **Schädigung der Belegzellen**) oder nach Magenresektion. Im speziellen Fall der atrophischen Autoimmungastritis heißt die entstandene Blutbildungsstörung perniziöse Anämie.

Ileale Resorptionsstörung Sie entsteht meistens im Rahmen einer chronisch-entzündlichen Darmerkrankung (z. B. Morbus Crohn mit Ileitis terminalis) oder bei Sprue (Gluten-sensitive Enteropathie).

Mangelernährung Mangelernährung tritt seltener in der westlichen Welt auf und, wenn überhaupt, dann häufig nach andauernder veganer Diät (tierische Produkte sind die bedeutendste Cobolaminquelle).

■ **Pathobiochemie**

Formen Cobolamin kommt in 2 Formen im menschlichen Stoffwechsel vor, jeweils als:

- **Desoxyadenosylcobolamin,**
- **Methylcobolamin.**

Serumspiegel Für die Labordiagnostik reicht die Bestimmung des Serumcobolamins alleine oft nicht aus, weil der Wert einen relativ breiten »Graubereich« aufweist. Ein Mangel kann, muss aber nicht unbedingt mit einer starken Erniedrigung des Serumspiegels einhergehen.

Stoffwechselmetabolite Allerdings gibt es eine Reihe von Metaboliten des Cobolaminstoffwechsels (s. weiter unten), die sich spezifisch beim Mangel im Serum und Urin anstauen. Auf ihnen liegt daher der Fokus in der Labordiagnostik.

Desoxyadenosylcobolamin Dieses wirkt als Coenzym bei der Isomerisierung von Methylmalonyl-CoA zu Succinyl-CoA. Methylmalonyl-CoA ist ein Zwischenprodukt in dem Abbau ungeradzahliger Fettsäuren (z. B. Propionsäure) und der verzweigtkettigen Aminosäuren Valin und Isoleucin (◘ Abb. 1.1).

Beim Mangel an Desoxyadenosylcobolamin staut sich **Methylmalonat** im Plasma an und kann bei der Diagnose herangezogen werden. Unvollständig abgebaute ungeradzahlige Fettsäuren lagern sich in neuronalen Lipiden an und sind wahrscheinlich mit für die Entstehung der funikulären Myelose verantwortlich.

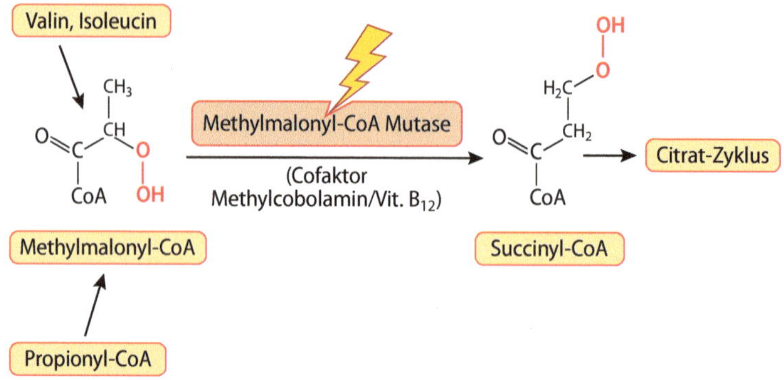

Abb. 1.1 Isomerisierung von Methylmalonyl-CoA zu Succinyl-CoA. CoA = Coenzym A. Der Blitz deutet auf den Enzymdefekt hin

Methylcobolamin Als Coenzym der Methionin-Synthase dient es der **Übertragung von Methyl-Resten** (C_1-Stoffwechsel). Es steht gerade an der Verknüpfung des Cobolamin- und Folatstoffwechsels, denn ohne Methylcobolamin kann die Produktion von Tetrahydrofolsäure aus N_5-Methyl-Tetrahydrofolsäure nicht voranschreiten. Somit überträgt sich eine Störung im Cobolaminstoffwechsel auch auf den Folatstoffwechsel.

Im Serum zeigt sich ein Mangel an Methylcobolamin daran, dass die **Homocysteinkonzentration** erhöht und die **Tetrahydrofolatkonzentration** erniedrigt ist (**Abb. 1.2**). Ein erhöhter Spiegel an Homocystein gilt als unabhängiger Risikofaktor für die Entstehung von Atherosklerose.

> Beim Cobolaminmangel sind **Methylmalonat** und **Homocystein** im Plasma erhöht. Allerdings ist die Methylmalonaterhöhung spezifischer (Homocystein erhöht auch beim Folsäuremangel, s. u.).

1.3.2 Folsäuremangel

■ Funktion

Die biologisch aktive Form der Folsäure, das Coenzym Tetrahydrofolat (THF), dient der **Übertragung von Methylresten**. Das Nukleotid Desoxythymidinmonophosphat (dTMP) entsteht durch Übertragung eines Methyl-Restes von N_5-,N^{10}-Methylen-THF auf Desoxyuridinmonophosphat (dUMP). Ein Mangel an Folsäure schränkt somit die DNA-Syntheserate durch **Verarmung an dTMP** ein (**Abb. 1.2**). Folsäuremangel ist die häufigste Form von Vitaminmangel in der westlichen Welt.

Die Vorräte an Folsäure reichen bei komplett unterbrochener Zufuhr nur für ca. 3 Monate. Daher wird ein Folsäuremangel klinisch früher manifest als ein Cobolaminmangel.

■ Kombinierte Störung

Weil die Synthese von THF aus N^5-Methyl-THF von Cobolamin abhängt, kann ein wenn auch nur funktioneller/relativer Folsäuremangel einem absoluten Cobolaminmangel folgen. N^5-Methyl-THF staut sich dabei an. Bei einem kombiniertem Folsäure- und Cobolaminmangel sollen daher beide Vitamine substituiert werden.

■ Ursachen

Mangelernährung Bei einseitiger Ernährung (ohne Blattgemüse – lat. *folium*) oder chronischem Alkoholismus kann es zum Mangel an Folsäure kommen.

Resorptionsstörung Folsäure wird zum Großteil im Jejunum resorbiert. Die Resorption kann bei Sprue oder bei chronisch-entzündlichen Darmerkrankungen vermindert sein.

Steigender Bedarf Während der Schwangerschaft ist der Bedarf an Folsäure erhöht. Weil ein Mangel zu Neuralrohrdefekten beim Fötus führen kann, empfiehlt sich eine Folsäuresupplementierung während (am besten schon vor) der Schwangerschaft.

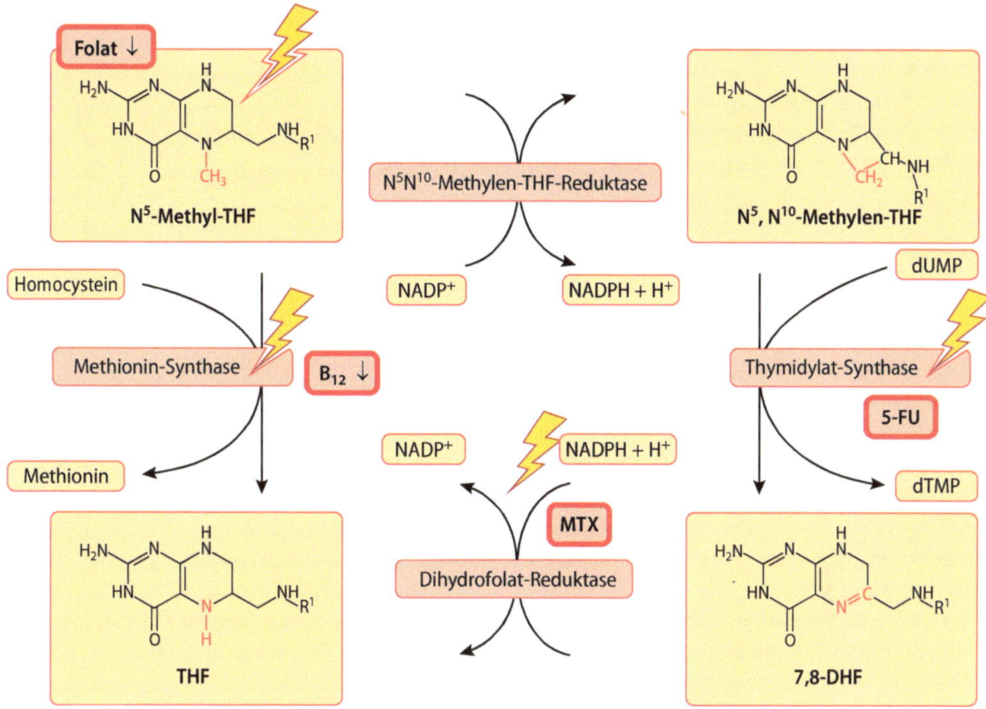

 **Abb. 1.2** Pathobiochemie im Cobolamin- und Folatstoffwechsel. MTX = Methotrexat; 5-FU = 5-Fluoruracil. R¹ = p-Amino-benzoyl-Glutamat-Rest. Die Blitze deuten auf entsprechende Ausfälle hin

Auch eine Steigerung des Zellumsatzes als Folge von Traumen, Hämolyse oder von Malignomen kann zu einem Mangel führen.

> **Ein Folsäuremangel tritt häufig während der Schwangerschaft auf und muss ausgeglichen werden. Ein relativer Folsäuremangel kann einen absoluten Cobolaminmangel begleiten.**

Tipp

Um die Mitoserate von Tumoren zu zügeln, wird bewusst durch Zytostatika in den Folatstoffwechsel eingegriffen. Eine Möglichkeit hierfür bietet **Methotrexat**, ein Folsäure-Analogon und gleichzeitig **irreversibler Inhibitor der Dihydrofolat-Reduktase** (**Abb. 1.2**). Eine Alternative dazu stellt **5-Fluouracil** dar, welches irreversibel die **Thymidylat-Synthase** hemmt. Limitierend für die Dosierung beider Zytostatikaarten sind die heftigen Nebenwirkungen, u. a. die megaloblastäre Anämie.

? — Erklären Sie, wie ein Folsäuremangel oder ein Cobolaminmangel zu einer Anämie führen kann!
— Welche Metabolite häufen sich bei einem Cobolaminmangel im Serum an?
— Welche Veränderungen können bei Folsäure- oder Cobolaminmangel zusätzlich zur Anämie auftreten?

1.4 Normochrom-normozytäre Anämie

Die häufigsten Formen sind:
- Hämolytische Anämien
- Renale Anämie
- Anämie chronischer Krankheiten
- Akute Blutungsanämie

1.4.1 Hämolytische Anämien

Hämolyse

Trotz der Existenz einer physiologischen Hämolyse nach ca. 120 Tagen, wird mit **Hämolyse** im klinischen Sprachgebrauch eher **der vorzeitige Abbau von Erythrozyten** bezeichnet. Der normale Vorgang läuft zum Großteil in den Makrophagen der Milz ab. Sind aber bei gesteigerter Hämolyse die Abbaumöglichkeiten in der Milz ausgeschöpft, so werden auch die Makrophagen in der Leber und im Knochenmark mit einbezogen. Die Hämolyse kann auch derart beschleunigt sein, dass die Erythrozyten schon im Gefäßsystem, vor einer Aufnahme durch Makrophagen, lysieren. Diesen Vorgang bezeichnet man als **intravasale Hämolyse**.

Laborparameter

■ **Freies Hämoglobin**

Ein starker Anstieg des freien (nicht innerhalb von Erythrozyten befindlichen) Hämoglobins im Serum deutet auf eine intravasale Hämolyse hin. Freies Hämoglobin ist aus mehreren Gründen schädlich. Einerseits katalysieren die freigelegten zentralen Fe^{2+}-Ionen in einer Kettenreaktion die Bildung von **reaktiven Sauerstoffradikalen (Fenton-Reaktion)**, die andere Blutzellen und Endothelien schädigen können. Andererseits verstopfen frei filtrierte Hämoglobinmoleküle die Nierentubuli und können dadurch ein **akutes Nierenversagen** hervorrufen. 3 hintereinandergeschaltete Mechanismen können diesen Komplikationen vorbeugen:

1. Phagozytose ganzer Erythrozyten durch Makrophagen
2. Haptoglobin
3. Hämopexin

■ **Haptoglobin**

Haptoglobin ist ein Glykoprotein des Blutplasmas, welches mit hoher Affinität an **freies Hämoglobin** bindet und im beladenen Zustand von Makrophagen aufgenommen wird. Somit schützt es vor oxidativen Schäden und verhindert wegen der höheren Molekularmasse des Haptoglobin-Hämoglobinkomplexes eine tubuläre Filtration von Hämoglobin. Bei Hämolyse sinkt daher das Haptoglobin im Serum ab. Bei sehr starker Hämolyse kann aber die Bindungskapazität der Haptoglobinmoleküle gesättigt sein.

> ❯ Die Erniedrigung der Haptoglobinkonzentration im Plasma ist der **sensitivste Indikator für eine intravasale Hämolyse**.

■ **Hämopexin**

Im Unterschied zu Haptoglobin bindet es nur an die **freien Häm-Gruppen** im Plasma. Holo-Hämopexin (Häm-beladen) wird von den Leberzellen aufgenommen und erlaubt die Wiederverwertung der zentralen Fe^{2+}-Ionen. So wie bei Haptoglobin auch, deutet eine erniedrigte Plasmakonzentration auf eine intravasale Hämolyse hin.

■ **Bilirubin**

Das Hämoglobin abgebauter Erythrozyten wird in Makrophagen zum **unkonjugierten (indirekten) Bilirubin** umgewandelt. Gebunden an Albumin wird das indirekte Bilirubin zur Leber transportiert. Dort erfolgt die Konjugation und Abgabe in die Gallenflüssigkeit und zum kleineren Teil in den Kreislauf als **konjugiertes (direktes) Bilirubin**. Der Serumspiegel von indirektem Bilirubin hängt also vom Verhältnis des Hämoglobinabbaus zu der Ausscheidungsfähigkeit der Leber ab. Ein Anstieg des indirekten Bilirubins kann daher bei einer Hämolyse auftreten, allerdings ist es als einzelner Marker nicht spezifisch genug dafür (Anstieg z. B. auch bei Lebererkrankungen wegen verminderter Konjugation).

> ❯ Bilirubin: unkonjugiert = indirekt, konjugiert = direkt. Merke: »**Konjugiertes** Bilirubin kann **direkt** ausgeschieden werden, unkonjugiert aber nicht«.

■ **Laktatdehydrogenase (LDH)**

Von der LDH existieren mehrere ähnliche Formen, die die gleiche Reaktion katalysieren, sich aber in ihrer Gewebeexpression unterscheiden (**Isoenzyme**). In der Tat tritt LDH bei intravasaler Hämolyse aus Erythrozyten heraus, jedoch ist die Erhöhung von LDH nur in Kombination mit anderen Parametern spezifisch genug für eine Hämolyse (isolierte Erhöhung auch im Rahmen von Malignomen, Muskelzerfall, Herzinfarkt usw.).

■ **Retikulozytenzahl**

Wenn die normochrome Anämie auf einer vermehrten **Zerstörung von Erythrozyten** (z. B. bei

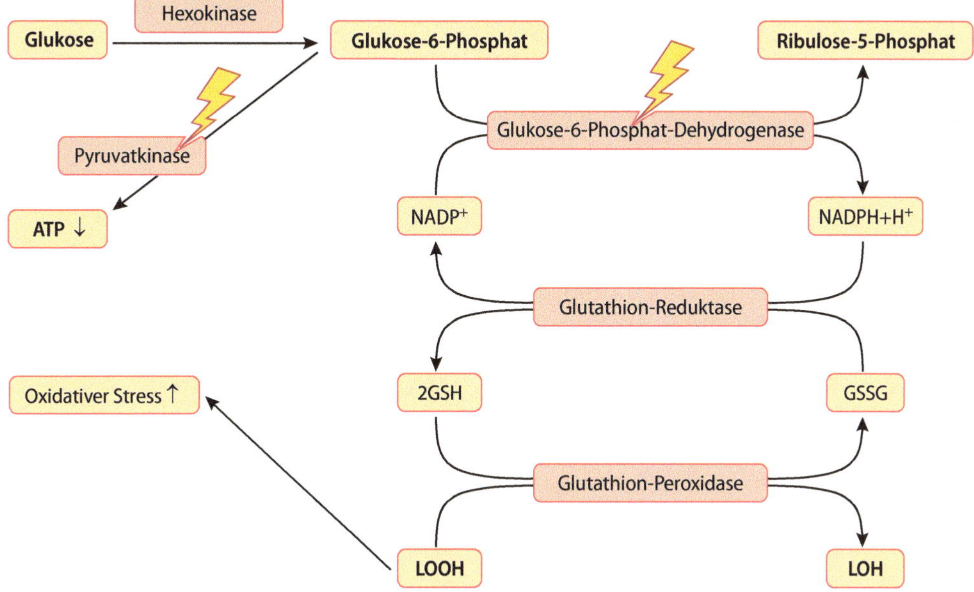

◻ Abb. 1.3 Häufige Enzymdefekte und die davon betroffenen Stoffwechselwege in Erythrozyten. LOOH = Lipidhydroxyperoxid, LOH = Lipidhydroxid, GSH = Glutathion, GSSG = Glutathiondisulfid. Blitze deuten auf Enzymdefekte hin

Hämolysen) basiert, dann steigt die Erythropoese im Knochenmark kompensatorisch an. Es kommt zu einer **erhöhten Retikulozytenzahl.** Liegt dagegen eine **Störung der Erythropoese** vor (z. B. bei renaler Anämie oder Anämie durch chronische Erkrankungen), dann ist die **Retikulozytenzahl niedriger** als normal.

Klassifizierung

Es wird zwischen 2 Klassen von hämolytischen Anämien unterschieden:
- Korpuskuläre Anämien
- Extrakorpuskuläre Anämien

■ Korpuskuläre hämolytische Anämien

Diese meist angeborenen Störungen betreffen oft folgende Bestandteile der Erythrozyten:
- Membran,
- Enzymausstattung,
- Hämoglobinsythese.

Membrandefekte Das prominenteste Beispiel hierfür ist die autosomal-dominant vererbte **Sphärozytose (Kugelzellanämie).** Dabei nehmen die Erythrozyten aufgrund von Defekten in den **Zytoske-**lettproteinen Aktin, Spektrin oder **Bande-3-Protein** eine Kugelform ein. Sie werden vorzeitig in der Milz abgebaut. Eine symptomatische, aber nicht kausale Therapie besteht in der Milzentfernung (Splenektomie).

Enzymausstattung Betroffen sind hiervon meistens Enzyme des Kohlenhydratstoffwechsels (◻ Abb. 1.3). Relativ häufig ist die **Pyruvatkinase** betroffen. Da die reifen Erythrozyten über keine Mitochondrien mehr verfügen und durch den Defekt auch die ATP-Ausbeute der anaeroben Glykolyse ungenügend ist, lysieren die Zellen aufgrund des entstehenden Energiemangels. Beim **Glukose-6-Phosphat-Dehydrogenase (G6PDH)-Mangel (Favismus)** sind der **Pentosephosphatweg** und damit die NADPH-Produktion beeinträchtigt. Somit sinkt die Aktivität der Glutathion-Reduktase, was wiederum zu einem verminderten Schutz gegen reaktive Sauerstoffspezies (ROS) führt. Die durch Sauerstoffradikale erzeugten Lipidhydroxyperoxide schädigen die Zellmembran und führen zum Zellzerfall. Heterozygote Genträger verfügen über einen gewissen **Schutz gegenüber Malariainfektionen** (so wie bei den Sichelzellanämien). Hämolytische Episoden können durch bestimmte Medikamente oder den Genuss von Saubohnen (Favabohnen) verursacht werden. Der Defekt besteht natürlich nicht nur in Erythrozyten. Andere Zellen können aber durch sekundäre Wege v. a. in Mitochondrien (z. B. Malat-Enzym) die NADPH-Produktion gewissermaßen kompensieren.

Hämoglobinsynthese Defekte dieser Art können entweder die **Häm-** oder die **Globinsynthese** betreffen. Sie sind meist angeboren. Wegen der verminderten Hämoglobinsynthese können die Erythrozyten im Rahmen dieser Anämien unter Umständen hypochrom-mikrozytär erscheinen.

Thalassämien Thalassämien sind Störungen in der Produktion normaler Globinketten. Das adulte Hämoglobin besteht zum Großteil aus dem **Globin-Heterotetramer HbA$_1$= $\alpha_2\beta_2$** und normalerweise verschwindend kleinen Mengen an HbA$_2$ = $\alpha_2\delta_2$ (weniger O$_2$-affin) und HbF= $\alpha_2\gamma_2$. Von der Störung betroffen können entweder das α-Globin- oder das β-Globin-Gen sein. Da das α-Globin Bestandteil aller Hämoglobinformen ist, ist die α-Thalassämie nur unter Umständen (z. B. Heterozygotie) mit dem Leben vereinbar. Dagegen ist die **β-Thalassämie** weniger letal, da der Mangel an HbA$_1$ zum Teil durch Überproduktion von HbA$_2$ und HbF kompensiert werden kann. Allerdings enthalten die Erythrozyten bei der β-Thalassämie freie α-Globinketten, die zur Präzipitation neigen und somit die Erythrozyten weniger verformbar und dadurch fragiler werden lassen.

Sichelzellanämie Eine homozygote Punktmutation des β-Globins führt zu einem Aminosäurenaustausch in der Position 6 der β-Globinkette (Valin statt Glutamat). In dieser Schlüsselstellung führt das hydrophobere Valin zu einer Konformationsänderung des Hämoglobins bei niedrigem O$_2$-Partialdruck, bezeichnet als HbS (»S von Sichel«). Das Molekül neigt besonders im **desoxygeniertem Zustand** zur Polymerisierung. Die dabei entstandenen langen Filamente verleihen den Zellen die Sichelzellform. Folglich werden die Erythrozyten mechanisch weniger belastbar. Sie lysieren leicht und verschließen dabei Kapillaren (Mikroinfarkte). Das ist besonders in Organen mit langen Kapillaren der Fall (längere Strecke bei niedrigem O$_2$-Partialdruck),

z. B. in den Vasa recta des Nierenmarkes oder in den Milzsinusoiden. Auch hier weisen heterozygote Genträger einen **Überlebensvorteil in Bezug auf die Infektion mit Malaria** (wie bei G6PDH-Mangel) auf.

- **Extrakorpuskuläre hämolytische Anämien**

Zu den Ursachen zählen meist:
- Mechanische Schädigung (z. B. durch künstliche Herzklappen)
- Immunhämolyse: Kann entweder im Rahmen eines Transfusionzwischenfalls (ABO oder Rh-Inkompatibilität) oder als Autoimmunphänomen auftreten
- Toxische Schäden

1.4.2   Renale Anämie

Beim Untergang von Nierengewebe werden die **interstitiellen Fibroblasten** des Nierenmarkes, die Erythropoetin produzieren, miteinbezogen. Dies geschieht meist im Rahmen **einer chronischen Niereninsuffizienz**, die wiederum oft als Folge eines langjährigen Leidens an Diabetes mellitus entsteht. Durch Mangel an Erythropoetin kommt es zu einer verminderten Erythropoese. Im Blut treten daher vermehrt **überalterte Erythrozyten** auf.

1.4.3   Anämie chronischer Erkrankungen

Im Rahmen von bestimmten **Neoplasien** oder **chronischen Entzündungen** werden vermehrt Entzündungsmediatoren wie IL-1, -6 und TNF-α produziert, die eine **Akute-Phase-Antwort** induzieren. Somit werden vermehrt Akute-Phase-Proteine in der Leber synthetisiert, darunter auch **Hepcidin** und **Ferritin**.

- **Hepcidin**

Das hepatische Hormon Hepcidin hemmt die Freisetzung von Eisen in das Blut an mehreren Stellen:
- In Makrophagen und Kupfferzellen wird somit die **Eisenwiederverwertung** inhibiert.
- In der Darmmukosa wird die Rate der **Eisenresorption** erniedrigt.

Somit steht den Erythroblasten **weniger Eisen** für die Hämoglobinsynthese zur Verfügung. Außerdem induzieren die Entzündungszytokine eine **gesteigerte Apoptose** der Erythrozytenvorläufer. Durch den gleichzeitigen Abfall der Hämoglobinsynthese **und** der Erythropoese entsteht eine normochrom-normozytäre Anämie (ACD = »anemia of chronic disease«).

■ **Ferritin**

Im Gegensatz zu den Verhältnissen bei Eisenmangelanämien herrscht bei ACD nicht ein absoluter, sondern ein **funktioneller/relativer Eisenmangel.** Ausdruck davon ist auch der meist normale, u. U. sogar **erhöhte Ferritinspiegel.** Evolutionsbiologisch gesehen ist die Mehrspeicherung und verminderte Freisetzung von Eisen bei Entzündungen sinnvoll, weil Bakterien oft selber Eisen für ihre Proliferation benötigen.

? ▬ Zählen Sie wichtige Indikatoren der Hämolyse auf! Welcher davon ist am sensitivsten?
   ▬ Beschreiben Sie häufige enzymatische Defekte der Erythrozyten, die eine Hämolyse bedingen können.
   ▬ Erklären Sie die Pathogenese der Sichelzellanämie.
   ▬ Wie verhält sich die Retikulozytenzahl bei normochromen Anämien?

1.5 Gerinnungsstörungen

Im Blut herrscht ein dynamisches Gleichgewicht zwischen pro- und antikoagulatorischen Faktoren, das darauf abgestimmt ist, Blutstillung und -gerinnung nur dort auszulösen, wo sie auch tatsächlich notwendig sind. Beteiligt sind dabei in erster Linie **Thrombozyten, plasmatische Gerinnungsfaktoren** und **das Endothel.** Störungen in diesem Gleichgewicht führen entweder zu Blutungsneigung oder zu Thromboseneigung.

1.5.1 Gerinnungsdiagnostik

Die herkömmlichen Gerinnungstests erlauben die Eingrenzung einer Störung im Bereich der primä-

ren oder der sekundären Hämostase. Im Falle der letzten wird noch zwischen dem intrinsischen und extrinsischen System differenziert (◘ Abb. 1.4).

■ **Blutungszeit**

Hierbei wird die Zeitspanne vom Einfügen eines kleinen Schnittes bis zum Sistieren der Blutung gemessen. Je nach Messbedingungen beträgt sie zwischen 2 und 5 Minuten. In erster Linie ist sie bei Störungen der Thrombozytenzahl (**Thrombozytopenien**) und -funktion (**Thrombozytopathien**) verlängert.

■ **Thromboplastinzeit (Prothrombinzeit, Quick, INR -TPZ-)**

Gemessen wird dieser Parameter, indem man Thromboplastin/TF (subendotheliales Membranprotein) und Ca^{2+} im Überschuss einer Probe von Patientenplasma zugibt und die Zeit bis zum Eintreten der Gerinnung misst. Ausschlaggebend hierfür ist eher die Aktivität des **extrinsischen** (F VII direkt von TF aktiviert) als die des intrinsischen Systems, aber auch die gemeinsame Endstrecke beider Systeme (F V, X, II und Fibrinogen, F I). Die in Schlüsselstellung gelegenen Faktoren X und II werden Vitamin-K-abhängig in der Leber synthetisiert. Somit eignet sich dieser Test hervorragend für die Kontrolle der Dosierung bei einer **Behandlung mit Vitamin-K-Antagonisten** (▶ Cumarine). Die Bestimmung des INR eignet sich auch als Suchtest bei **allgemeiner Leberschädigung** (Hepatitis, Zirrhose). Ein Quick von 45% bedeutet, dass das Patientenplasma die gleiche Gerinnungsaktivität aufweist, wie Normalplasma, das auf 45% verdünnt wäre. Um eine bessere Vergleichbarkeit von Quick-Tests zwischen verschiedenen Laboren zu schaffen, wurde der Wert **International-Normalized-Ratio (INR)** eingeführt. INR wird aus dem Quick-Wert berechnet und ist dann erhöht, wenn die Gerinnung beeinträchtigt ist.

■ **Aktivierte partielle Thromboplastinzeit (aPTT)**

Hier wird die Zeit bis zum Auftreten der Gerinnung nach Zugabe von Phospholipiden (veraltete Bezeichnung als »partielles Thromboplastin«), Ca^{2+} und einer Substanz mit negativ geladener Oberfläche (z. B. Kaolin) gemessen. Dabei wird die Ge-

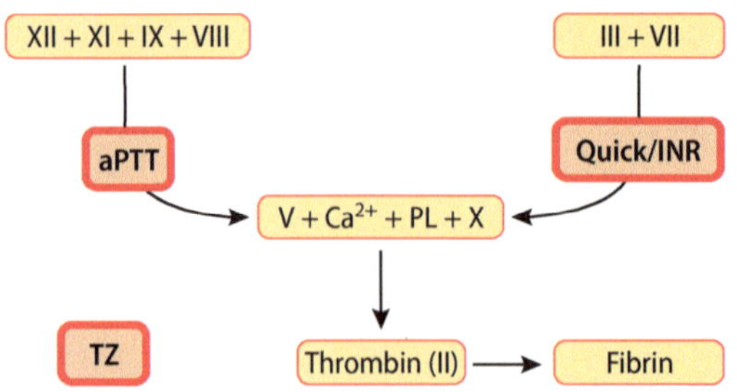

Abb. 1.4 Vereinfachte Darstellung der Gerinnungskaskade unter Einbeziehung der Gerinnungstests. Römische Ziffern bezeichnen die Gerinnungsfaktoren. PL = Phospholipide der Thrombozytenmembran, TZ = Thrombinzeit, aPTT = aktivierte partielle Thromboplastinzeit

rinnungskaskade vor allem durch das **intrinsische** System nach Aktivierung von F XII angetrieben. Somit zeigt sich eine verlängerte aPTT vor allem bei Ausfällen unter den Faktoren XII, XI, IX, VIII oder X, V, II und I (gemeinsame Endstrecke). Verlängert ist sie auch bei einer Behandlung mit unfraktioniertem **Heparin** (unfraktioniert = hochmolekular).

> Quick/INR ist verlängert unter einer Therapie mit Vitamin-K-Antagonisten. aPTT ist verlängert unter der Therapie mit Heparin.

■ **Thrombinzeit**

Hiermit wird durch Zugabe von Thrombin die plasmatische **Fibrinogenaktivität** gemessen. Der Test vervollständigt somit die beiden klassischen Gerinnungstests (INR und aPTT) und erlaubt es, die Störung noch präziser entweder hinsichtlich eines der beiden Systeme oder deren Endstrecke abzugrenzen.

1.5.2 Blutungsneigung

Eine erhöhte Blutungsneigung (**hämorrhagische Diathese**) beruht entweder auf einer **Hypokoagulabilität** (verminderte Gerinnungsbereitschaft) oder auf einer **Hyperfibrinolyse** (erhöhte Auflösungstendenz vom Gerinnungsthrombus). Die Kombination von beiden ist auch möglich (► Leberschädigung). Eine Einteilung je nach betroffenem System reduziert die hämorrhagischen Diathesen auf 3 großen Gruppen:

1. thrombozytär,
2. plasmatisch,
3. vaskulär.

■ **Klinische Zeichen**

Die oben eingeführte Einteilung der hämorrhagischen Diathesen bietet sich insofern gut für die klinische Diagnostik an, dass je nach Ursache sich ein in den sichtbaren Symptomen differierendes Krankheitsbild manifestieren kann.

Petechialer Blutungstyp Dieser ist charakteristisch für thrombozytäre und vaskuläre Gerinnungsstörungen. In erster Linie ist die **primäre Hämostase** betroffen. **Thrombozytäre** Störungen verzögern hierbei die **Blutstillung**, wobei **vaskuläre** Störungen eher die **Vasokonstriktion** im Rahmen der primären Hämostase beeinträchtigen. Das Erscheinungsbild ist von häufigen, **punktförmigen Einblutungen**, die in allen Organen auftreten, an der Haut aber als sog. **Petechien** sichtbar werden, geprägt. Begleitend kommen Schleimhautblutungen und sofortige Nachblutungen nach minimalen Traumen vor.

Hämophiler Blutungstyp Plasmatische Gerinnungsstörungen betreffen die **sekundäre Hämostase** bzw. **die Fibrinolyse** und sind durch Blutergüsse (**Hämatome**), großflächige Haut- und Gelenkeinblutungen (**Ekchymosen** bzw. **Hämarthrosen**) und Nachblutungen nach einem definierten Zeitintervall gekennzeichnet. Dies beruht darauf, dass hier, obwohl die Blutung rechtzeitig sistiert (primäre Hämostase intakt), bedingt durch den Defekt der sekundären Hämostase der weiße Plättchenthrombus ohne Fibrinnetz nicht lange hält.

> Störungen der primären Hämostase äußern sich durch Petechien, wohingegen Störungen der sekundären Hämostase sich durch Hämatome manifestieren.

■ **Thrombozytäre Störungen**

Sie beruhen entweder auf einem Plättchenmangel (**Thrombozytopenie**) oder auf einer Funktionsstörung (**Thrombozytopathie**).

Primäre Hämostase Sie umfasst die **Thrombozytenadhäsion** und die **Vasokonstriktion**. Die Thrombozyten nehmen hierbei Kontakt mit subendothelialen Gewebsbestandteilen (Integrinen, Kollagen, Fibronektin usw.) auf. Dies wird vermittelt u. a. durch den **von-Willebrand-Faktor (vWF)** und Thrombozyten-eigenen Membranglykoproteinen (**GPIIb/IIIa, GPIb/IX**). Dabei setzen Thrombozyten mehrere auto- und parakrin aktive Stoffe frei. ADP aktiviert ruhende Thrombozyten mittels dem **ADP-P_2Y_1-Rezeptor**. Dieser Rezeptor wird somit zum Angriffspunkt einer Klasse von gerinnungshemmenden Pharmaka, den sog. Thyenopiridinen (z. B. Clopidogrel). Neuerdings werden auch Antikörper gegen den GPIIb/IIIa eingesetzt. Im Rahmen der Aktivierung wird innerhalb der Thrombozyten durch die **Cyclooxygenase-2** die Synthese von **Thromboxan-A_2 (TXA$_2$)** katalysiert. Dieses Prostaglandin aktiviert weitere Thrombozyten und hat auch einen vasokonstriktorischen Effekt. Gehemmt wird seine Produktion durch irreversible **COX-Hemmer** (z. B. ASS, Acetylsalicylsäure). Die Wirkung hält solange an, bis die Thrombozyten erneuert werden (Lebenszeit 7–10 Tage). ASS wird u. a. zur Vorbeugung des akuten Myokardinfarkts oder eines zerebralen Insults eingesetzt.

> **Tipp**
>
> Acetylsalicylsäure hemmt unselektiv COX-1 und COX-2. Die Hemmung der COX-1 in den Nebenzellen der Magenmukosa und in den Tubuluszellen der Niere bewirkt zwei gefürchtete Komplikationen: **gastrointestinale Blutungen** und **Analgetikanephropathie** (Untergang der Nephronen). Die selektiven COX-2 Hemmer, die diesen Nebenwirkungen vorbeugen sollten, haben sich aber nicht durchgesetzt: Das kardiovaskuläre Thromboserisiko ist bei ihnen sogar leicht erhöht. Möglicherweise liegt dies an einer stärkeren Unterdrückung der Produktion von gerinnungshemmendem PGI_2 in Endothelzellen.

Angeborene Plättchendefekte Seltene angeborene Defekte betreffen vor allem Membranproteine der Thrombozyten, wie z. B. GP IIb/IIIa (**Thrombasthenie Glanzmann**) oder GP Ib/IX (**Bernard-Soulier-Syndrom**). Auch der angeborene Mangel an Thromboxan-Synthetase, an COX oder an Enzy-

men für die Exozytose von α-Granula (u. a. mit ADP) kann sich als sog. *storage pool deficiency* negativ auf die Thrombozytenfunktion auswirken. Es ist ersichtlich, dass hier vor allem die Adhäsion und die Aggregation der Thrombozyten betroffen sind. Die Blutungszeit ist dementsprechend verlängert, die Gerinnungszeiten bleiben aber normal.

> **Plättchendefekte gehen mit einer Verlängerung der Blutungszeit einher.**

Erworbene Plättchendefekte Erworbene Störungen beruhen auf einer **verminderten Produktion**, auf einem **erhöhten Verbrauch** oder auf einer **Funktionsbeeinträchtigung** der Thrombozyten. Da die Thrombozyten im Blut weit im Überschuss vorliegen (ca. $250*10^3/\mu l$) kommt es zu einer ernsten Blutungsneigung erst beim Abfall unterhalb von $20*10^3/\mu l$ Blut, unter Voraussetzung einer normalen Plättchenfunktion.

Die Thromboyztenbildung kann bei Limitierung der Zellteilung im Knochenmark behindert sein, z. B. durch **zytostatische Effekte** von Medikamenten oder ionisierender Bestrahlung. Einen ähnlichen Effekt hat der **Mangel an Cobolamin oder Folat** (▶ Abschn. 1.3.1, ▶ Abschn. 1.3.2). Auch **Neoplasien des hämatopoetischen Systems** können die Stammzellen im Knochenmark schädigen. In allen diesen Fällen liegt oft aber eine **Panzytopenie** vor (Verminderung aller Zellreihen des Blutes).

Stimulierend auf die Thrombozytenproduktion wirkt das hepatisch sezernierte **Thrombopoetin (TPO)**, ein ähnliches Molekül wie EPO. Sein Blutspiegel kann diagnostisch wegweisend sein. Bei schweren Leberschädigungen fällt der Spiegel deutlich ab und die Thrombozytenproduktion wird weniger angeregt. Bei Schädigungen im Knochenmark hingegen ist der TPO-Spiegel kompensatorisch erhöht.

> **Thrombopoetin wird in der Leber produziert und stimuliert die Thrombozytenproduktion. Sein Spiegel kann differentialdiagnostisch herangezogen werden.**

Thrombozyten sind anfällig für Autoimmunerkrankungen, die durch Autoantikörperbildung zum **vermehrten Thrombozytenabbau** führen. Es ist bekannt, dass verschiedene Infektionen (oft viral) oder Medikamente bei bestimmter genetischer Prädisposition dazu führen können. Verschiedene Medikamente, wie Chinin (Antimalarikum) oder Sulfonamide (Antibiotikum), können dabei die Rollen von **Haptenen** durch Bindung an Glykoproteinen der Plättchenmembran (z. B. GP IIa/IIIb) spielen. Der Abbau der autoimmun angegriffenen Plättchen geschieht durch die **Makrophagen der Milz**. Diese können therapeutisch entweder durch Gabe von Cortisol (hemmt Phagozytose) oder *ultima ratio* durch eine Splenektomie unterdrückt werden.

Ein vollkommen anderer Mechanismus vollzieht sich im Rahmen der **disseminierten intravaskulären Koagulopathie (DIC)**. Hierbei kommt es in der Regel durch Endothelschädigung oder Blutflussverlangsamung (z. B. im Rahmen eines Schocks) zu einer generalisierten Bildung von **plättchenreichen Mikrothromben**, die zum einen ein ischämisches Organversagen nach sich ziehen, zum anderen aber die Fibrinolyse aktivieren. Der **Verbrauch an Gerinnungsfaktoren** und an Thrombozyten, gekoppelt mit der gerinnungshemmenden Wirkung von Fibrinogenspaltprodukten (z. B. **D-Dimeren**), ist für die hier stark gesteigerte Blutungsgefahr verantwortlich. Also besteht in diesem Fall ein Nebeneinander von Thrombose- und Blutungsneigung.

- **Plasmatische Störungen**

Sekundäre Hämostase Zeitnah am Beginn der Thrombozytenadhäsion startet auch die **sekundäre Hämostase** mit dem Ziel, dem weißen Thrombus mehr Reißfestigkeit zu verleihen. Sie besteht aus der Gerinnungskaskade, die auf 2 Wegen ablaufen kann: dem extrinsischen und/oder dem intrinsischen. Der **extrinsische Weg** umfasst die Aktivierung von Faktor VII (F VII) durch Kontakt mit Gewebsthromboplastin (F III, tissue factor, TF), ein membranständiges Protein aus Zellen des subendothelialen Gewebes. Im Gegensatz dazu wird **der intrinsische Weg** durch Kontakt von F XII mit negativgeladenen Oberflächen in Anwesenheit von Kallikrein und hoch-molekularem Kininogen ausgelöst (HMK). Da Menschen mit einem erblichen Faktor-XII-Mangel kaum Gerinnungsdefizite aufweisen, wird angenommen, dass das intrinsische System (F XII, XI, IX) vor allem **unter artifiziellen Bedingungen** wichtig ist (Glas bei *in-vitro*-Labor-

diagnostik, *in vivo* bei künstlichen Herzklappen). Trotzdem werden Faktoren des intrinsischen Weges (F VIII, F IX) selber durch F VII und Thrombin aktiviert, sodass sie ohnehin eine wichtige Rolle bei der Verstärkung der Gerinnungskaskade spielen (s. u.). Durch Vernetzung ergänzen sich die Systeme also synergistisch in der Generierung des **Prothrobinase-Komplexes** (u. a. F V und F X), der wiederum Thrombin aktiviert. Thrombin spaltet Fibrinogen zum aktiven Fibrin, welches aber zu einem festen Fibrinnetz erst unter Einwirkung von F XIII polymerisiert. Der rote Thrombus entsteht schließlich durch Einbeziehung von Leuko- und v. a. Erythrozyten.

Angeborene plasmatische Defekte Angeborene Störungen betreffen meist nur einen Gerinnungsfaktor, wohingegen die erworbenen häufig ein ganzes Spektrum an Faktoren einbeziehen. Die Ausprägung des Krankheitsbildes wird noch davon bestimmt, ob eine **Restaktivität** der betroffenen Faktoren besteht.

Die häufigste angeborene Ursache einer hämorrhagischen Diathese ist der autosomal-dominant vererbte von-Willebrand-Faktor Mangel (**von-Willebrand-Jürgens-Syndrom, vWJS**). Der vWF ist sowohl an der Thrombozytenadhäsion mittels dem GP IIb/IIIa als auch an dem Transport und Abbauschutz von F VIII beteiligt. Daraus leitet sich die beim vWJS eine kombinierte Störung der primären und sekundären Hämostase (**Petechien** und **Hämatome**) ab.

> **Tipp**
>
> Therapeutisch können Vasopressinanaloga hilfreich sein, indem sie die Exozytose von vWF und F VIII aus Endothelzellen und Hepatozyten stimulieren.

Obwohl der Begriff Hämophilie wortwörtlich Blutungsneigung bedeutet, wird es im klinischen Sprachgebrauch nur für die **X-chromosomal rezessiv** vererbten Gerinnungsstörungen durch Mangel an **F VIII (Hämophilie A)** und **F IX (Hämophilie B)** verwendet. Der Vererbungsmodus impliziert, dass nur männliche Individuen betroffen, weibliche dagegen Konduktorinnen sind. Klinisch manifestieren sich Hämophilie A und B gleich, lediglich die Prävalenz (Häufigkeit) des Faktor-VIII-Mangels ist höher. Da beide Faktoren eine wichtige Rolle im intrinsischen System spielen, kommt es zu einer Störung der sekundären Hämostase. Die Symptomatik ist geprägt durch Hämatome, Ekchymosen und verlängerten Blutungen nach größeren Traumen (bzw. Regelblutungen), nicht aber nach kleinen Schürfwunden, da die primäre Hämostase nicht miterfasst ist. Die **Gelenkblutungen** (Hämarthros) induzieren eine Entzündung der Membrana synovialis (Synovitis), die wie in einem Teufelskreis die Blutungsbereitschaft im Gelenk weiterhin unterhält. Der Gelenkknorpel wird durch die Entzündung zerstört und es kommt zu einer **Gelenkversteifung** (Ankylose). Lebensgefährlich sind aber besonders die **intrakraniellen** und **intraabdominellen Blutungen**. Im Labor zeigt sich eine Verlängerung der aPTT, bei normaler TPZ und Standard-Blutungszeit. Therapeutisch müssen je nach Ausprägung der Hämophilie die notwendigen Faktoren substituiert werden. Die Substitution muss mehrfach durchgeführt werden, da die Faktoren eine kurze plasmatische Halbwertszeit haben (ca. 8 Std.).

> **Die Hämophilien werden X-chromosomal rezessiv vererbt. Nur männliche Individuen sind davon betroffen, weibliche sind Konduktorinnen. Die Diagnostik erfolgt initial über die Feststellung einer aPTT-Verlängerung.**

Tipp

Dass eine Mutation in einem Gen für einen Gerinnungsfaktor nicht immer mit einem Faktorenmangel einhergeht, zeigt sich bei Mutationen im Gen für Prothrombin (F II). Sind kodierende Genabschnitte (**Exons**) davon betroffen, so zeigt sich klinisch wie erwartet eine Blutungsneigung. Eine bestimmte Art von Mutation in den nicht-kodierenden, regulatorischen Abschnitten (**Introns**) resultiert aber in einer erhöhten Expression von Prothrombin, die dann im Gegensatz dazu die Gerinnungsbereitschaft erhöht.

Theoretisch könnte der Mangel an jedem Faktor zu einer hämorrhagischen Diathese führen. Praktisch zeigt sich jedoch ein Mangel an beispielsweise F XI oder XII wesentlich symptomärmer als jener an F V oder X. Dies liegt an der Quervernetzung beider Systeme und impliziert auch, dass, je weiter *downstream* ein Faktor in der Gerinnungskaskade liegt, desto ausgeprägter die Störung ist.

> **Vereinfachend: Je weiter distal ein Faktor in der Gerinnungskaskade gelegen ist und vor allem, wenn er zu dem extrinsischen System gehört, desto ausgeprägter ist auch die Blutungsneigung.**

Der Mangel an F XIII ist an dieser Stelle ebenfalls erwähnenswert, weil er sich mit den gewöhnlichen Gerinnungstests **nicht erfassen** lässt. Gerinnungszeiten und Standard-Blutungszeit sind hier normal, weil ein Fibrinthrombus tatsächlich gebildet werden kann. Die Stabilität dieses Thrombus ist aber gering, sodass er in kurzer Zeit abreißt und klinisch zu **Nachblutungen im Intervall** führt.

Erworbene plasmatische Defekte Ein Beispiel für eine erworbene Gerinnungsstörung die mehrere Faktoren betrifft ist der **Vitamin-K-Mangel**. Vitamin K ist eines der lipidlöslichen Vitamine und ist vor allem in grünen Gemüsen bioverfügbar. Auch Kolonbakterien produzieren es, als alleinige Quelle reichen sie aber nicht aus. In erster Linie dient Vitamin K als Kofaktor bei der **posttranslationalen γ-Carboxylierung von Glutamatresten** der **Faktoren II, VII, IX und X**, aber auch von **Protein C und S**. Diese posttranslationale Modifikation ist wichtig, um zusätzlich negative Ladungen in die Moleküle einzuführen und somit die **Komplexbildung mit Ca^{2+} und Phospholipiden** zu erleichtern. Zu einem Vitamin-K-Mangel kommt es vor allem bei:

1. **Destruktion der Darmflora** nach langzeitiger oder hochdosierter Antibiotikagabe,
2. **Behinderung der Fettresorption** im Darm (Gallensäuremangel oder posthepatischer Ikterus),
3. **Malabsorptionssyndromen** (z. B. Sprue).

Diagnostisch wegweisend dafür ist die hämorrhagische Diathese mit verlängertem Quick/INR und normaler Blutungszeit. Der Mangel an Protein C und S wird also hier von jenem an prokoagulatorischen Faktoren überspielt.

> — Merkspruch für die lipidlöslichen Vitamine:
>   »EDEKA« (Vitamine E, D, K, A).
> — Merkspruch für die posttranslationalen
>   γ-Carboxylierung von Glutamatresten der
>   Faktoren II, VII, IX und X: »1972«

Pharmakologisch sehr wichtig in diesem Zusammenhang sind **Vitamin-K-Antagonisten,** die Cumarine. Sie hemmen die hepatische **Vitamin-K-Reduktase**. Somit beeinträchtigen sie die sekundäre Hämostase (**Monitoring mittels Quick/INR**). Eingesetzt werden sie vor allem dort, wo nicht die Plättchenadhäsion, sondern eher die unphysiologische Aktivierung der Gerinnungsfaktoren eine überschießende Thrombusbildung verursacht. Häufige Indikationen sind somit die Prophylaxe von tiefen Beinvenenthrombosen, Lungenembolie, aber auch Vorhofflimmern. Eine Behandlung mit Cumarinen schlägt mit **Verzögerung** nach etwa 2–3 Tagen an, erst nachdem die bereits verfügbaren Faktoren aus dem Plasma entfernt werden.

> **Tipp**
>
> Zu Beginn einer Cumarintherapie kann sich in paradoxer Weise trotz der gerinnungshemmenden Behandlung eine erhöhte Gerinnungsbereitschaft manifestieren. Sie liegt am **schnelleren Abfall** des Spiegels an Protein C und S als an den »1972«-Faktoren durch deren kürzere Halbwertszeit. Verhindern kann man sie durch eine initial begleitende Heparingabe.

Auch im Rahmen entzündlicher oder degenerativer **Lebererkrankungen** (Hepatitis, Zirrhose) kann es zu einer verminderten Synthese von Gerinnungsfaktoren kommen. Hierbei korreliert das Ausmaß der Leberparenchymschädigung mit dem Grad der Gerinnungsstörung. Zudem findet sich auch eine Thrombozytopenie, die auf der Basis von 2 Mechanismen entstehen kann:

- einem **Mangel an Thrombopoetin,**
- einer **Sequestrierung von Thrombozyten** in einer durch portale Hypertension gestauten Milz.

Der Faktorenmangel kann noch durch **Proteinübertritt in der Peritonealhöhle** (bei Aszites) ver-

stärkt werden und somit die Konsequenzen von möglichen **Blutungen aus Ösophagusvarizen** zu einem lebensbedrohlichen Notfall werden lassen.

> **Lebererkrankungen sind eine wichtige Ursache für hämorrhagische Diathesen, zumal dass sie sowohl die primäre als auch die sekundäre Hämostase betreffen. Blutungszeit, Quick/INR, aPTT und TZ sind hierbei verlängert.**

Fibrinolyse Die zentrale Rolle bei der Auflösung des Fibrinnetzes spielt die plasmatische Serinprotease Plasmin. Aktiviert wird sie durch eine limitierte Proteolyse von Plasminogen. Plasmin spaltet außer Fibrin noch viele Gerinnungsfaktoren beider Systeme und senkt somit auch die Gerinnungsfähigkeit. Bei der Proteolyse von Fibrin entstehen Bruchstücke, sog. **D-Dimere**, die selber antikoagulatorisch wirken und als empfindlicher diagnostischer Marker einer abgelaufenen Thrombose dienen (z. B. bei Lungenembolie oder tiefer Beinvenenthrombose).

Zu den physiologischen Plasminogenaktivatoren zählen gewebsspezifische Plasminogenaktivatoren (**tissue plasminogen activators, tPA**) im Plasma und die **Urokinase** in den Lumina der Nierentubuli. Diese Enzyme können Fibrin erst nach Anheftung an dem Fibrinnetz, also unmittelbar am Thrombus, spalten. Beide können therapeutisch zur Fibrinolyse verabreicht werden, z. B. nach zerebralem Insult oder akutem Herzinfarkt. Wichtig ist hierbei, dass sie im arteriellen System innerhalb von etwa 4,5 Stunden infundiert werden, sonst drohen irreversible Reaktionen im Thrombus, die ihre Effektivität einschränken.

> **Tipp**
>
> Eine Alternative zu tPA und Urokinase stellt die **Streptokinase** dar, ein Enzym aus hämolysierenden Streptokokkenstämmen. Von Nachteil ist hierbei einerseits, dass die Streptokinase überall im Gefäßsystem Plasminogen aktiviert, sodass eine größere Gefahr von Nebenwirkungen besteht. Andererseits können Patienten nach abgelaufenen Infektionen Antikörper gegen dieses Fremdantigen bilden.

■ **Vaskuläre Störungen**

Die seltenen vaskulär bedingten Gerinnungsstörungen werden vor allem durch strukturelle Veränderungen der Gefäßwand und des darunterliegenden Bindegewebes hervorgerufen. Erworben werden sie meist im Rahmen von **Autoimmunerkrankungen**. Aber auch **angeborene Defekte der Fibrillin- und Kollagensynthese** (Marfan-Syndrom oder Morbus Ehlers-Danlos) gehen mit einer verminderten Throbozytenadhäsion einher.

1.5.3 Thromboseneigung

Die Thromboseneigung (**Thrombophilie**) ist für einige der **häufigsten Todesursachen** verantwortlich: Herzinfarkt, Schlaganfall und Lungenembolie. Eine Embolie unterscheidet sich von einer Thrombose dadurch, dass der Plättchenthrombus nicht am Ort seiner Entstehung, sondern erst nach Verschleppung ein Gefäß verstopft.

Die Ursachen für eine Thrombophilie hat bereits der Pathologe Rudolf Virchow in der nach ihm benannten Trias zusammengefasst:
1. Veränderungen der Gefäßwand
2. Veränderungen der Blutzusammensetzung
3. Veränderte (lokal verlangsamte) Blutströmung.

Die Endothelschicht der Gefäßwand kann durch atherosklerotische Läsionen geschädigt sein (▶ Abschn. 8.11). Durch **Endothelschädigung** fällt einer der bedeutendsten antikoagulatorischen Faktoren weg, weil:
- Gewebsthromboplastin aus dem subendothelialen Gewebe ungehindert F VII aktivieren kann;
- die Produktion antikoagulatorischer Substanzen wie Prostazyklin (PGI_2), Heparin, Stickstoffmonoxid (NO), Thrombomodulin und Gewebsplasminogenaktivator (s. u.) vermindert ist.

■ **Endothelschädigung**

Matrixproteine (Kollagene, Integrine, Fibronektin) lösen eine inopportune **Plättchenadhäsion** aus, was für die ischämischen Ereignisse beispielsweise beim akuten Herzinfarkt verantwortlich ist. Atherosklerotische Läsionen bedingen auch die Thromboseneigung im Rahmen einer **Hyperhomozysteinämie** oder beim **Methylentetrahydrofolatreduk**

tase-Mangel (▶ Abschn. 1.3.2). Seltener können auch Antikörper-vermittelte Autoimmunprozesse das Endothel schädigen, wie z. B. im Rahmen eines sog. **Anti-Phospholipidsyndroms**. Die Autoantikörper zielen hierbei auf Phospholipide der Thrombozyten- und Endothelzellmembran. Obwohl die Thrombozyten vermindert sind, kommt es aufgrund der Endothelschädigung zu rezidivierenden Thrombosen, die u. a. zu Aborten führen können.

■ **Plasmatische Störungen**

Eine der häufigsten plasmatisch-bedingten Thrombophilien ist das sog. **Faktor-V-Leiden**. F V kann unter diesen Umständen nicht mehr von aktiviertem Protein C (APC) unterdrückt werden (**APC-Resistenz**). Darunter kann es im Erwachsenenalter zu rezidivierenden venösen Thromboembolien kommen. Dazu prädisponieren Umstände wie die **Einnahme von Ovulationshemmern** (erhöhen die hepatische Synthese von Fibrinogen, F VII und XII) oder **postoperative Gerinnungszustände**. Infolge letzteren werden große Mengen an Gewebsthromboplastin (F III) freigesetzt, welches dann über die Aktivierung von F VII die Gerinnung auslöst. Darum ist nach jedem umfangreicheren operativen Eingriff prinzipiell ein **Thromboseschutz** angezeigt. Auch bestimmte **Malignome** (Adenokarzinome des Gastrointestinaltraktes, Bronchialkarziome) setzen unter Umständen sog. **Tumorzell-Thromboplastine** frei. Deswegen müssen Malignome differenzialdiagnostisch bei unerklärlichen Thrombosen erwogen werden.

> ❯ **Wichtige Ursachen einer Thrombose sind: Einnahme von Ovulationshemmern, Operationen, lange Flugreisen im Sitzen.**

Störungen der Blutströmung Bei Hämatokriterhöhungen, sei es durch eine **vermehrte Produktion an Blutzellen** (manche hämatopoetischen Neoplasien), durch **Exsikkose** (Durchfälle, Diuretika, geringe Flüssigkeitszufuhr im Alter) oder durch **Blutstase** (inaktive Muskelpumpe bei langen Flugreisen im Sitzen), kommt es zu einer Viskositätserhöhung und dadurch zu einer Strömungsverlangsamung des Blutes. Somit verringern sich die Scherkräfte an der Oberfläche der Endothelzellen, die maßgebend für die Freisetzung des antikoagulatorisch wirken-

◻ Tab. 1.3 Differentialdiagnose hämorrhagischer Diathesen

Krankheit	Blutungszeit	TPZ/INR	aPTT	Thrombozytenzahl
von-Willebrand-Jürgens-Syndrom	↑	–	–/↑	–
Hämophilie A und B, F XI oder F XII Mangel oder Defekt	–	–	↑	–
F VII Mangel oder Defekt	–	↑	–	–
Hypo- / Dysprothrombinämie (F II)	↑	↑	↑	–
F XIII Mangel oder Defekt	–	–	–	–
Heparin-Behandlung	–	–	↑	/↓(HIT II!)
Cumarin-Behandlung	–	↑	–	–
Thrombozytopenie	↓	–	–	↓
Leberschädigung	↓	↑	↑	↓

den NO sind, was die Entstehung von tiefen Beinvenenthrombosen und gefährlichen Lungenembolien begünstigt.

Thromboseschutz Für einen sofortigen Thromboseschutz kann **Heparin** gegeben werden. Das Glykosaminoglykan befindet sich normalerweise auch auf der Oberfläche von Endothelzellen, wo es antikoagulatorisch durch eine Erhöhung der **Affinität von Antithrombin III (AT III)** für Thrombin wirkt. Weil Heparin wie andere Glykosaminoglykane in der Nahrung im Dünndarm von Verdauungsenzymen gespalten wird, kann es nicht oral verabreicht werden. Beim seltenen angeborenen Mangel an AT III, der mit einer Thromboseneigung einhergeht, kann die Heparin-Prophylaxe daher nicht effektiv sein.

> **Tipp**
>
> Eine wichtige Nebenwirkung einer Heparin-Behandlung ist die **Heparin-induzierte Thrombozytopenie vom Typ II (HIT II)**. Paradoxerweise kommt es hierbei nach einigen Tagen der Heparinzufuhr zu einer Thromboseneigung infolge des Auftretens von Autoantikörpern gegen einen Komplex aus Heparin und einem Plättchenprotein (Plättchenfaktor 4). Heparin spielt also die Rolle eines **Haptens**. Die Antikörper führen hier zur gesteigerten Aggregation von Thrombozyten, wodurch Organischämien entstehen.

1.5.4 Differentialdiagnose Blutungsneigung

Die Unterscheidung der Ursachen für eine Blutungsneigung anhand von herkömmlichen Gerinnungstests wird in ◻ Tab. 1.3 zusammengefasst:

— Welche sind die gebräuchlichsten diagnostischen Tests in der Gerinnungsdiagnostik? Welche Bereiche des Gerinnungssystems erfassen sie?
— Wie hemmt Acetylsalicylsäure die Plättchenaggregation?
— Welche Komponenten des Gerinnungs- bzw. Fibrinolysesystems werden Vitamin-K-abhängig synthetisiert?
— Womit kann eine Thromboseprophylaxe durchgeführt werden?

1.6 Transfusionsmedizin

1.6.1 Transfusionszwischenfälle

Eine fehlende Berücksichtigung der Blutgruppen bei der **Transfusion von Blut** kann zu heftigen, gar letalen immunologischen Komplikationen führen. Sie basieren auf **Antikörper-vermittelte Agglutination** und Zerstörung von Spendererythrozyten. Die agglutinierten Konglomerate verstopfen Kapillare und können zu **ischämischem Organversagen** führen.

Darüber hinaus führt das durch Hämolyse entstandene freie Hämoglobin zu oxidativen Schäden im Tubulussystem der Niere und folglich zum akuten Nierenversagen. Die Zytokinfreisetzung im Rahmen systemischer Immunreaktionen führt schließlich zu einem **Schockzustand** (▶ Abschn. 8.13).

Da die Erythrozyten kernlose Zellen sind, basiert ihre immunologische Identität auf Nicht-MHC-Membranbestandteile (z. B. Oligosaccharide, Proteine), sog. **Blutgruppenantigene**. Sie kommen selbstverständlich nicht nur auf Erythrozyten vor, sondern auf vielen anderen Zellen im Blut und auch in soliden Organen. Darauf beruht ihre Berücksichtigung neben den MHC-Komplexen im Rahmen der **Transplantationsmedizin**. Erythrozyten enthalten über 30 solche potenzielle Antigene, die eine Immunreaktion hervorrufen können. Allerdings sind praktisch nur wenige davon relevant, darunter vor allem diejenigen, die unter dem **AB0-** und **Rh-System** zusammengefasst werden.

1.6.2 AB0-System

Antigene im AB0-System sind endständige **Oligosaccharide** von membranständigen Glykoproteinen und Glykolipiden. Sie unterscheiden sich im endständigen Kohlenhydratanteil. Prinzipiell kann an dem Grundbaustein, dem sog. **H-Antigen (Gruppe 0)**, je nach Enzymausstattung der Erythrozytenvorläufer entweder **N-Acetyl-Glucosamin (Gruppe A)** oder **D-Galactose (Gruppe B)** verknüpft werden.

> **Im Plasma eines Individuums zirkulieren Antikörper gegen alle diejenigen Blutgruppenantigene, die er auf seinen Erythrozyten nicht aufweist. Dies trifft sowohl beim AB0- als auch bei Rh-System zu (im letzten Fall erst nach Sensibilisierung).**

Im Laufe des 1. Lebensjahres werden Antikörper (**Agglutinine**) gegen Antigene von Darmbakterien gebildet, die ähnlich zu denen im AB0-System sind. Wegen der Toleranz gegenüber Antigenen, die ähnlich der eigenen sind, werden Agglutinine gegen alle Blutgruppenantigene, die nicht auf den eigenen Zellen vorkommen, gebildet. Somit haben:

- Blutgruppe 0: Anti-A und Anti-B Antikörper,
- Blutgruppe A: Anti-B Antikörper,
- Blutgruppe B: Anti-A Antikörper,
- Blutgruppe AB: keine Antikörper gegen AB0-Antigene.

Da die Antikörper im AB0-System vom **IgM**-Typ sind, können sie aufgrund ihrer pentameren Struktur Erythrozyten durch Vernetzung agglutinieren, was eindrücklich bei Blutgruppentests auf die Inkompatibilität von Serum und Erythrozyten hinweist. Gewöhnlich werden bei der Blutgruppenbestimmung die Spendererythrozyten gegen vorgefertigten Seren mit entweder Anti-A oder Anti-B Antikörpern getestet. Die Interpretation möglicher Befunde zeigt ◘ Tab. 1.4.

◘ **Tab. 1.4** Interpretation eines einfachen AB0-Blutgruppentests

	Anti-A Serum	Anti-B Serum
0	–	–
A	Agglutination	–
B	–	Agglutination
AB	Agglutination	Agglutination

> **Tipp**
>
> Vor jeder Transfusion sind außer einer Blutgruppenbestimmung unmittelbar vor der Transfusion (sog. »Bedside-Test«) noch 2 Tests obligatorisch: der Major- und der Minor-Test. Sie dienen dem Ausschluss von Unverträglichkeiten in Bezug auf andere Antigene als die im AB0-System.
> - Major-Test: Spender-Erythrozyten gegen Spender-Serum (Merke: Major hat größere Bedeutung, da der Empfänger in erster Linie Erythrozyten und nicht Serum braucht).
> - Minor-Test: Empfänger-Erythrozyten gegen Spender-Serum.

1.6.3 Rh-System

Anders als im AB0-System, sind die Rh-Antigene **Proteine**. Darunter werden mehrere Antigene zusammengefasst: C, D, E, c und e. Allerdings hat hier

D bei weitem die größte antigenische Potenz, sodass es praktisch alleine berücksichtigt wird. Ca. 85% der europäischen Bevölkerung ist Rh-positiv, verfügt also über zumindest eine Genkopie für das D-Antigen.

Rh-Testung Es gibt noch weitere klinisch wichtige Unterschiede zwischen dem Rh- und AB0-System. Anti-D-Antikörper sind vom Typ **IgG**, nicht IgM. Alleine können sie also keine sichtbare Agglutination herbeiführen, dafür aber eine Komplement-vermittelte Hämolyse. Um bei Blutgruppentests eine Agglutination auch bei der Testung gegen Anti-D-Seren zu erzielen, werden Erythrozyten gegen vorgefertigte Seren mit Anti-D-IgG und auch noch Anti-Human-γ-Globulin getestet. Sobald die Anti-D-IgG an den Erythrozyten binden, koppeln an den letzteren die Anti-Human-γ-Globulin-Antikörper und führen zur sichtbaren Agglutination.

Rh-Unverträglichkeit bei Mutter und Kind Darüber hinaus sind die Anti-D-IgG plazentagängig, im Gegensatz zu den AB0-IgM. Im Rahmen der ersten Schwangerschaft einer Rh-negativen Mutter mit einem Rh-positiven Föten kann es spätestens während der Geburt zum Blutaustausch zwischen Mutter und Kind kommen. Dies führt bei der Rh-negativen Mutter, falls nicht vorher geschehen, zu einer Sensibilisierung gegenüber dem D-Antigen und zur Ausbildung von Anti-D-Antikörpern. Diese können bei der nächsten Schwangerschaft fetale Zellen (besonders Erythrozyten) angreifen und zu einer für das Kind lebensgefährlichen Hämolyse führen **(Morbus haemolyticus neonatorum)**. Prophylaktisch kann man der Mutter bereits während der ersten Schwangerschaft Anti-D-Antikörpern verabreichen. Somit werden Bindungsstellen an fetalen Erythrozyten, die im Kreislauf der Mutter ankommen sind, durch die exogenen Antikörper belegt und die Mutter kann eigene Anti-D-Antikörper nicht mehr entwickeln.

? — Was versteht man unter dem Major- und Minor-Test?
 — Erklären Sie die Pathophysiologie beim Morbus haemolyticus neonatorum!

1.7   Dysproteinämien

Unter einer Dysproteinämie versteht man pathologische Veränderungen der plasmatischen Proteinzusammensetzung. Die Plasmaproteine werden überwiegend **in der Leber**, zum Teil auch im lymphatischen Gewebe (Immunoglobuline aus **Plasmazellen**) produziert. Bei der Diagnostik ist der Hämatokrit relevant. Eine Proteinvermehrung bei gleichzeitiger Hämatokritsteigerung kann auch einfach nach Verlusten von Plasmawasser entstehen, beispielsweise durch Exsikkose, nach Durchfällen oder Diuretikaeinnahme.

Plasmaproteine werden nach ihrem Wanderverhalten im elektrischen Feld (abhängig von der Ladung und Molekülgröße) bei der Serumproteinelektrophorese in 5 Fraktionen eingeteilt: **Albumin (55-70%)** und die α_1-(2-5%), α_2-(5-10%), β-(10-15%), γ-(12-20%) Globuline. Aus den Verhältnissen einzelner Fraktionen zueinander kann auf die zugrundeliegende Störung zurückgeschlossen werden (◘ Abb. 1.5).

1.7.1   Akute-Phase-Antwort

Infolge von Infekten, aber auch nach ausgedehnter Gewebszerstörung (Traumen, Verbrennungen) schütten v. a. Gewebsmakrophagen **Zytokine** wie IL-1, IL-6 oder TNFα aus. Diese beeinflussen über in Hepatozyten- die Expression von über 30 Plasmaproteinen. Als **positive Akute-Phase-Proteine** bezeichnet man diejenige, deren Plasmapiegel dabei ansteigt: C-reaktives Protein (CRP), Haptoglobin, Ferritin, Fibrinogen, Plasminogen, Serumamyloid A, α1-Antitrypsin etc. Umgekehrt verhalten sich die **negativen Akute-Phase-Proteine**: Albumin, Transferrin, Antithrombin III etc.

Durch diese systemische Antwort wird die Entzündungsausbreitung verhindert, die Opsonierung der Erreger gefördert (CRP), die Eisenversorgung potenzieller Erreger erschwert (Transferrin), aber auch die Proteasenaktivität am Entzündungsort gezügelt (α_1-Antitrypsin). Gleichzeitig, um die Plasmaosmolarität trotz erhöhter Produktion von Akute-Phase-Proteinen konstant zu halten, wird die Albuminproduktion gedrosselt.

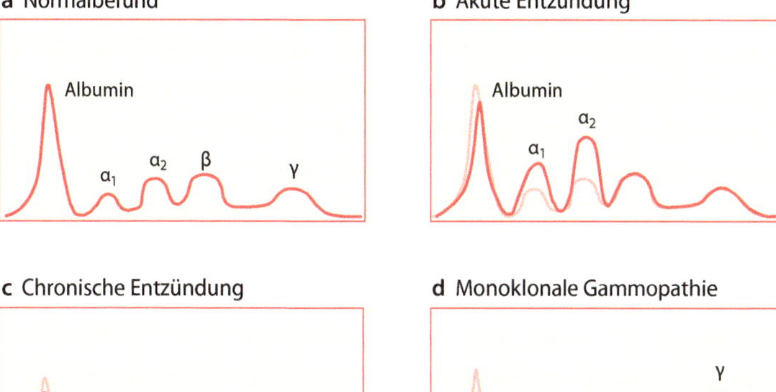

Abb. 1.5 Typische Elektrophoresebilder. In Hellrot der Normalbefund zum Vergleich bei **b**, **c** und **d** (gestrichene Linie außer links oben). In Dunkelrot die pathologische Kurve bei **b**, **c** und **d** und die Normalkurve bei **a**

Tipp

Ein **homozygoter α_1-Antitrypsinmangel** zeigt die Wichtigkeit der Antiproteasen im Plasma. Dieses Krankheitsbild wird von einem schweren **Lungenemphysem** (proteolytische Zerstörung von Alveolarsepten) und vor allem anderen einer **Hepatitis**, die in einer Zirrhose übergehen kann, gekennzeichnet. Auch **Rauchen** kann das Enzym durch Oxidation eines Methyonylrest im aktiven Zentrum hemmen, was mit für das gehäufte Auftreten von Lungenemphysem bei Rauchern verantwortlich ist.

Das Elektrophoresebild zeigt also bei einer **akuten Entzündung** eine erniedrigte Albuminzacke und vergrößerte $\alpha_{1/2}$-Zacken. Laborchemisch lässt sich vor allem bei bakteriellen Infektionen eine starke Erhöhung der CRP-Aktivität im Plasma nachweisen.

Im Gegensatz dazu kommt es bei **chronischen Entzündungen** (z. B. Hepatitis) zum vermehrten Einsatz der adaptativen Immunantwort mit erhöhter Immunoglobulinproduktion. Die Erniedrigung des Albumingipfels ist nicht so ausgeprägt und die α-Zacken sind normal. Charakteristisch ist die Verbreiterung und Erhöhung der γ-Zacke, was ein Korrelat für eine erhöhte Produktion von Antikörpern mehrerer Spezifitäten (polyklonal) darstellt.

1.7.2 Paraproteinämien

Im Rahmen einiger Neoplasien des hämatopoetischen Systems kann es zur übermäßigen Produktion von **Immunoglobulinen** einer einzigen Spezifität (monoklonal) oder von deren leichten bzw. schweren Ketten durch entartete Plasmazellen kommen (**monoklonale Gammopathie**). Sie rufen einen schlanken (nur eine Spezifität), hohen Gipfel innerhalb der γ-Fraktion hervor, der nach der Form des Elektrophoresebildes als **M-Gradient** bezeichnet wird.

1.7.3 Amyloidose

Analog zu der Entstehung von β-Amyloid-Fibrillen im Rahmen von M. Alzheimer (▶ Abschn. 13.5.1) können auch plasmatische Proteine mit einer sekundären β-Faltblattstruktur die Bildung anderer fehlgefalteten Proteine im Plasma katalysieren. Anlässlich dafür können **chronische Entzündungen** (Serumamyloid A persistierend erhöht) oder **monoklonale Gammopathien** sein. Fehlgefaltete Proteine bilden Aggregate aus, die sich in verschiedenen Organen ablagern und demnach die Krankheit beispielsweise durch eine Herz-, Nieren-, Nerven- oder Leberschädigung symptomatisch werden lassen.

- Geben Sie Beispiele von positiven und negativen Akute-Phase-Proteinen!
- Wie unterscheidet sich die Serumelektrophorese in der Konstellation einer akuten von einer chronischen Entzündung? Was ist der Grund dafür?

Literatur

Aktories K, Forth W (2013) Allgemeine und spezielle Pharmakologie und Toxikologie, 11. überarb. Aufl. München: Elsevier, Urban & Fischer

Battegay E, Aeschlimann A (2013) Siegenthalers Differentialdiagnose, 20. komplett überarb. u. aktualis. Aufl. Stuttgart, New York: Thieme

Fölsch UR, Kochsiek K, Schmidt RF (2000) Pathophysiologie. Berlin, Heidelberg: Springer

Halwachs-Baumann G (2011) Labormedizin, 2. aktual. u. erw. Aufl. Wien, New York: Springer

Herold G (2011) Innere Medizin. Köln: Herold

Koolman J, Röhm KH (2009) Taschenatlas Biochemie des Menschen, 4. vollst. überarb. u. erw. Aufl. Stuttgart, New York: Thieme

Löffler G, Petrides P, Heinrich PC, Graeve L (2014) Biochemie und Pathobiochemie, 9. vollst. überarb. Aufl. Berlin, Heidelberg: Springer

Lüllmann H, Mohr K, Hein L (2004) Taschenatlas der Pharmakologie, 5. vollständig überarb. und erw. Aufl. Stuttgart, New York: Thieme

Lüllmann-Rauch R (2012) Taschenlehrbuch Histologie, 4. vollst. überarb. Aufl. Stuttgart, New York: Thieme

Pfreundschuh M, Schölmerich J, Aepfelbacher M (2004) Pathophysiologie, Pathobiochemie, 2. Aufl. München: Elsevier, Urban & Fischer

Silbernagl S, Lang F (2009) Taschenatlas der Pathophysiologie, 3. vollst. überarb. und erw. Aufl. Stuttgart [u.a.]: Thieme

Siegenthaler W, Amann-Vesti B (2006) Klinische Pathophysiologie, 9. völlig neu bearb. Aufl. Stuttgart [u.a.]: Thieme

Wolfgang P (2013) Innere Medizin, 2. überarb. Aufl. Berlin, Heidelberg: Springer

Immunsystem

Mihai Ancău

M. Ancău, *Klinische Grundlagen fürs Physikum*,
DOI 10.1007/978-3-662-46714-5_2, © Springer-Verlag Berlin Heidelberg 2016

2.1 Überempfindlichkeits-reaktionen

Nicht immer sind es Erreger, die in der Auseinandersetzung mit dem Immunsystem Schaden anrichten. Oft kommt es zu überschießenden Reaktionen gegen ansonsten harmlose Substanzen, sog. Überempfindlichkeitsreaktionen.

Die **Überempfindlichkeitsreaktionen** werden je nach Pathogenese in 4 Typen unterteilt (s. u.). Die Unterteilung ist zumindest insofern wichtig, dass man beim Verdacht auf eines der zugrundeliegenden Mechanismen eine gezielte Labordiagnostik einsetzen kann.

Die auslösenden Prozesse sind grundsätzlich die gleichen, die bei einer »normalen« Konfrontation des Immunsystems mit Infektionserregern aktiv sind. Im Falle der Überempfindlichkeitsreaktionen wird auch intaktes Gewebe von der überschießenden Immunantwort miterfasst (◨ Abb. 2.1).

2.1.1 Typ I: Allergie

■ Pathomechanismen

Voraussetzung für eine Allergie ist immer eine Sensibilisierung gegenüber einem auslösenden Antigen, dem **Allergen** (Staub, Pollen, Tierfell). Dabei regen T_H2-Zellen durch Zytokine (**IL-4**) Antigenspezifische B-Lymphozyten dazu an, sich zu Plasmazellen zu differenzieren. Im Rahmen ihrer Differenzierung erfahren die B-Zellen auch einen sog. Klassenwechsel dadurch, dass sie z. B. ihre IgM-Produktion auf IgE umstellen.

> **Tipp**
>
> Einen Klassenwechsel erfahren auch naive B-Zellen. Produzieren sie im naiven Stadium vor allem membrangebundene IgM und IgD, so wechseln sie als Plasmazellen zu löslichen IgG, IgA oder IgE, je nach Art der Zytokinstimulation. Diagnostisch hilfreich ist, dass **IgM als Marker einer aktiven, vor kurzem stattgefundenen Infektion** dienen, wohingegen **IgG die längerfristige, verzögert eintretende und vom Immungedächtnis abhängige Antwort** darstellen (einschließlich Impfungen).

Normalerweise dient lösliches IgE vorwiegend der Parasitenabwehr. Es kann aber mittels F_c-Rezeptoren auf der Plasmamembran von **Mastzellen** verankert werden. Beim erneuten Kontakt mit einem Allergen wird das Allergen direkt von den membranständigen IgE gebunden. Der Vorgang löst die **Degranulation von Mastzellen** aus, welche **Histamin** und viele andere Entzündungsmediatoren freisetzen (Leukotriene, PAF, PGD_2 u. v. m.). Sie bewirken u. a. eine Vasodilatation, eine Permeabilisierung des Endothels und dadurch einen Plasma- und Zellübertritt in das Gewebe. Darauf beruhen die kardinalen Entzündungszeichen: **rubor** (Rötung), **calor** (Erwärmung), **dolor** (Schmerz), **tumor** (Schwellung), **functio laesa** (Funktionsbeeinträchtigung).

Zusätzlich treten Symptome, die für den Aufnahmeweg des Antigens spezifisch sind, auf: **Rhinitis** (Entzündung der Nasenmukosa), **Bronchokonstriktion** – Aufnahme über den Respirationstrakt; **Juckreiz, Erythem** (Rötung) **und Urtikaria** (Quaddelbildung) – Aufnahme über die Haut; **Bauchschmerzen, Durchfall** – Aufnahme über den Gastrointestinaltrakt.

> ● Allergien werden über IgE vermittelt.

■ Gefürchtete Komplikationen

Die Ödembildung im Rahmen einer Allergie kann lebensgefährlich sein, sofern es erhebliche Ausmaße im Bereich des Respirationstraktes einnimmt (z. B. **Glottisödem**). Eine sofortige Intubation oder als Ultima ratio z. B. eine Koniotomie kann notwendig sein. Eine andere gefährliche Komplikation ist der **anaphylaktische Schock**. Er kommt dann zustande, wenn die allergische Reaktion systemisch verläuft und zu überschießender Zytokinausschüttung und konsekutivem Kreislaufkollaps führt (▶ Abschn. 8.13)

■ Therapieprinzipien

Neuerdings umfassen antiallergische Therapien Kombinationen mehrerer Ansatzpunkte, die sich aus der Pathophysiologie herleiten lassen:

- **Adrenalin** gegen die Vasodilatation (α_1-Rezeptoren) und Bronchokonstriktion (β_2-Rezeptoren),
- **Antihistaminika** zur Blockade der Histaminwirkung an H_1-Rezeptoren (allergische Reak-

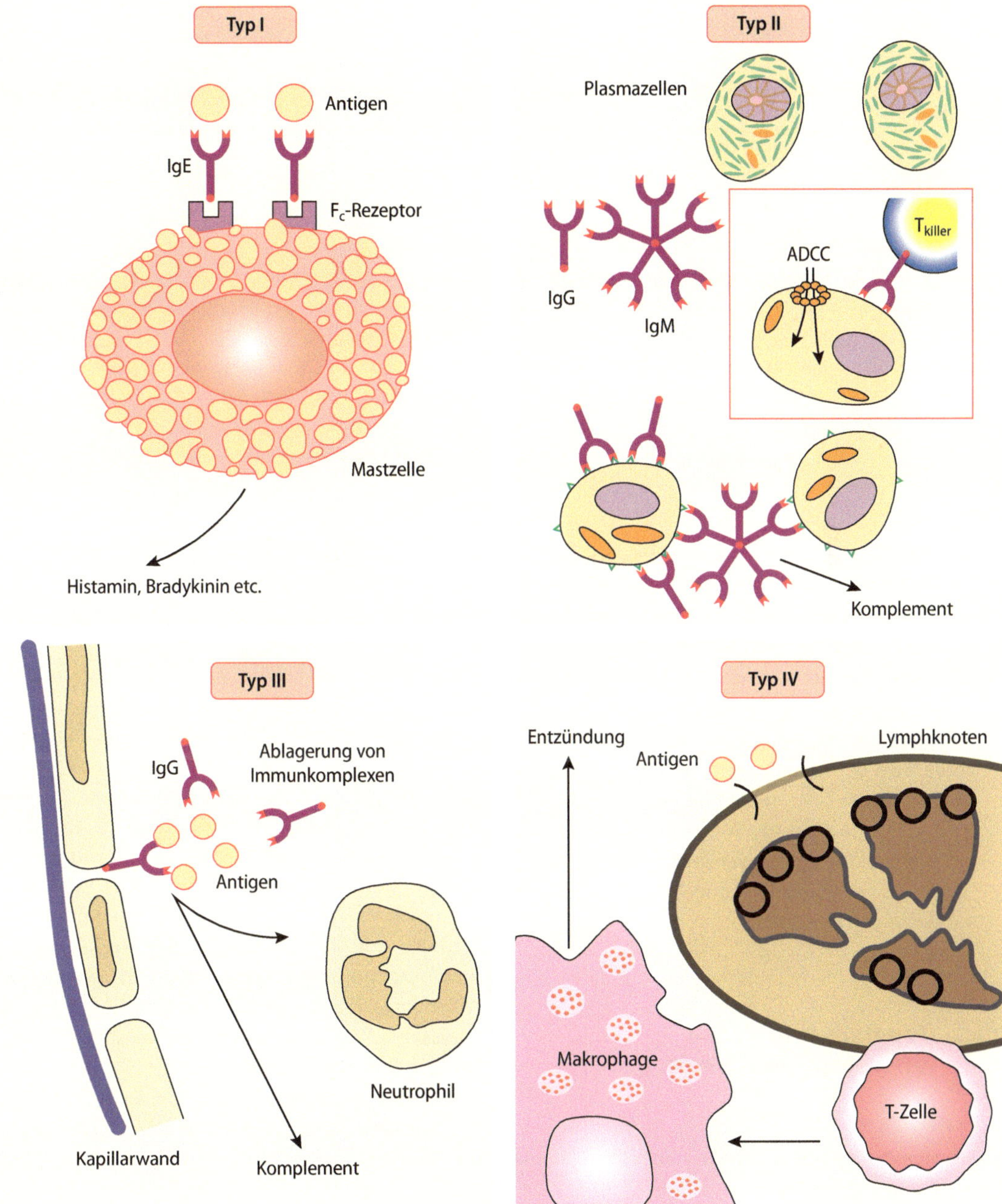

□ **Abb. 2.1** Haupttypen von Überempfindlichkeitsreaktionen

tionen hauptsächlich über den **H₁-Rezeptor** vermittelt),

▬ **Kortikosteroide** zur Hemmung der Zytokinproduktion durch Inhibition des Transkriptionsfaktors NFkB,

▬ **Aktivatoren der Adenylatcyclase** und **Hemmer der Phosphodiesterasen** (Theophyllin) lassen den intrazellulären cAMP-Spiegel ansteigen und stabilisieren außerdem Mastzellgranula gegen Exozytose.

■ **Exkurs: Entstehungshypothesen**

Die Gründe für eine Allergieentstehung sind vielfältig und nur teilweise bekannt. Möglich ist, dass der **genetische Hintergrund** und die **epigenetische Prägung** (**Hygiene-Hypothese**) bei Allergikern eine stärkere Vertretung von T_H2-vermittelten zu Lasten von T_H1-vermittelten Immunantworten induzieren.

Immunantworten von $CD4^+$-Zellen werden normalerweise entweder durch T_H1- oder durch T_H2-Lymphozyten getragen. **T_H1** produzieren u. a. **IFNγ**, welches Makrophagen aktiviert und die Induktion von T_H2-Zellen hemmt. **T_H2** produzieren v. a. **IL-10** und **TGFβ**, welche die Induktion von T_H1-Zellen wiederum unterdrücken.

> **Tipp**
>
> Die Weichenstellung im Rahmen der Antwort der $CD4^+$-Zellen wird deutlich am Beispiel der Lepra, eine durch das *Mycobacterium leprae* ausgelöste Infektion. Die Lepra kann auf zwei Arten verlaufen, tuberkuloid oder lepromatös. Bei der tuberkuloiden Lepra überwiegt eine starke entzündliche Gewebsreaktion, basierend auf Makrophagenaktivierung durch T_H1-Zellen. Bei der lepromatösen Form dagegen überwiegt die T_H2-Antwort. Die hier inaktiven Makrophagen enthalten in ihren Vakuolen überlebende Erreger, welche nicht von Antikörpern erreicht werden können. Diese Form ist deswegen gravierender.

2.1.2 Typ II: Zytotoxische Überempfindlichkeit

■ **Pathomechanismen**

Aus unterschiedlichen Gründen entstehen zuerst **IgM-** oder **IgG-Antikörper** gegen Zell- oder Matrixbestandteile. Aufgrund von Ähnlichkeiten zwischen endogenen und viralen oder bakteriellen Antigenen (*molecular mimicry*), können die entstandenen Antikörper gegen körpereigene Antigene gerichtet sein. Die Antikörper benetzen die Oberfläche von Zellen (z. B. Thrombozyten) oder die Basalmembran verschiedener Gewebe (z. B. Alveolarepithel, Nierenglomerulus) und aktivieren dabei das **Kom-**

plementsystem über den klassischen Weg (C1 bis C3). Folglich werden Zellen durch membranangreifende Komplexe (C5 bis C9) zerstört. Das ist der Fall bei der Hämolyse im Rahmen von Blutgruppenunverträglichkeiten, bei Myasthenia gravis – Antikörper gegen den nikotinischen Ach-Rezeptor (▶ Abschn. 11.1.2) oder bei Diabetes mellitus Typ I – Antikörper gegen Inselzellen des Pankreas (▶ Abschn. 10.4.1).

Autoantikörper müssen nicht unbedingt zytotoxisch wirken, um überhaupt eine Krankheitssymptomatik hervorzurufen. Das lässt sich am Beispiel des Morbus Basedow zeigen, bei dem die Antikörper unkontrolliert den TSH-Rezeptor durch Bindung aktivieren und somit zur Schilddrüsenüberfunktion führen (▶ Abschn. 10.2.1).

2.1.3 Typ III: Antigen-Antikörper-Komplexe

■ **Pathomechanismen**

Die Typ-III-Reaktionsform führt zur Organschädigung aufgrund der **Ablagerung von Antigen-Antikörper-Komplexen in Gefäßen**. Solche Komplexe treten nach bestimmten Infektionen (Streptokokken, Malaria) auf, sofern die Erreger nicht vollständig eliminiert werden, obwohl Antikörper dagegen in hohem Maß gebildet werden. Dass Antigen-Antikörper-Komplexe überhaupt gebildet werden, ist ein normaler Vorgang, der normalerweise zu keiner Symptomatik führt. Erst wenn die Antikörper weit im Überschuss zu den Antigenen vorliegen und die Abbaukapazität des retikulo-endothelialen Systems ausgeschöpft ist, kommt es zu der eigentlichen symptomatischen Typ-III-Reaktion.

Kausal für die Gefäßschädigung ist vor allem die **Aktivierung des Komplementsystems** durch die auf dem Gefäßendothel abgelagerten Komplexe. Sie lösen eine **Gefäßentzündung** aus (Vaskulitis), die sich in verschiedenen Organen manifestieren kann: Gelenke (Arthritis), Haut (Urtikaria), Lymphknoten (Lymphadenopathie), Muskel (Myositis) etc.

> **Tipp**
>
> Eine andere Art der Aktivierung des Komplementsystems findet sich beim hämolytisch-urämischen Syndrom (HUS) infolge der Infektion mit einem enterohämorrhagischen Stamm (EHEC) des Bakteriums *Escherichia coli*. Es ist die häufigste Ursache für ein akutes Nierenversagen bei Kindern. Hier wird durch bakterielle Lipopolysaccharide und Endotoxine **der alternative Weg** angekurbelt, nämlich durch die Faktoren B und D. Daher kann ihr Verbrauch im Serum diagnostisch richtungsweisend sein.

■ **Beispiel: Rheumatoide Arthritis (RA)**

Die rheumatoide Arthritis ist eine systemische Autoimmunerkrankung, die sich vor allem durch eine **chronisch progrediente Gelenkentzündung und -zerstörung** manifestiert. B-Zellen produzieren dabei Autoantikörper gegen Bestandteile der Synovialmembran, sodass es über Immunkomplexe zu einer Komplementaktivierung kommt (Typ-III-Reaktion). Die pathogenetische Rolle der B-Zellen wird durch mehrere Therapieansätze berücksichtigt.

Ungezielt kann versucht werden, die Proliferation aktivierter B- und auch T-Zellen durch Hemmung der Pyrimidinsynthese zu unterdrücken. **Leflunomid** hemmt relativ selektiv in Lymphozyten die Flavinmononukleotid-abhängige **Dehydrogenierung von Dihydroorotat**, wodurch der intrazelluläre UMP-Spiegel sinkt. Dadurch fällt die DNA- und RNA-Synthese der Zellen ab. Das Nebenwirkungsspektrum ist jedoch ähnlich der Zytostatika.

Eine gezieltere Therapie stellt neuerdings der Einsatz von chimären Mausantikörpern gegen B-Zell spezifischen Oberflächenmolekülen (chimär: lediglich die F_{ab} Region stammt von der Maus, der Rest ist humanes IgG). Rituximab greift gezielt das CD-20-Oberflächenprotein, welches selektiv auf sich differenzierenden B-Zellen exprimiert wird. Dadurch führt es zu einer Antikörper-vermittelten Zytotoxizität der B-Zellen (eine andere Typ-III-Reaktion), die eigentlich gegen die initiale autoimmune Typ-III-Reaktion bei rheumatoider Arthritis sehr effektiv ist.

2.1.4 Typ IV: T-Zell-vermittelte Reaktionen

Sie entspricht im Grunde dem Spektrum möglicher T-Zell-vermittelter Immunreaktionen, die normalerweise ihr Maximum ca. 48–72 Std. nach dem ersten Antigenkontakt bzw. umgehend bei Reexposition erreichen. Als Antigene fungieren in diesem Fall z. B. Medikamente, die an körpereigenen Proteinen als Haptene gebunden werden oder körperfremde Zellen eines transplantierten Organs. Das Antigen wird hierbei auf ganz normaler Weise von Makrophagen oder dendritischen Zellen im Lymphknoten den T_H1-Zellen präsentiert, worauf letztere durch **IL-3** und **GM-CSF** die Monozytenbildung und Differenzierung im Knochenmark anregen. Die entstandenen Monozyten wandern als Makrophagen in das Gewebe ein, wo sie u. a. durch **IFNγ** die Gewebsschädigung durch Proteasen und Oxidantien anregen. Beispiele dafür sind die Kontaktallergie (z. B. auf Metallen), aber auch die Tuberkulose, Lepra und die Organabstoßung bei Transplantationen.

> **Tipp**
>
> Werden naive T-Zellen von Antigen-präsentierenden Zellen aktiviert, so sezernieren sie **IL-2**, welches para- und autokrin ihre klonale Expansion und Differenzierung induziert. Die Hemmung der durch IL-2 in T-Zellen ausgelösten Signalkaskade wird somit zum Ziel von Immunsuppressiva (z. B. Cyclosporin A).

? — In welche Typen werden Überempfindlichkeitsreaktionen unterteilt?
— Geben Sie jeweils Beispiele für Typenspezifische Erkrankungen.

2.2 Immunodefizienz

2.2.1 Angeborene Immunodefizienz

■ **Adaptative Immunität: Severe Combined Immunodeficiency (SCID)**

SCID ist ein heterogenes Syndrom, welchem mehrere gravierende Defekte des T-Zell-Systems zugrunde liegen können. Dadurch, dass die B-Zellen eine Aktivierung durch T_H2-Zellen für ihre klonale Expansion und Differenzierung brauchen, beeinträchtigt ein Defekt der T-Zellen auch die B-Zellen (Begriff der **kombinierten** Störung). Mehrere Konstellationen können das Bild einer SCID hervorrufen:

- Inaktivierende Mutationen der **RAG-Gene**, die für die Rekombinasen kodieren, die in der Zusammenstellung der V-, D-, J- und C-Gene involviert sind. V-, D-, J- und C-Gene müssen zusammengefügt werden, um die Ausbildung von T-Zell Rezeptoren und von Immunoglobulinen zu ermöglichen;
- Inaktivierende Mutationen des **IL-2 Rezeptors**, die eine Aktivierung naiver T-Zellen unmöglich machen;
- Gendefekte, die ein Mangel oder eine Funktionslosigkeit der **Adenosin-Desaminase** hervorrufen. Das Enzym nimmt eine wichtige Stellung beim Abbau von AMP ein. Aber auch AMP aus dem DNA-Abbau wird dadurch desaminiert. Beim Enzymmangel akkumuliert dAMP, welches dann zu dATP phosphoryliert wird, was wiederum die DNA-Produktion hemmt. Hierdurch hat v. a. die Teilungsfähigkeit der T-Zellen zu leiden.

> **Ein Defekt oder ein Mangel an Adenosin-Desaminase ruft eine schwere kombinierte Störung des Immunsystems hervor.**

- **Angeborene Immunität: Myeloperoxidase-Mangel**

Die Myeloperoxidase (MPO) ist eines von mehreren Enzymen aus Neutrophilen, die vornehmlich der Zerstörung von Erregern mittels oxidativen Radikalen dienen. Dabei katalysiert die MPO die Produktion von Hypochlorit (OCl⁻) durch folgende Reaktion:

$$H_2O_2 + Cl^- \rightarrow OCl^- + H_2O$$

In der Folge ist die intrazelluläre Abtötung von Infektionserregern in Neutrophilen stark verlangsamt und es resultiert eine Anfälligkeit gegenüber normalerweise harmlosen Erregern (z. B. Pilzen).

2.2.2 Erworbene Immunodefizienz

- **AIDS**

AIDS, kurz für *acquired immunodeficiency syndrome*, wird durch humane Immunodefizienzviren (HIV) verursacht. HIV sind Retroviren, die für die DNA-Synthese aus RNA eine virale **reverse Transkriptase** benötigen. Ihre DNA wird in das Wirtsgenom integriert, wo es in einem latenten Zustand **persistieren** und von noch keinem gegenwärtigen Virustatikum vollständig eliminiert werden kann. Eine HIV-Infektion ist zurzeit daher nur unterdrückbar und kann in ihrem Fortschreiten zeitweise gehemmt werden, ist aber nicht heilbar.

Zellinvasion und Replikation Die Lipidhülle des HIV enthält 2 Glykoproteine, gp120 und gp41. Gp120 bewirkt die selektive Andockung des HIV am Rezeptor **CD4** und gleichzeitig an Chemokinrezeptoren wie **CCR5** und **CXCR4**. Die Rezeptorkombination bedeutet, dass HIV vor allem **T-Helfer-Zellen**, aber auch Makrophagen infiziert. Dort durchläuft das HIV die klassischen Etappen der viralen Replikation in Wirtszellen: **reverse Transkription** des viralen Genoms, **Integration** in das Wirtsgenom, Aufbau von Virionen durch **Synthese viraler Proteine**, **Reifung** der viralen Proteine und **Freisetzung** neuer Virenpartikeln. Dadurch werden die infizierten Zellen letztendlich zerstört.

> **Tipp**
>
> Genetische Polymorphismen können einen **Mangel an CCR5-Rezeptoren** hervorrufen. Solche Mutationsträger sind somit weniger suszeptibel gegenüber HIV Infektionen.

Während der initalen Phase werden CD4⁺-Zellen infiziert und ihre Anzahl im Blut sinkt mit steigender Viruslast. Je nach der Stärke der Immunantwort kann die Viruslast für lange Zeit in Schach gehalten werden. Protektiv wirken dabei vor allem HIV-spezifische CD8-Lymphozyten. Tatsächlich werden Antikörper gegen gp41 und gp120 produziert, allerdings verfügt HIV über ausreichende Mechanismen der Immunevasion.

Immunevasion Ein Mechanismus der Immunevasion besteht darin, dass gp41 und gp120 sehr stark glykosyliert werden, was deren Bindung durch Immunoglobuline stark erschwert. Der zweite, wahrscheinlich wichtigere Mechanismus ist die Generierung von sog. viralen »**Pseudospezies**«. Die relativ hohe transkriptionelle Fehlerrate der reversen Transkriptase und die hohe Replikationsrate von HIV bewirken, dass die HI-Viren in einem Organismus eigentlich eine heterogene Population verschiedener Virusklone ist, die sich u. a. in der Struktur von Membranproteinen unterscheiden. Statistisch gesehen werden immer einige davon einen Selektionsvorteil gegenüber dem Immunsystem oder Virustatika haben. Eine unzureichend aggressive Behandlung bewirkt also nur eine Selektion resistenter Klonen.

Komplikationen Im chronischen Verlauf kann die progrediente Destruktion von $CD4^+$-Zellen solange kompensiert werden, bis das Regenerationspotenzial der hämatopoetischen Zellen des Knochenmarks ausgeschöpft ist. Die insuffiziente Immunität (**zellulär und humoral**) macht dann den Körper anfällig für **komplizierte Infektionen**, besonders der Atemwege, etwa durch Pilze, Protozoen oder Viren, die normalerweise nicht einmal pathogen sind. Außerdem werden spontan entartete Zellen im Organismus weniger effektiv entfernt, sodass zusätzlich noch ein erhöhtes **Risiko für Tumorerkrankungen** besteht (Kaposi-Sarkom, Non-Hodgkin-Lymphome).

> **HIV befällt $CD4^+$-Zellen des Immunsystems (vorwiegend T_H-Zellen).**

Therapie Zahlreiche Pharmaka zielen auf jeweils unterschiedliche Etappen des viralen Infektionszyklus. Ein Beispiel für einen Hemmstoff der reversen Transkriptase ist Azidothymidin (AZT), ein künstliches **Analogon des Thymidins.** Es weist an der 3′-Position eine Azido- (N_3-) anstatt der üblichen Hydroxylgruppe (HO-) auf. Nach Phosphorylierung des AZT durch zelluläre Kinasen, wird das Produkt, AZT-Triphosphat, eher von der viralen Polymerase (rT) als von der zellulären für die DNA-Synthese benutzt. Die fehlende 3′-OH-Gruppe bewirkt einen **Kettenabbruch** bevorzugt in der viralen DNA, noch bevor sie integriert in das Wirtsgenom werden kann.

? ― Welche Reaktion katalysiert die Myeloperoxidase neutrophiler Granulozyten?
― Welchen Mechanismen der Immunevasion bedient sich HIV?

Literatur

Aktories K, Forth W (2013) Allgemeine und spezielle Pharmakologie und Toxikologie, 11. überarb. Aufl. München: Elsevier, Urban & Fischer

Battegay E, Aeschlimann A (2013) Siegenthalers Differentialdiagnose, 20. komplett überarb. u. aktualis. Aufl. Stuttgart, New York: Thieme

Fölsch UR, Kochsiek K, Schmidt RF (2000) Pathophysiologie. Berlin, Heidelberg: Springer

Halwachs-Baumann G (2011) Labormedizin, 2. aktual. u. erw. Aufl. Wien, New York: Springer

Herold G (2011) Innere Medizin. Köln: Herold

Koolman J, Röhm KH (2009) Taschenatlas Biochemie des Menschen, 4. vollst. überarb. u. erw. Aufl. Stuttgart, New York: Thieme

Löffler G, Petrides P, Heinrich PC, Graeve L (2014) Biochemie und Pathobiochemie, 9. vollst. überarb. Aufl. Berlin, Heidelberg: Springer

Lüllmann H, Mohr K, Hein L (2004) Taschenatlas der Pharmakologie, 5. vollständig überarb. und erw. Aufl. Stuttgart, New York: Thieme

Lüllmann-Rauch R (2012) Taschenlehrbuch Histologie, 4. vollst. überarb. Aufl. Stuttgart, New York: Thieme

Pezzutto A, Ulrichs T, Burmester GR (2007) Taschenatlas der Immunologie, 2. vollst. überarb. und aktualisierte Aufl. Stuttgart, New York: Thieme

Pfreundschuh M, Schölmerich J, Aepfelbacher M (2004) Pathophysiologie, Pathobiochemie, 2. Aufl. München: Elsevier, Urban & Fischer

Siegenthaler W, Amann-Vesti B (2006) Klinische Pathophysiologie, 9. völlig neu bearb. Aufl. Stuttgart [u.a.]: Thieme

Silbernagl S, Lang F (2009) Taschenatlas der Pathophysiologie, 3. vollst. überarb. und erw. Aufl. Stuttgart [u.a.]: Thieme

Wolfgang P (2013) Innere Medizin, 2. überarb. Aufl. Berlin, Heidelberg: Springer

Atmung

Mihai Ancău

M. Ancău, *Klinische Grundlagen fürs Physikum*,
DOI 10.1007/978-3-662-46714-5_3, © Springer-Verlag Berlin Heidelberg 2016

3.1   Diagnostische Verfahren

3.1.1   Lungenfunktionstests

Eine komplette Lungenfunktionsprüfung umfasst alle Aspekte der Lungenfunktion: Ventilation, Diffusion und Perfusion. Sie ist ein wichtiger Teil der klinischen Routine, nicht nur bei der Diagnose von Krankheiten, sondern auch für die Bestimmung des Krankheitsverlaufes, der Operabilität von Patienten oder des Trainingszustandes in der Sportmedizin. Oft werden mit Lungenfunktionstests nur die Ventilationstests gemeint. Sie helfen u. a. dabei, eine Störung einer bestimmten pathophysiologischen Gruppe (z. B. restriktive oder obstruktive Ventilationsstörung) zuzuordnen.

- **Spirometrie**

Die Spirometrie bedeutet im Prinzip die **Messung von variierenden Gasvolumina** bei konstantem Druck und Temperatur. Rechnerisch kann somit anhand der idealen Gasgleichung auf die involvierten Gasvolumina rückgeschlossen werden. Alternativ können mobilisierbare Atemvolumina durch Integration der Atemstromstärke durch ein Pneumotachograph bestimmt werden.

Statische Messgrößen Mit Atemvolumina werden ein- bzw. ausgeatembare Gasvolumina gemeint. Sie variieren je nach Alter, Körpergröße, Geschlecht und Messbedingungen.

Die wichtigsten Atemvolumina mit ihren Normwerten unter Standardbedingungen (BTPS) sind:

- **V_T = Atemzugvolumen**: Volumen, welches unter Ruhebedingungen mit jedem Atemzug ein- bzw. ausgeatmet wird (ca. **500** ml);
- **IRV = Inspiratorisches Reservevolumen**: Volumen, welches maximal über der normalen Inspiration (V_T) hinaus noch eingeatmet werden kann (ca. **3000 ml**):
- **ERV = Exspiratorisches Reservevolumen**: Volumen, welches maximal über der normalen Exspiration (V_T) hinaus noch zusätzlich ausgeatmet werden kann (ca. **1200 ml**).

Selbst am Ende einer forcierten Exspiration verbleibt noch ein Restvolumen in den Lungen, welches vor allem schnellen Schwankungen der alveolären Gaskonzentrationen vorbeugt. Dieser Volumenanteil kann nicht durch Spirometrie, sondern nur durch Plethysmographie bestimmt werden (s. u.).

- **RV = Residualvolumen** (ca. **1300 ml**).

Durch Summierung von Atemvolumina erhält man die Atemkapazitäten (◘ Abb. 3.1):

- **VC = Vitalkapazität**: V_T + IRV + ERV (ca. **4700 ml**)
  - Sie ist stark von der Körpergröße und vom Lebensalter abhängig (sinkt mit dem Alter). Extrapulmonale (Thoraxwanddeformitäten, Lähmungen der Atemhilfsmuskulatur usw.) und pulmonale Störungen (v. a. restriktive Ventilationsstörungen) können zur Abnahme der VC führen.
- **FRC = Funktionelle Residualkapazität**: RV + ERV (ca. **2500 ml**):
  - Diese wirkt als Puffer gegen zu großen Schwankungen von Gaspartialdrücken in Alveolen und Kapillaren während des Atemzyklus und verhindert einen exspiratorischen Kollaps der Alveolen (zusammen mit dem Surfactant). Eine **FRC**↓ geht mit einer **leichten Hypoxie** einher und tritt z. B. bei extremer Adipositas oder während der späten Schwangerschaft, aber auch bei restriktiven Ventilationsstörungen auf. Eine **FRC**↑ tritt im höheren Alter oder bei obstruktiven Ventilationsstörungen auf;
- **IC = Inspiratorische Kapazität**: V_T + IRV (ca. **3500 ml**);
- **TLC = Totale Lungenkapazität**: VC + RV (ca. **6000 ml**).

Dynamische Messgrößen Dynamische Messgrößen haben zusätzlich zu den statischen noch einen Zeitbezug. Öfters werden damit möglichst schnelle Volumenaustäusche gemeint (◘ Abb. 3.1). Die wichtigsten Kenngrößen:

- **FEV_1 = Forcierte Einsekundenkapazität**: Volumen, welches nach maximaler Inspiration in einer Sekunde ausgeatmet werden kann. Für eine bessere Vergleichbarkeit wird klinisch oft der sog. **Tiffeneau-Index** herangezogen: **FEV_1/VC (norm. >80%)**. Der Index spielt eine wichtige Rolle bei der Differenzierung zwischen restriktiven und obstruktiven Ventilationsstörungen

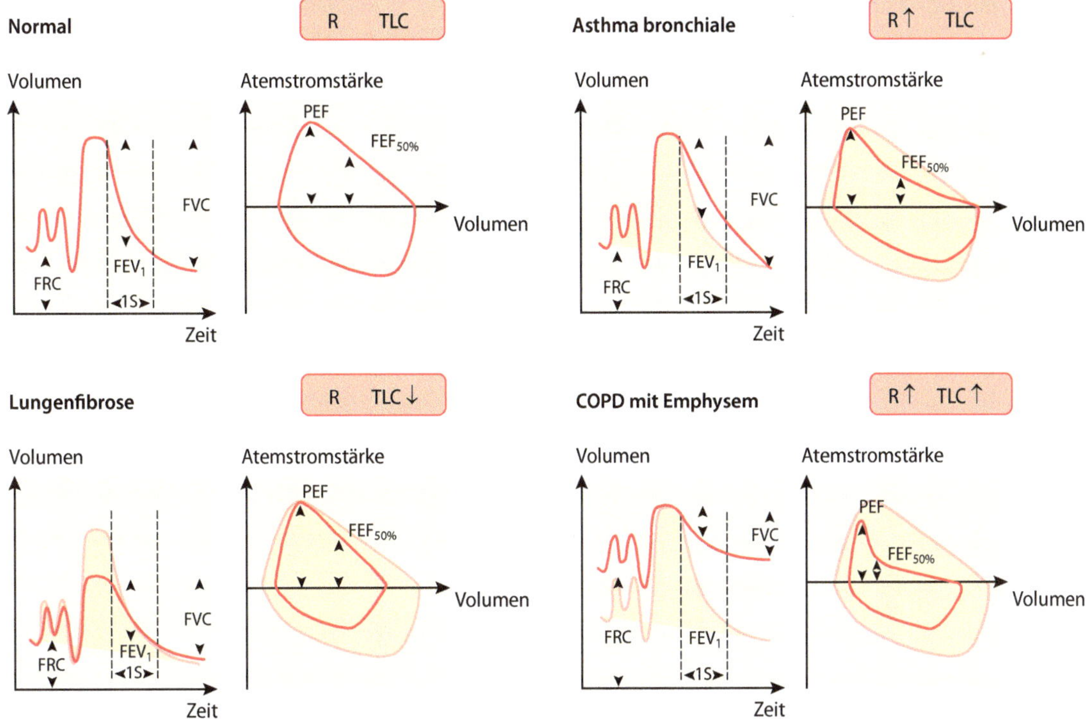

Abb. 3.1 Spirogramm und Fluss-Volumen-Kurve im Normalfall und bei diversen Störungen. R = Resistance (Widerstand) der kleinen Atemwege. Die orange gefüllte Fläche entspricht bei den pathologischen Fällen den Soll-Werten im Normalfall (wie links oben)

- **FVC = Forcierte Vitalkapazität**: Volumen, welches nach maximaler Inspiration möglichst schnell ausgeatmet werden kann (wie FEV_1 aber ohne den zeitlichen Bezug)
- **PEF = Exspiratorischer Spitzenfluss**: Maximale Atemstromstärke, welche bei forcierter Exspiration erreicht wird
- **$FEF_{25-75\%}$ = Mittlere Atemstromstärke bei 25–75% der FVC**. Aufgrund der Kompression kleiner Atemwege durch den bei Exspiration positiv werdende Pleuraldruck wird gegen Ende der Exspiration die Stromstärke eher von der Resistance der kleinen Atemwege als von der Anstrengung (Druckgradient) beeinflusst. Bei Rauchern sind die Indizes dadurch oft erniedrigt.

3.1.2 Ganzkörperplethysmographie

Die Plethysmographie wird in einer Kammer mit meßbarem Luftein- und Auslauf durchgeführt. Somit schlagen sich intrathorakale Volumen- und Druckveränderungen beim Probanden in gleich großen, aber entgegengerichteten Veränderungen des Luftstromes über der Kammer nieder.

Dadurch können das **intrathorakale Gasvolumen** (IGV) bzw. der **intrathorakale Druck** in Atemruhelage (nach normaler Exspiration) bestimmt und mittels dem Ohm'schen Gesetz der **Atemwegswiderstand** (Resistance) abgeleitet werden. Die Darstellung kann in der Form einer Resistance- oder Fluss-Druck-Kurve erfolgen. Das IGV ist nicht immer mit der FRC gleichzusetzen, da bei obstruktiven Störungen beispielsweise Lungenareale bestehen, die obstruktionsbedingt von der Belüftung komplett ausgeschaltet werden. In diesem Fall ist das IGV größer als die FRC.

3.1.3 Blutgasuntersuchung

Letztendlich dient der Atmungsprozess dem Austausch von Blutgasen, sodass ihre Analyse (z. B. aus Kapillarblut des Ohrläppchens) die Lungenfunktionsuntersuchung untermauert. Sie spiegelt die Effizienz der Lungenatmung, der Diffusion und der Perfusion wider. Einige der wichtigsten erhobenen Parameter sind:

- **P_aO_2 = Arterieller O_2-Partialdruck = normal ca. 100 mmHg:** Zeigt die physikalische Oxygenierung des Blutes an. Bedingt durch die O_2-Bindungskurve des Hämoglobins (Hb) gehen bei $P_aO_2 > 60$ mmHg kleine Veränderungen des O_2-Gehaltes mit großen Schwankungen des P_aO_2 einher. In diesem Bereich ist der P_aO_2 ein sensitiver Parameter. Bei niedrigem O_2-Gehalt ($P_aO_2 < 60$ mmHg) ist dies nicht mehr der Fall, sodass in diesem Bereich die O_2-Sättigung eine höhere Auflösung hat (s. u.). Der P_aO_2 erlaubt eine begrenzte Aussage über den O_2-Gehalt, weil letzterer noch von der aktuellen O_2-Bindungskurve und der Hb-Konzentration abhängt. Erniedrigte Werte (**Hypoxämie**) können auf Einschränkungen der Ventilation oder Diffusion, aber auch auf einem Rechts-Links-Shunt (Beimischung venösen Blutes zum arteriellen) hinweisen. Im Falle eines Shuntes kann die Hypoxie nicht einfach durch intensivierte Beatmung aufgehoben werden, da der arterielle Teil des Blutes schon mit O_2 beinahe gesättigt ist.

> **1 g Hb bindet 1,34 ml O_2 (Hüfner-Zahl). Bei einer Hb-Konzentration von ca. 150 g/l Blut ergibt sich ein Gehalt von ca. 200 ml O_2 pro l Blut.**

- **S_aO_2 = Arterielle O_2-Sättigung = normal ca. 98%:** Prozentanteil des Oxyhämoglobins (Oxy-Hb) am gesamten Hb. Sie ist sensitiver als der P_aO_2 im Bereich des niedrigen O_2-Gehaltes, da stärkere Veränderungen der S_aO_2 erst nach Abfall von P_aO_2 unter 60 mmHg eintreten. Außerdem kann leicht bei bekannter Hb-Konzentration daraus der O_2-Gehalt abgeschätzt werden. Bei stark ausgeprägten Anämien kann eine Hypoxie trotz normaler S_aO_2 vorliegen, einfach weil die ungenügend vorliegenden O_2-Träger im Blut nahezu komplett beladen sind.

Umgekehrt bedeuten eine verminderte Sättigung und eine bläuliche Hautfarbe (**Zyanose**) nicht immer, dass eine Hypoxie vorliegt. Denn die Zyanose hängt vom absoluten Gehalt an Desoxyhämoglobin (Desoxy-Hb) ab. Wenn übermäßig viele O_2-Träger im Blut vorliegen (z. B. bei einer Polyzythämie, einer unkontrollierten Vermehrung der Erythrozyten), kann eine ausreichende Oxygenierung auch mit einer geringeren Sättigung erreicht werden.

> **Tipp**
>
> Die S_aO_2 kann photometrisch mit dem Pulsoxymeter bestimmt werden, da Desoxy-Hb und Oxy-Hb Absorptionsmaxima bei unterschiedlichen Lichtwellenlängen haben (660 nm, rot bzw. 940 nm, infrarot).

- **P_aCO_2 = Arterieller CO_2-Partialdruck = norm. ca. 40 mmHg.** CO_2 ist der wichtigste Atemantrieb. Daher kommt es zu einer Erhöhung des P_aCO_2 entweder bei einer Störung der Atemzentren oder bei insuffizienter Ventilationsreserve. Diffusions- und Perfusionsstörungen führen nicht dazu, da sie durch Hyperventilation z. T. kompensiert werden können. Die Hyperventilation führt zu einer Senkung des P_aCO_2 (**Hypokapnie**, ◻ Tab. 3.1). Eine Steigerung des P_aCO_2 (**Hyperkapnie**) tritt bei diesen Störungen erst mit Ausschöpfung der Kompensationsmöglichkeiten ein. Besteht eine Hyperkapnie für lange Zeit, gewöhnen sich die Atemzentren daran und erhöhen ihre Reizschwelle für die Erhöhung des CO_2-Gehaltes im Blut. In dieser Konstellation wird der O_2-Gehalt zum wichtigsten Atemantrieb. Im Falle einer Beatmung mit reinem O_2 kann bei solchen Patienten der wichtigste Atemanreiz ausgeschaltet werden. CO_2 kann dabei in toxischem Maße akkumulieren, noch bevor eine Hypoxie die Atmung wieder anregt.

> **Bei chronisch hyperkapnischen Patienten müssen die Blutgase eng bei der Beatmung monitorisiert werden, um einer Hyperkapnie mit möglicher Lähmung des Atemzentrums vorzubeugen.**

◘ Tab. 3.1 Veränderungen von Blutgasen bei verschiedenen Störungen

	P_aO_2	P_aCO_2
Ventilationsstörung	↓	↑
Diffusions-/Perfusionsstörung	↓	↓

— **pH, Standardbikarbonat** und **Basenüberschuss**: ▶ Abschnitt 4.1.

? — Geben Sie Beispiele für dynamische Lungenvolumina. Was ist der Tiffeneau-Index und wozu wird er bestimmt?
— Was kann man durch Ganzkörper-Plethysmographie im Unterschied zur Spirometrie messen?
— Welchen Parameter braucht man, um von der S_aO_2 auf die O_2-Konzentration des Blutes zurückzuschließen?

3.2 Störungen der Atemtätigkeit

3.2.1 Pathologische Atmungsformen

Die normale Atmung unter Ruhebedingungen zeichnet sich durch ein Atemzugvolumen von etwa 500 ml und eine Frequenz von etwa 12/min aus und wird **Eupnoe** benannt.

Tachy- bzw. Bradypnoe entspricht einer gesteigerten bzw. herabgesetzten Atemfrequenz.

Hyper- bzw. Hypoventilation sind eine Steigerung bzw. Senkung der alveolären Ventilation über bzw. unter den Stoffwechselbedürfnissen. Dabei sind Amplitude und/oder Frequenz der Atmung verändert.

Dyspnoe beschreibt eine subjektive Empfindung von Atemnot.

Orthopnoe ist eine angestrengte Atmung in aufgesetzter oder aufrechter Position. Dabei wird Dyspnoe empfunden und die Atemhilfsmuskulatur eingesetzt. Die Schwerkraft hilft bei der Entfaltung der Lunge (Compliance↑) und mildert eine pulmonale Blutstauung ab.

❯ Orthopnoe ist die angestrengte Atmung bei Dyspnoe mit aufrechtem Oberkörper.

3.2.2 Pathologische Atemmuster

Eine graphische Darstellung der pathologischen Atemmuster zeigt ◘ Abb. 3.2.

▪ Oberflächliche Atmung
Das »Hecheln« bringt trotz gesteigerter Atemfrequenz kaum mehr an verbesserter Oxygenierung, denn somit wird vornehmlich der Totraum ventiliert. Diese Atmungsform kommt vor z. B. bei schwerer Herzinsuffizienz (das Lungenödem kann eine Inspirationshemmung über den juxtakapillären Reflex herbeiführen) oder i. R. psychischer Störungen.

▪ Kussmaul-Atmung
Charakteristisch sind die tiefen Atemzüge bei meist gesteigerter Atemfrequenz. Diese Form der Hyperventilation zielt durch Erzeugung einer Hypokapnie auf die Korrektur einer schweren metabolischen Azidose; sie tritt z. B. bei diabetischer Ketoazidose und bei chronischer Niereninsuffizienz (Azidose aufgrund reduzierter Bikarbonatresorption) auf.

▪ Biot-Atmung
Sog. »ataktische Atmung«; sie ist gekennzeichnet durch periodische Aussetzer und ungleichmäßige Tiefe der Atemzüge. Die Biot-Atmung tritt besonders bei Schädigungen des Atemzentrums in der Medulla oblongata auf, beispielsweise bei Hirnstammverletzungen, Meningitiden oder erhöhtem Hirndruck.

▪ Cheyne-Stokes Atmung
Charakteristisch hierfür ist die periodische an- und absteigende Amplitude der Atemzüge. Sie ist bedingt durch eine Änderung der Empfindlichkeit atemregulierender Neurone für CO_2 und H^+ in der zerebrospinalen Flüssigkeit. Daraufhin wird O_2 zu einem wichtigeren Atemstimulus. Allerdings ist die Reaktion des Systems auf Änderungen der O_2-Konzentration relativ träge. Phasen niedriger Atemamplitude kennzeichnen die verspätete Antwort des Atemzentrums, wohingegen diejenigen höherer Amplituden auf einer überschießenden Reaktion beruhen. Sie kommt bei Herzerkrankungen mit chronischer Hypoxämie (z. B. schwere Herzinsuffizienz) oder bei Minderdurchblutung des Gehirns vor.

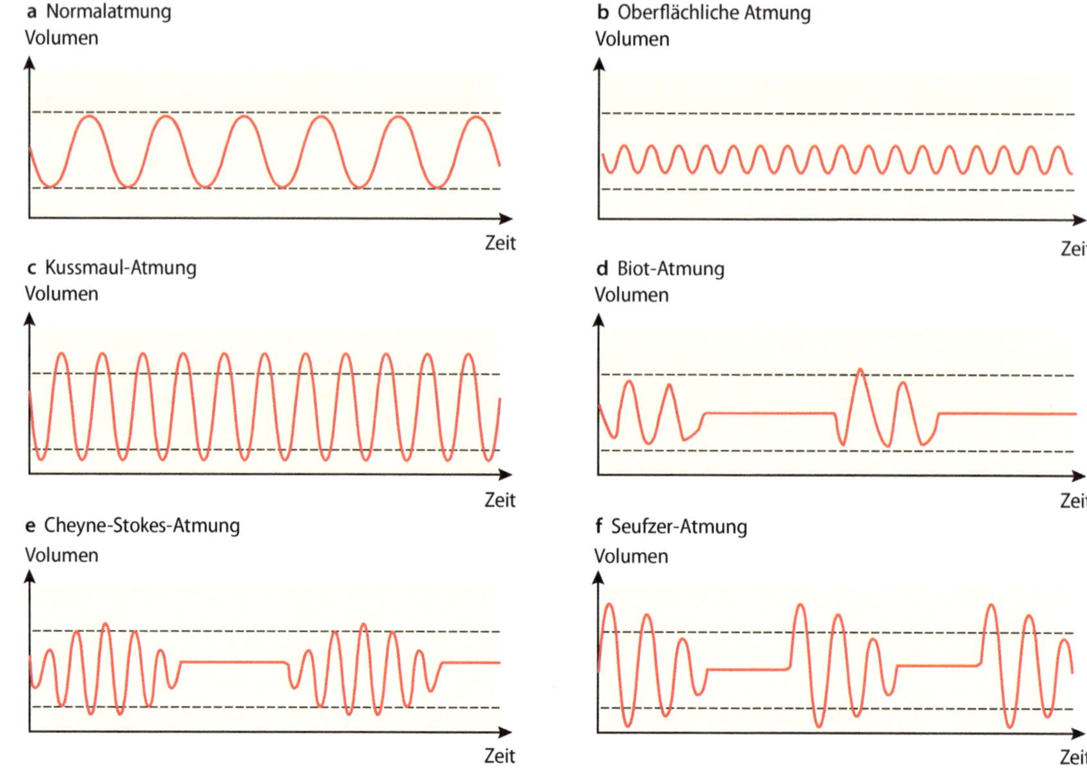

Abb. 3.2 Normales und pathologische Atemmuster. Die gestrichelten Linien kennzeichnen die Amplitude der Normalatmung

Seufzer-Atmung

Ein anfangs tiefer Atemzug wird von immer oberflächlicheren gefolgt, bis eine kurze Apnoephase eintritt, wonach der Zyklus wieder startet. Diese Atmungsform tritt beim sog. obstruktiven Schlafapnoesyndrom auf. Dabei entspannt sich die pharyngeale Muskulatur besonders während des REM-Schlafes und bewirkt eine partielle Blockade der Glottis. Die enstehende Hyperkapnie vermindert die Sensitivität des Atemzentrums gegenüber CO_2. Sobald die Hyperkapnie einen Schwellenwert erreicht, wachen die Betroffenen kurz auf. Ihr Schlafrhythmus wird also gestört und fragmentiert, was mit der Zeit zu Bluthochdruck führen kann.

❓ ▬ Was für ein Atemmuster kann bei einer schweren diabetischen Ketoazidose auftreten?

3.3 Restriktive Ventilationsstörungen

3.3.1 Definition und Ursachen

Ventilationsstörungen sind restriktiv, sofern sie die Dehnbarkeit der Lunge oder des Thorax einschränken bzw. mit einem anatomischen oder funktionellen Verlust an Lungengewebe einhergehen. Es werden dabei pulmonale und extrapulmonale Ursachen unterschieden.

▬ Pulmonal:
  — **Lungenfibrose**
  — Surfactantmangel, z. B. bei Frühgeborenen (unzureichende Produktion durch Pneumozyten Typ II)
  — Tumordurchsetzung der Lunge
  — Chirurgische Resektion oder Gewebeverdrängung durch Tumoren, Ergüsse oder Luft (**Pneumothorax**)

- Extrapulmonal:
    - Pleuraschwarten (nach Operationen, Bestrahlungen oder infolge von Pleuratumoren)
    - Deformationen des Thoraxskelettes (Kyphoskoliose) oder Versteifungen des Brustkorbes (M. Bechterew)
    - Lähmung der Atemmuskulatur (Endstadien von Muskeldystrophien, amyotropher Lateralsklerose)
    - Extreme Adipositas

3.3.2 Ausgewählte Krankheitsbilder

Lungenfibrose

Allen Formen von Lungenfibrose gemeinsam ist die Entstehung einer chronischen Alveolarentzündung, in deren Folge es zu einer überschießenden Vermehrung nicht-elastischen Bindegewebes in den Alveolarwänden kommt. Zu den Faktoren, die dazu führen, zählen inhalative Allergene und **anorganische Stäube** (z. B. Silikate), aber auch Autoimmunprozesse und Chemotherapeutika/Bestrahlung. Im Rahmen von Silikosen gehen Alveolarmakrophagen zugrunde, wenn sie versuchen, Silikatkristalle zu phagozytieren. Vor ihrem Untergang sezernieren sie Zytokine, die die Entzündung unterhalten und die Fibroblasten der Alveolarwände zur **Kollagenproduktion** anregen. Durch die Vermehrung des faserigen Bindegewebes wird nicht nur die **Retraktionskraft** des Gewebes reduziert, sondern darüber hinaus auch die **Diffusionsstrecke** für den Gasaustausch (alveolo-kapilläre Membran) erhöht.

Pneumothorax

Der Pneumothorax ist ein **Notfall**, im Rahmen dessen spontan oder aufgrund von Verletzungen **Luft in den Interpleuralspalt** eintritt. Der dadurch **höhere Pleuraldruck** auf der betroffenen Seite bewirkt den Kollaps der jeweiligen Lunge und schaltet sie vom Luftaustausch aus. Beim spontanen Pneumothorax platzen kongenitale Bullae auf der Lungenoberfläche, die gehäuft bei Menschen mit leptosomalen Habitus vorkommen. Ein traumatischer Pneumothorax kann infolge von Stichverletzungen oder ärztlichen Eingriffen (z. B. bei einem Fehler bei der Punktion der V. subclavia) entstehen. Im Falle des ersten tritt Luft von innen aus der Lunge in den Pleuralspalt, wohingegen beim letzten die Luft von außen einströmt. In beiden Fällen wird aber der subatmosphärische Pleuraldruck aufgehoben und die Lunge kollabiert aufgrund der elastischen Zugkräfte des Gewebes.

In ungünstigen Fällen kann sich ein Ventilmechanismus ausbilden, wodurch nur der Lufteintritt, nicht aber der Austritt von dem Pleuralspalt möglich ist (**Spannungspneumothorax**). Dadurch steigt der Druck im Pleuralspalt kontinuierlich an. Letztendlich steigt der Druck auf dem Mediastinum und die gegenseitige Lunge wird ihrerseits verdrängt. Die größte Gefahr besteht hier in einem Zudrücken der Vv. cavae, wodurch der Rückstrom zum Herzen stark sinken kann. Therapeutisch wird zuerst eine Thoraxdrainage eingelegt, die die Luft aus der Pleurahöhle absaugt, damit die Lunge sich wieder entfalten kann.

3.3.3 Allgemeine Diagnostik

Per definitionem gehen restriktive Erkrankungen mit einer **Reduktion der VC, des RV** (also auch der TLC) und der Dehnbarkeit der Lunge (**Compliance↓**) einher. Die Abnahme der Vitalkapazität alleine ist nicht spezifisch für restriktive Erkrankungen, denn auch bei den obstruktiven Störungen können Parenchymanteile vom Gasaustausch abgekoppelt werden. Erst die plethysmographisch feststellbare Reduktion der TLC deutet auf eine restriktive Störung hin. Zwar weist die Fluss-Volumen-Kurve eine normale Form auf, dennoch sind überall die Flussamplituden vermindert (Abb. 3.1). Ein Verlust an funktionellem Lungengewebe oder eine erhöhte Lungensteifigkeit (z. B. bei Lungenfibrose) **reduzieren die FEV$_1$ und FVC**. Im Unterschied zu obstruktiven Störungen bleibt aber hier der Tiffeneau-Index **FEV$_1$/VC normal**, denn beide Kenngrößen nehmen im gleichen Ausmaß ab.

> **Bei restriktiven Ventilationsstörungen sind alle Atemvolumina eingeschränkt.**

Die inspiratorische Atemarbeit gegen die verminderte Dehnbarkeit des Gewebes kann dabei massiv erhöht sein. Betroffene versuchen dies mitunter durch eine verstärkte Exspiration wettzumachen.

Denn dadurch kann die nachfolgende Inspiration durch die elastischen Rückstellkräfte des Thorax unterstützt werden.

? ▬ Wodurch beeinträchtigt eine Lungenfibrose die Atemtätigkeit und den Gasaustausch?
▬ Wie verhalten sich die statischen und dynamischen Atemvolumina bei restriktiven Ventilationsstörungen?

3.4 Obstruktive Ventilationsstörungen

3.4.1 Definition und Ursachen

Obstruktive Störungen sind durch einen erhöhten Strömungswiderstand der Atemwege (**Resistance**↑) charakterisiert. Je nachdem, ob sich die Obstruktion in den extra- oder intrapulmonalen Atemwegen befindet, sind vornehmlich In- bzw. Exspiration betroffen. Dies liegt daran, dass bei **extrapulmonalen Störungen** der exspiratorische Druck, der in den intrapulmonalen Wegen aufgebaut wird, meist groß genug ist, um bei Exspiration die Engstelle zu erweitern. Während der Inspiration ist dies aber nicht der Fall und die Betroffenen haben dabei Beschwerden. Dagegen erweitert bei **intrapulmonalen Störungen** der inspiratorische Unterdruck im Thorax die Atemwege meist genug. Hier ist vor allem die Exspiration erschwert, wenn es Druckbedingt zum Kollaps der kleinen Atemwege kommt.

❯ Obstruktive Störungen sind durch eine Erhöhung der Atemwegsresistance gekennzeichnet.

Wichtige Ursachen hierfür sind:
▬ Extrapulmonal
  ▬ Stimmbandlähmung (Läsion des N. laryngeus recurrens nach Schilddrüsenoperationen)
  ▬ Glottisödem (z. B. bei Allergien)
  ▬ Kompression der Trachea durch Tumoren oder Schilddrüsenvergrößerung (Struma)
▬ Intrapulmonal
  ▬ **Asthma bronchiale**
  ▬ Chronische Bronchitis
  ▬ **Chronisch-obstruktive Lungenerkrankung (COPD)**
  ▬ **Mukoviszidose**

3.4.2 Ausgewählte Krankheitsbilder

■ **Asthma bronchiale**
Definition Asthma bronchiale ist eine chronisch-entzündliche Erkrankung der Atemwege, die mit anfallsweise auftretenden, reversiblen Obstruktionen der Bronchien einhergeht. Meistens sind es exogene Reize (Allergene), die eine Entzündung der Bronchialschleimhaut erzeugen. Die Bronchialschleimhaut wird von Eosinophilen infiltriert und reagiert mit überschießender Konstriktion auf Reexposition zu den Allergenen. Die Betroffenen verspüren dabei Atemnot stärksten Ausmaßes während eines Anfalles, der aufgrund der Ausschöpfung der Atemmuskulatur lebensbedrohlich sein kann.

Asthmatypen
▬ **Allergisch (extrinsisch):** Aufgrund von inhalierten Allergenen (z. B. Pollen, Tierhaare, Backmehle, Hausstaubmilben). Tritt meist schon im Kindesalter auf.
▬ **Nicht-allergisch (intrinsisch):** Ggf. Auftreten nach viralen Infekten. Meist erst im Erwachsenenalter.
▬ Andere: Anstrengungsasthma – nach körperlicher Aktivität bei kalter, trockener Luft (Austrocknung des Bronchialsekrets bei gesteigerter Ventilation); Analgetikaasthma (nach Einnahme von COX-Hemmern: mehr Arachidonsäure als Substrat für die Synthese von bronchokonstriktorischen Leukotrienen verfügbar).

Pathophysiologie Der Entzündungsvorgang entspricht einer Typ-I-Immunreaktion und wird vornehmlich durch eosinophile Granulozyten und Mastzellen unterhalten.

Allergene in der Luft werden auch unter normalen Umständen von dendritischen Zellen aufgenommen und Lymphozyten präsentiert. Der Unterschied bei Asthmatikern ist, dass hier die $CD4^+$-Lymphozyten daraufhin eine T_H2-**vermittelte Reaktion** auslösen. Durch Zytokine wie z. B. IL-4 aus T_H2-Zellen werden B-Lymphozyten zur Differenzierung in **IgE-sezernierende Plasmazellen** angeregt. Darüber hinaus erhöht sich aufgrund der parakrin aktiven Zytokinen die Expression von Adhäsionsmolekülen in den Gefäßendothelien, was die Extravasation und den Übertritt von **Eosinophilen** in die Bronchialschleimhaut begünstigt.

Bei erneuter Allergenexposition werden die Allergene sofort IgE-vermittelt an IgE-Membranrezeptoren von **Mastzellen** gebunden und bewirken ihre Degranulation. Viele der darin enthaltenen Substanzen (**Histamin, Prostaglandine, Leukotriene**) wirken bronchokonstriktorisch. Als die potentesten hierunter gelten die Leukotriene. Auf Ebene der glatten Muskelzellen der Bronchialwand bewirken letztendlich alle diese bronchokonstriktorischen Reize eine Erhöhung des zytoplasmatischen Ca^{2+}-Spiegels und eine Erniedrigung des cAMP/cGMP-Spiegels.

Auch noch lange nach dem akuten Entzündungsschub persistieren Eosinophile in der Lamina propria der Bronchialmukosa und halten den Entzündungszustand aufrecht. Aufgrund der erhöhten Endothelpermeabilität entwickelt sich ein **Ödem**, welches zur Schwellung der Bronchialschleimhaut führt. Darüber hinaus sezernieren die seromukösen Bronchialdrüsen aufgrund der Stimulation durch Immunzellen ein **zäheres Sekret** als normal. Sowohl Ödem als auch Sekrete verengen weiterhin den Querschnitt der kleinen Bronchien.

Lungenfunktionsprüfung Obstruktions-bedingt zeigt sich eine Verminderung der Einsekundenkapazität (**FEV$_1$↓**) bei normaler Vitalkapazität (**FEV$_1$/VC↓**) (◘ Abb. 3.1). Um den reversiblen Charakter der asthmatischen Obstruktion zu überprüfen, kann ein sog. Bronchospasmolysetest durchgeführt werden. Nach Inhalation eines **β$_2$-Sympathomimetikums** verbessert sich die Atemfunktion während eines Anfalles merklich.

Auswahl therapeutischer Ansätze Beim allergischen Asthma steht die Allergenvermeidung im Vordergrund. Inhalative **Glukokortikoide** können die Entzündung zügeln. Sie hemmen die Mastzelldegranulation, die Prostaglandin- und Leukotrien-Synthese und potenzieren die Effekte von endogenen oder exogenen Katecholaminen (bronchodilatatorisch). Selektive **β$_2$-Sympathomimetika** üben einen starken bronchodilatativen Effekt aus, über die Aktivierung von G_s-gekoppelten Membranrezeptoren der glatten Muskelzellen und der Erhöhung des intrazellulären cAMP-Spiegels. Als Reservemedikation kann man Leukotrienantagonisten und Anti-IgE-Antikörper erwägen.

■ **Chronisch obstruktive Lungenerkrankung (COPD)**

Definition Die COPD stellt auch eine chronisch-entzündliche Erkrankung der unteren Atemwege dar, die allerdings im Gegensatz zum Asthma durch eine weitgehend irreversible Obstruktion gekennzeichnet ist. Bei der COPD besteht nicht nur eine **chronische Entzündung (Bronchitis)**, sondern auch ein **Schwund der Alveolarwänden (Lungenemphysem)**.

Pathophysiologie Die COPD entsteht durch das Zusammentreffen exogener Faktoren und endogener Prädisposition. Unter den exogenen Faktoren hat das **Rauchen** von Tabakprodukten bei weitem die größte Gewichtung, gefolgt von schädlichen Gasen oder anderen inhalativen Noxen. Rauchprodukte üben ein komplexes Spektrum an Effekte, die zur Progression der Erkrankung beitragen, aus. Unter anderem zählen hierzu:

- inaktivierende Oxidation eines katalytisch wichtigen Methionin-Restes im aktiven Zentrum von **α$_1$-Antitrypsin** → Übergewicht von Proteasen und Abbau vom Gewebe,
- verminderte Bildung von VEGF und damit **reduzierte Gefäßneubildung** (Angiogenese).

> **Tipp**
>
> Bei bis zu 1% der COPD-Betroffenen kann eine erniedrigte Aktivität des α$_1$-Antitrypsins genetisch nachgewiesen werden. Sie hemmt normalerweise Serin-Proteasen aus dem Serum und aus Immunzellen (z. B. Elastase aus Neutrophilen) und verhindert dadurch einen übermäßigen Gewebeabbau. Im Fall einer bestimmten Punktmutation des Gens kann das Protein von den Hepatozyten nicht sezerniert werden. Ihre Akkumulation schädigt die Leber und führt zusätzlich zu einer Leberzirrhose.

Chronische Bronchitis Im Gegensatz zum Asthma ist hier das mikroskopische Entzündungsbild von **Neutrophilen** und von **Makrophagen**, nicht mehr von Eosinophilen geprägt. Schädliche Noxen aktivieren dabei Bronchialepithelzellen und Alveolarmakrophagen, welche ihrerseits Neutrophile und CD8+ Lymphozyten rekrutieren. Neutrophile setzen Proteasen aus ihrer Granulae frei (Elastase, Matrix-Metalloproteinasen etc.), welche die Überhand gegenüber Antiproteasen gewinnen. Dies bedingt die **Destruktion von Alveolargefäßen** und den allmählichen **Schwund der Alveolarwände**. Es kommt außerdem zur **Becherzellhyperplasie** und zur **Hypertrophie muköser Drüsen**. Das vermehrt zähe Sekret bedingt einen konstanten Hustenreiz, besonders wenn es über Nacht akkumuliert (Raucherhusten). Zusammen mit dem entzündungsbedingten Ödem bewirken all diese Faktoren eine spirometrisch feststellbare Atemwegsobstruktion: **niedrige FEV$_1$** bei weitgehend **normaler VC** und **erniedrigtem FEV$_1$/VC** (◘ Abb. 3.1).

Lungenemphysem Ist charakterisiert durch eine **Erweiterung der Lufträume** distal der terminalen Bronchiolen aufgrund einer **Zerstörung der Alveolarsepten**. Dadurch weicht das Krankheitsbild von einer rein obstruktiven Störung ab:

- Abnahme der elastischen Zugkräfte der Alveolarsepten, die die knorpellosen Bronchiolen offen halten führt zur **Obstruktion** terminaler Bronchiolen. Ein Resultat ist auch eine schlaffe Lunge mit weniger elastischen Rückstellkräften (**Compliance↑**),
- Abnahme der Diffusionsfläche für den Gasaustausch durch den Schwund der Alveolarsepten bedingt eine **Diffusionsstörung,**
- Abnahme der **Vitalkapazität (VC↓)** aufgrund von distal der Obstruktion »gefesselter Luft« (**RV↑**), die nicht mehr am Gasaustausch teilnimmt ergibt schließlich eine **restriktive Störung**.

Kollaps kleiner Atemwege Aufgrund des Bronchospasmus und der Hypersekretion ist die **visköse Atemarbeit** zur Überwindung der Atemwegswiderstände erhöht. Alleine die passive Ausatmung durch die elastischen Zugkräfte der Lunge ist nicht mehr

wirkungsvoll, sodass die Exspirationsmuskulatur eingesetzt werden muss.

Um unter diesen Umständen ein alveolärer Überdruck zur Überwindung der Stenose zu erzeugen, muss gleichzeitig ein **positiver Pleuraldruck** erzeugt werden. Da aber die kleinen Bronchien nicht durch eine Knorpelwand, sondern durch den radialen Gewebezug offen gehalten werden, führt ab einem gewissen Punkt der alveoläre Überdruck zu ihrer **Kompression**. Somit wird die Exspiration vorzeitig beendet und insgesamt erschwert. Hinter den kollabierten Atemwegen wird eine Restluftmenge sozusagen sequestriert und verschiebt die Atemmittellage in Richtung Inspiration. Insgesamt kann die Lungenüberblähung auch als Adaptationsvorgang gesehen werden, da hierdurch die peripheren Atemwege unter Vorspannung gesetzt werden. Manche Betroffene bedienen sich der sog. »**Lippenbremse**«, einer Exspiration durch die zusammengezogenen Lippen, um den Ausflusswiderstand zu erhöhen, dadurch den Druck hinter den Lippen zu erhöhen und den Kollaps der Atemwege zu verzögern.

Lungenfunktionsprüfung Dass die Wände der Atemwege bereits in der frühen Ausatemphase kollabieren, zeigt sich an der Knickbildung in der Fluss-Volumen-Kurve. Die »Golfschlägerfigur« in der Fluss-Druck-Kurve entspricht gefesselter Luft (◘ Abb. 3.1).

■ Mukoviszidose

Die Mukoviszidose, auch zystische Fibrose genannt, gehört zu den häufigsten **autosomal-rezessiv** vererbten Erkrankungen. Sie geht auf einem Defekt im **CFTR-Gen**, was für einen epithelialen **Cl$^-$-Kanal** kodiert, welcher in den Epithelien der Bronchien, der kleinen Pankreasgänge, der Schweißdrüsen, des Genitaltraktes usw. exprimiert wird. Normalerweise wird der CFTR-Kanal durch die **PKA-cAMP Signalkaskade** aktiviert, sodass er zugleich den Einstrom von Cl$^-$-Ionen und die Inaktivierung von epithelialen Na$^+$-Kanälen bewirkt. Die Mutationen bewirken einen konstanten Aktivierungszustand des Kanals. Damit werden den mukösen Sekreten zu viel an NaCl und folglich auch an Wasser entzogen. Es resultieren sehr **zähe Sekreten** und ein sehr **Cl$^-$-reicher Schweiß** (diagnostisch bestimmbare Cl$^-$-Konzentration im Schweißtest bei Neugeborenen).

Tab. 3.2 Veränderungen von Lungenfunktionsparametern bei klassischen Ventilationsstörungen

	VC	RV	TLC	FEV$_1$	FEV$_1$/VC	PEF	Compliance	Resistance
Restriktiv	↓	↓	↓	↓	–	↓	↓	–
Obstruktiv	–/↓	↑	–/↑[1]	↓	↓	↓	–/↑[2]	↑

[1] Aufgrund »gefangener Luft« im Thorax bei Lungenemphysem
[2] Compliancezunahme beim Ephysem

Im Bronchialepithel verhindert der visköse Schleim die **mukoziliäre Clearance**, was die Besiedlung der Atemwege mit pathogenen Erregern begünstigt und eine konstante **Infektionsgefahr** darstellt. Darüber hinaus bedingt die Hypersekretion eine obstruktive Störung. In den Pankreasgängen, in denen normalerweise Sekretin das Schließen des CFTR-Kanals bewirkt, kommt es zur **Gangverstopfung** mit vorzeitiger **Enzymaktivierung** und Ausbildung einer chronischen, zystisch fibrosierenden **Pankreatitis** (daher der Name »zystische Fibrose«).

? — Welchem Typ der Immunreaktion kann die Entzündung beim Asthma zugeordnet werden?
— Wie entsteht das Lungenemphysem bei der COPD?
— Wie verhalten sich VC, RV, FEV$_1$/VC bei Asthma? Und wie bei COPD?
— Wie kann eine Mukoviszidose einfach diagnostiziert werden?

3.5 Differentialdiagnose: restriktive vs. obstruktive Störung

Als grob vereinfachte Regel kann man sich merken:

Bei restriktiven Störungen sind eher die statischen Atemvolumina vermindert (VC, RV). Bei obstruktiven hingegen sind es eher die dynamischen Atemvolumina bzw. die Atemflüsse (FEV$_1$, FEF50%).

Eine Übersicht der veränderten Parameter im Rahmen restriktiver und obstruktiver Störungen zeigt **Tab. 3.2**.

3.6 Pulmonale Hypertonie

■ Normalzustand im Lungenkreislauf

Aufgrund der hohen Compliance der Lungengefäße besteht im Lungenkreislauf ein geringerer Strömungswiderstand, sodass die Perfusion bei niedrigeren Drücken gewährleistet ist: normalerweise betragen diese systolisch ca. **25 mmHg**, diastolisch ca. **8 mmHg**. Im Schnitt ergibt sich dann ein Mitteldruck von ca. 14–15 mmHg. Hypoxie-aktivierte K$^+$-Kanäle in den glatten Gefäßmuskelzellen bilden die Grundlage für die physiologische, Lungenspezifische hypoxische Vasokonstriktion (**Euler-Liljestrand-Mechanismus**).

■ Entwicklung der Hypertonie

Von einer pulmonalen Hypertonie ist die Rede, wenn der mittlere arterielle Pulmonaldruck über 20 mmHg in Ruhebedingungen liegt. Nicht selten bleibt die Ursache unbekannt und die Entstehung wird als idiopathisch eingestuft. Immerhin gilt es aber, die Hypertonie als Folge einer kardialen oder pulmonalen Störung auszuschließen:

— **Kardial.** Kreislaufstauung vor dem linken Vorhof bei Linksherzinsuffizienz oder Mitralklappeninsuffizienz (▶ Abschn. 9.1). Umgekehrt bei verstärktem Ausflussvolumen aus dem rechten Ventrikel (z. B. beim links-rechts Shunt)

— **Pulmonal.** Beruht auf einer Widerstandserhöhung im kleinen Kreislauf. Die Ursache davon kann eine Reduktion des Gesamtgefäßquerschnittes, z. B. bei Emphysem, nach Parenchymverdrängung durch Tumore oder Resektion von Gewebe etc. Bei einer Lungenfibrose versteifen die Alveolarsepten, was die Gefäßcompliance reduziert. Eine akute Widerstandserhöhung tritt im Rahmen einer Lungenembolie auf. Auch Ventilations- und Diffusionsstörungen rufen aufgrund des Euler-Liljestrand-Mechanismus eine Erhöhung des Gefäßwiderstandes hervor.

■ **Konsequenzen der pulmonalen Hypertonie**

Die **erhöhte Nachlast** führt im rechten Ventrikel zu einer **Hypertrophie** des Kammermyokardes und einer **Dilatation** des Kammerlumens. Dies führt gemäß dem Laplace-Gesetz zu einer erhöhten Wandspannung, die ihrerseits im Sinne eines *Circulus vitiosus* zu einer zunehmenden Funktionseinschränkung, Hypertrophie, Dilatation und einem Gewebeumbau im Myokard führt, sodass im Endeffekt eine **Rechtsherzinsuffizienz** (Cor pulmonale) entsteht.

■ **Therapeutische Ansätze**

Basierend auf den physiologischen Einflussfaktoren des Lungengefäßwiderstandes setzt man bei der Behandlung u. a. Prostazyklin-Analoga (PGI$_2$ als Vasodilatator), Phosphodiesterase-5-Inhibitoren (erhöhen den cGMP-Spiegel in glatten Gefäßmuskelzellen und wirken relaxierend) oder Endothelin-Rezeptor-Blocker (Endothelin als Vasokonstriktor) ein.

? — Wie und warum verändert sich der rechte Ventrikel bei chronisch bestehender pulmonaler Hypertonie?

3.7   Diffusionsstörungen

3.7.1   Grundlagen

Der Gasaustausch zwischen Alveolen und Kapillaren unterliegt dem Diffusionsgesetz:

$$\frac{M}{t} = K * F * \frac{\Delta P}{d}$$

wobei M die Gasmenge, K den Krogh Diffusionskoeffizient, F die Diffusionsfläche, ΔP den Druckgradient über der Alveolarmembran und d die Länge der Diffusionsstrecke bedeutet. Prinzipiell ist die Diffusion dann beeinträchtigt, wenn sie zur **Diffusionsfläche** (F) oder dem **Druckgradient** (ΔP) abnimmt bzw. wenn die **Diffusionstrecke** (d) verlängert ist.

3.7.2   Diffusionsstörungen

■ **Verlängerte Diffusionsstrecke**

Diese kommt z. B. beim **Lungenödem** durch Wassereinlagerung im Interstitium und den Alveolen sowie bei der **Lungenfibrose**, wenn Bindegewebe Alveolen und Kapillaren auseinanderdrängt, vor.

■ **Verminderte Diffusionsfläche**

Hierzu kommt es bei **Gewebeverlust** durch Resektion, Emphysem, Verdrängung durch Tumor etc.

Auswirkungen Normalerweise vollzieht sich der alveoläre Gasaustausch nach ca. 1/3 der alveolären Kapillarlänge. Dadurch besteht eine Reserve für den Fall gesteigerter Atemarbeit, wenn sich die Partialdrücke nach kürzerer Kontaktzeit ausgleichen müssen. Deshalb tritt bei einer Diffusionsstörung die Dyspnoe initial bei körperlicher Belastung auf, wenn die **Kompensationsmöglichkeiten ausgeschöpft** sind. Schreitet die Störung bis zur Dekompensation fort, dann findet keine ausreichende Oxygenierung des arteriellen Blutes mehr statt und die Betroffenen entwickeln eine **zentrale Zyanose** (bläuliche Schleimhäute und Haut). Der steigende P_aCO_2 zwingt zur Hyperventilation. Da der Diffusionskoeffizent über der Alveolarmembran für CO_2 viel höher als für O_2 ist, normalisiert sich durch die Hyperventilation nur der hohe P_aCO_2, nicht aber der niedrige P_aO_2.

? — Von welchen Größen hängt die Diffusion eines Gases aus den Alveolen in das Blut wesentlich ab?

3.8   Störungen des Ventilations-Perfusions-Verhältnisses

3.8.1   Grundlagen

Aufgrund der Blutflussverteilung und der Schwerkraft-bedingten Zugtendenz verschiedener Gewebeabschnitte der Lunge, schwankt oberhalb und unterhalb der Pulmonalklappe das Ventilations-Perfusions-Verhältnis $\dot{V}/\dot{Q}$ um den Wert 0,85. Je kleiner $\dot{V}/\dot{Q}$ ist, desto geringer ist die Oxygenierung des pulmonal-kapillaren Blutes in jenem Areal. Bei regionalen Veränderungen der **Lungendehn-**

barkeit (Compliance) oder des **Atemwegswiderstandes** (Resistance) können die Diskrepanzen zwischen der **Belüftung einzelner Alveolenbezirke** akzentuiert werden. Dadurch kann sich schwach oxygeniertes Blut dem normal oxygenierten beimischen und zu einer **arteriellen Hypoxämie** führen.

3.8.2 Von Totraumventilation bis zum Rechts-Links-Shunt

■ **Verteilungsstörungen**

Jede Form des Ungleichgewichtes im Ventilations-Perfusions-Verhältnis führt zu einer Störung des Gasaustausches und fällt unter sog. **Verteilungsstörungen**. Letztendlich führt jede Erkrankung, die die Atmung beeinträchtigt, auch zu einer Störung der pulmonalen Ventilation oder Perfusion. Somit kann man das Spektrum an Erkrankungen als ein Kontinuum zwischen Störungen mit **verminderter Ventilation (Extremfall: Rechts-Links-Shunt)** und solchen mit **verminderter Perfusion (Extremfall: Totraumventilation)** ansehen.

■ **Ventilationsstörung**

Wichtig in diesem Zusammenhang sind vor allem die bereits besprochenen **obstruktiven Ventilationsstörungen**. Der Extremfall geht mit einer kompletten Ausschaltung betroffener Alveolarbezirke vom Gasaustausch einher. In diesen Regionen kann das Kapillarblut nicht mehr oxygeniert werden, sodass die Gaspartialdrücken denjenigen im venösen Blut entsprechen. Mischt sich venöses Blut zu Blut aus noch ventilierten Bereichen, so spricht man dann von einem **Rechts-Links-Shunt**. Offensichtlich kann in diesem Fall eine Hypoxämie nicht einmal durch Beatmung mit reinem O_2 beseitigt werden, da in den betroffenen Bezirken kein Luftaustausch stattfindet, wobei in den normalen Bezirken eine beinahe 100%-ige Sättigung bereits bei normaler O_2-Konzentration erreicht ist.

■ **Atelektasen**

So werden Alveolen bezeichnet, die aufgrund vom völligen Verschluss zuführender Atemwege wegen der allmählichen Gasresorption zusammenschrumpfen. Es kommt zu einer Hypoxie in den entsprechenden Alveolarkapillaren. Das Bestehen von Atelektasen muss beispielsweise in der Anästhesie und Intensivmedizin berücksichtigt werden, wenn es um die **Beatmung mit hohen O_2-Konzentrationen** geht.

Falls die gleichen arteriellen Blutgefäße sowohl normale als auch kollabierte Alveolen versorgen, kommt es bei Beatmung mit erhöhter O_2-Konzentration gemäß dem Euler-Liljiestrand-Mechanismus zu einer **Vasodilatation** dieser Gefäße. Die dilatierten Gefäße fördern dann aber auch mehr Gas (v.a. N_2) aus den schrumpfenden Alveolen, was den Kollaps dieser Alveolen beschleunigt. Somit **sinkt die FRC** noch weiter, was die Oxygenierung durch Beatmung noch mehr erschwert.

■ **Perfusionsstörung**

Werden Lungengefäße akut verschlossen (Lungenembolie), geschädigt (pulmonale Hypertonie) oder von den Alveolen durch wucherndes Bindegewebe (Lungenfibrose) weg verdrängt, so stehen solchen Alveolarbezirken kaum noch Kapillare für den Gasaustausch zur Verfügung. Diese Regionen werden somit Teil eines funktionellen Totraumes und ihre Oxygenierung trägt nicht mehr zur Anreicherung des Blutes mit O_2 bei (Totraumventilation↑).

? — Zwischen welchen Extremen liegen Störungen des Ventilations-Perfusions-Verhältnisses?
— Warum sind Atelektasen hinderlich bei der Beatmung? Warum beschleunigt wiederum eine Beatmung mit hoher O_2-Konzentration ihr Entstehen?

3.9 Atmung unter besonderen Umständen

3.9.1 Höhenaufenthalt

Mit etwa 5500 m über der Meereshöhe halbieren sich der atmosphärische Druck und mit ihm auch die Partialdrücke der darin enthaltenen Gasen. Wenn keine Adaptation einsetzen würde, dann würde sich eine Hypoxämie entwickeln. Die Hypoxie setzt aber mehrere Akklimatisationsvorgänge im Gang, die allerdings (außer der Hyperventilation) mit gewisser Verzögerung eintreten:

- **Steigerung der Ventilation.** Bei der Hypoxämie lösen die Rezeptoren im Glomus caroticum eine Mehratmung aus. Der P_aO_2 wird allerdings auf Kosten des abnehmenden P_aCO_2 reduziert. Als Konsequenz entwickeln sich eine respiratorische Alkalose (▶ Abschn. 4.5) und, was gefährlich sein kann, eine zerebrale Vasokonstriktion (»CO_2 hält Hirngefäße offen«).
- **Metabolische Kompensation.** Die respiratorische Alkalose wird u. a. durch verminderte renal-tubuläre Bikarbonatresorption kompensiert.
- **Erhöhter Sympathikotonus im großen Kreislauf.** Aufgrund der Hypoxie kommt es zu einer initialen Kreislaufzentralisation mit Steigerung des totalen peripheren Widerstandes und des Blutdrucks. Herzfrequenz und Herzzeitvolumen nehmen zu. Der Lungenkreislauf reagiert mit hypoxisch-bedingter Vasokonstriktion. Der rechte Ventrikel arbeitet gegen eine höhere Nachlast und somit entwickelt sich eine pulmonale Hypertonie.
- **Erhöhung des 2,3-bis-Phosphoglycerat (2,3-BPG) in Erythrozyten.** 2,3-BPG wird auf einem Nebenweg der Glykolyse produziert, nämlich durch Umgehung der Phosphoglyceratkinase-Reaktion. 2,3-BPG lagert sich allosterisch an Hämoglobin und vermindert ihre Affinität für O_2, sodass die O_2-Abgabe ans Gewebe bei erniedrigtem Partialdruck erleichtert wird (Linksverschiebung der O_2-Bindungskurve).
- **Stimulation der Erythropoetin-Produktion.** Folgen sind Polyglobulie (vermehrte Erythrozyten) und dadurch eine Hämatokritsteigerung. Dadurch nimmt die O_2-Bindungskapazität des Blutes zu.

3.9.2 Akute Höhenkrankheit

Eine akute Höhenkrankheit, mit potenziell lebensbedrohlichen Konsequenzen, tritt bei prädisponierten Individuen auf, die ohne Akklimatisation rasch auf großer Höhe steigen. Die hauptsächlichen Gefahren dabei sind das **Höhenlungenödem** und das **Höhenhirnödem.**

Höhenlungenödem

Um einen konstanten Blutfluss in dem Lungenkreislauf bei hypoxischer Vasokonstriktion aufrechtzuerhalten, baut der rechte Ventrikel einen erhöhten pulmonal-arteriellen Druck auf. Unter Umständen kann dies zu Schädigung der Kapillarwände führen, die daraufhin eine Entzündungsreaktion auslösen, welche die Permeabilität der Kapillaren zusätzlich steigert. Somit kommt es zur Plasmaextravasation in das Interstitium der Alveolen.

Höhenhirnödem

Durch nur zum Teil verstandene Mechanismen (Hypoxie, Zytokinausschüttung) kommt es zur zerebralen Vasodilatation und zur erhöhten Kapillarpermeabilität, besonders in der weißen Substanz des ZNS. Das Hirngewebe schwillt an und sobald kein Liquorraum mehr für die zunehmende Schwellung zur Verfügung steht, entwickelt sich eine Bewusstseinseintrübung (▶ Abschn. 13.6.2).

Prophylaxe

Acetazolamid, ein **Carboanhydrase-Hemmer**, vermindert die Bikarbonatresorption in der Niere als Adaptation auf die respiratorische Alkalose, somit auch auf die Volumenretention in der Niere (schwaches Diuretikum) und die Liquor-Produktion im Plexus choroideus (intrakranieller Druck↓). Dexamethason, ein synthetisches **Kortikosteroid**, wirkt u. a. der Permeabilitätssteigerung der Kapillargefäße entgegen.

3.9.3 Therapeutische Beatmung

Heutzutage ist die maschinelle Beatmung z. B. auf der Intensivstation vom Prinzip her eine **Überdruckbeatmung**. Die Luft gelangt durch Druckerhöhung am oralen Ende der Atemwege in die Lungen, anders als während der normalen Inspiration, wo dies durch den intrathorakalen Unterdruck geschieht. In der Regel erfolgt die Exspiration passiv durch die Retraktionskräfte des Thorax und der Lungen.

Eine Beatmung dient der verbesserten Oxygenierung bei verschiedenen Arten von Störungen oder der Aufrechterhaltung der Atmung bei nicht mehr vorhandenem Spontanantrieb (z. B. in tiefer

Narkose). Ein Beatmungsgerät (Respirator) kann im Prinzip immer eine von zwei Größen des gelieferten Atemhubs separat kontrollieren: Volumen oder Druck (nie gleichzeitig, da sie voneinander abhängig sind). Die eine Form der Beatmung heißt dann volumenkontrollierte Beatmung, die andere druckkontrollierte Beatmung. Beide haben ihre bevorzugten Einsatzgebiete.

■ Volumenkontrollierte Beatmung

Dabei wird ein vorher am Gerät **eingestelltes Atemhubvolumen** eingepumpt, ohne den dadurch erzeugten Druck in den Atemwegen direkt zu limitieren. Beatmet man aber mit zu hohen Volumina, so besteht die Gefahr der Lungenschädigung. Bei zu niedrigen Volumina droht die Ausbildung von Atelektasen. Der Ausbildung von Atelektasen bei der volumenkontrollierenden Beatmung kann durch einen dezelerierenden Atemfluss (ähnlicher mit dem normalen) entgegengewirkt werden. Gemäß dem **Gesetz von Laplace**, je kleiner der Durchmesser einer Alveole, desto größer ihre Wandspannung ist. D. h., die größeren Alveolen können leichter, also auch schneller aufgeblasen werden. Ein dezelerierender Atemfluss gibt somit auch den kleineren Alveolen Zeit, sich zu entfalten.

■ Druckkontrollierte Beatmung

Der durch den Respirator erzeugte inspiratorische Überdruck wird hier bis zu einer eingestellten Höhe limitiert. Ist der Widerstand der Atemwege erhöht oder die Compliance erniedrigt, kann es sein, dass das Volumen, welches in der Lunge ankommt, kleiner als gewünscht ist. Allerdings ist dieses Verfahren schonender für das Lungengewebe und erzeugt außerdem implizit einen dezelerierenden Fluss.

 — Geben Sie Beispiele für Vorgänge, die die Akklimatisation beim Höhenaufenthalt unterstützen.
— Warum begünstigt ein konstant hoher Beatmungsfluss die Ausbildung von Atelektasen?

Literatur

Aktories K, Forth W (2013) Allgemeine und spezielle Pharmakologie und Toxikologie, 11. überarb. Aufl. München: Elsevier, Urban & Fischer

Battegay E, Aeschlimann A (2013) Siegenthalers Differentialdiagnose, 20. komplett überarb. u. aktualis. Aufl. Stuttgart, New York: Thieme

Fölsch UR, Kochsiek K, Schmidt RF (2000) Pathophysiologie. Berlin, Heidelberg: Springer

Haber P (2013) Lungenfunktion und Spiroergometrie, 3. Aufl. Wien: Springer

Halwachs-Baumann G (2011) Labormedizin, 2. aktual. u. erw. Aufl. Wien, New York: Springer

Herold G (2011) Innere Medizin. Köln: Herold

Hien P (2012) Praktische Pneumologie, 2. vollständig überarb. und aktualis. Aufl. Berlin, Heidelberg: Springer

Koolman J, Röhm KH (2009) Taschenatlas Biochemie des Menschen, 4. vollst. überarb. u. erw. Aufl. Stuttgart, New York: Thieme

Löffler G, Petrides P, Heinrich PC, Graeve L (2014) Biochemie und Pathobiochemie, 9. vollst. überarb. Aufl. Berlin, Heidelberg: Springer

Lüllmann H, Mohr K, Hein L (2004) Taschenatlas der Pharmakologie, 5. vollständig überarb. und erw. Aufl. Stuttgart, New York: Thieme

Lüllmann-Rauch R (2012) Taschenlehrbuch Histologie, 4. vollst. überarb. Aufl. Stuttgart, New York: Thieme

Pfreundschuh M, Schölmerich J, Aepfelbacher M (2004) Pathophysiologie, Pathobiochemie, 2. Aufl. München: Elsevier, Urban & Fischer

Silbernagl S, Lang F (2009) Taschenatlas der Pathophysiologie, 3. vollst. überarb. und erw. Aufl. Stuttgart [u.a.]: Thieme

Siegenthaler W, Amann-Vesti B (2006) Klinische Pathophysiologie, 9. völlig neu bearb. Aufl. Stuttgart [u.a.]: Thieme

Wolfgang P (2013) Innere Medizin, 2. überarb. Aufl. Berlin, Heidelberg: Springer

Säure-Basen-Haushalt

Mihai Ancău

M. Ancău, *Klinische Grundlagen fürs Physikum,*
DOI 10.1007/978-3-662-46714-5_4, © Springer-Verlag Berlin Heidelberg 2016

4.1   Diagnostik

4.1.1   Prinzipien

Störungen des Säure-Basen-Haushaltes sind klinisch sehr wichtig, treten aber meist nicht isoliert, sondern als Folge anderer Erkrankungen auf. Normalerweise tragen mehrere Mechanismen dazu bei, dass der pH des Blutplasmas, der für den intrazellulären pH-Wert bestimmend ist, streng zwischen 7,37 und 7,43 gehalten wird.

Prinzipiell können Störungen des Säure-Basen-Haushaltes initial eine **metabolische** Ursache (Änderung der HCO_3^- Konzentration) oder eine **respiratorische** Ursache (Änderung des P_aCO_2) haben. Den primären Dysregulationen folgen meist Gegenregulationen mit dem Ziel, die Abweichung des pH-Wertes auszugleichen. Bei metabolischen Störungen setzt eine **respiratorische Kompensation** meist nach kurzer Zeit (6 bis 12 Std.) ein, wohingegen bei respiratorischen eine **metabolische Kompensation** erst nach gewisser Verzögerung (3 bis 5 Tage) in vollem Umfang eintritt. Es gibt auch kombinierte metabolische und respiratorische Störungen, daraufhin wird hier aber nicht eingegangen.

4.1.2   Diagnostik

Für die Beurteilung des Säure-Basen-Status wird die arterielle Blutgasanalyse (BGA) herangezogen. Darunter werden mehrere Parameter erhoben, wovon einige wichtig für die Beurteilung des Säure-Basen-Haushaltes sind, wie **pH-Wert**, P_aCO_2, HCO_3^- Konzentration und **Base excess** (BE).

■   **pH-Wert**

Der normale plasmatische pH-Wert weicht vom Neutralen leicht auf die alkalische Seite ab und beträgt $7,4 \pm 0,3$. Eine Abweichung des Wertes mit einem **pH < 7,35** wird als **Azidose**, eine mit einem **pH > 7,45** als **Alkalose** definiert. Die Unterscheidung zwischen beiden Zuständen kann im Rahmen kompensierter Störungen schwierig sein, wenn durch die Kompensation der pH-Wert wieder annähernd normal wird. In diesem Fall verdeutlichen andere BGA-Parameter den Eintritt einer Kompen-

sation. Daher genügt die Betrachtung des Plasma pH-Wertes alleine nicht.

■   **P_aCO_2**

Die Auswirkungen des P_aCO_2 (und somit der arteriellen CO_2 Konzentration) auf den Säure-Basen-Status können anhand von der **Dissoziationsgleichung** von Kohlensäure abgeleitet werden:

$$CO_2 + H_2O \leftrightarrow HCO_3^- + H^+$$

Eine **Hyperkapnie** geht mit einem pH-Abfall (**Azidose**), eine **Hypokapnie** mit einem pH-Anstieg (**Alkalose**) einher. Diese Störungen können primär als **respiratorische Azidosen/Alkalosen** auftreten oder aber als **respiratorische Kompensation** einer gegensinnigen primär metabolischen Störung (Normalwert 40 ± 4 mmHg).

■   **HCO_3^-**

HCO_3^- ist der **wichtigste Puffer im Extrazellularraum** und macht ca. 40% der Gesamtpufferkapazität aus. Die Beziehung zum P_aCO_2 und pH wird durch die **Henderson-Hasselbalch-Gleichung** ausgedruckt:

$$pH = pK_a(H_2CO_3) + \log\frac{\left[HCO_3^-\right]}{\left[H_2CO_3\right]} =$$
$$6,1 + \log\frac{\left[HCO_3^-\right]}{0,03 \times P_aCO_2}$$

Die aus dem Plasma direkt bestimmbare HCO_3^--Konzentration, das **aktuelle Bikarbonat**, unterliegt daher den P_aCO_2-Schwankungen, die seine Aussagekraft einschränken.

Daher wird auch das sog. **Standardbikarbonat** nach Rücktitration des Patientenplasmas bis zum normalen P_aCO_2 (40 mmHg) und P_aO_2 (100 mmHg) bestimmt (■ Abb. 4.1). Dieser Wert reflektiert aufgrund der Beziehung auf einen Referenzwert die wirklich vorhandenen Bikarbonatbestände. Respiratorische Störungen wirken sich also nicht direkt auf das Standardbikarbonat, sondern lediglich indirekt und verzögert durch deren metabolischen Kompensationen aus (Normalwert 24 ± 3 mmol/l).

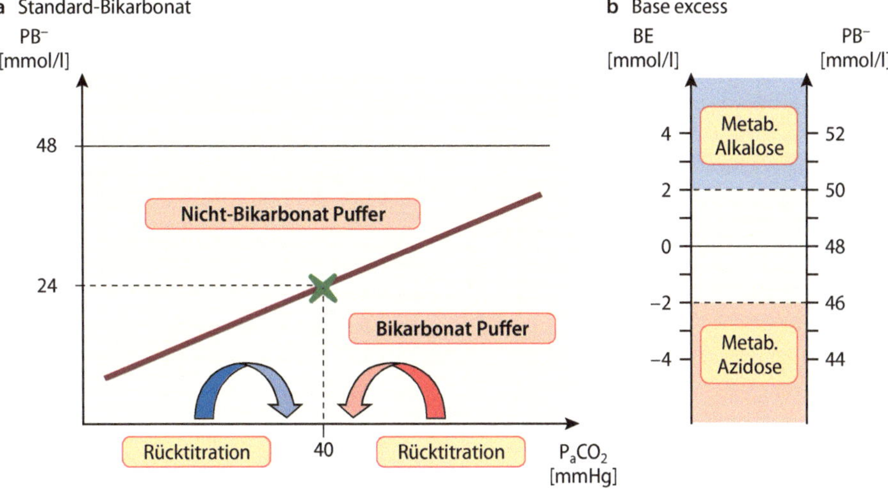

Abb. 4.1 Standardbikarbonat und Base Excess. **a.** Nach Rücktitration des P_aCO_2 auf 40 mmHg kann auf das Standardbikarbonat und die Gesamtkonzentration der Pufferbasen (PB⁻) im Blut zurückgeschlossen werden. Beträgt der Standardbikarbonat 24 mmol/l, dann ist eine eventuelle Störung respiratorischer Natur. Andernfalls ist sie metabolischer Natur; **b.** Der BE entspricht der Differenz der Pufferbasen zum Referenzwert 48 mmol/l. Abweichungen deuten auf metabolischen Störungen hin

> Die Henderson-Hasselbalch-Gleichung kann auch vereinfachend so ausgedrückt werden: **pH=6.1+Lunge/Niere, entsprechend der Organen, die für die Regulation der jeweiligen Kenngrößen zuständig sind.**

Base Excess (BE)

Die Basenabweichung (Base Excess, BE, **Abb. 4.1**) gibt im Grunde genommen die **Differenz zwischen Soll- und Istwert der Gesamtpufferbasen im Blut** (ca. 48 mmol/l) unter Standardbedingungen wieder. Die Gesamtpufferbasen ergeben sich aus dem Bikarbonat und aus den Proteinen (inkl. Hämoglobin), wobei in letzteren die Aminosäure Histidin die größte Rolle spielt. Auch hierauf wirken sich respiratorische Störungen nicht direkt aus, sondern erst ihre metabolischen Kompensationen (Normalwert 0 ± 2 mmol/l).

Serumanionenlücke (SAG)

Die Serumanionenlücke (Serum Anion Gap, SAG) ist eine Messgröße, die vorwiegend zur Differentialdiagnostik von **metabolischen Azidosen** herangezogen wird (▶ Abschn. 4.2). Sie gibt an, um wie viel sich die plasmatische Natriumkonzentration von der Summe von Bikarbonat- und Chloridkonzentration unterscheidet. Der Grundgedanke dabei ist, dass aus Elektroneutralitätsgründen die Summe der Konzentrationen der Kationen gleich deren der Anionen im Plasma sein muss. Also entspricht die Anionenlücke der Summe der Konzentrationen **nicht gemessener Anionen** (Laktat, Sulfat, Phosphat, Citrat etc.):

$$SAG = Na^+ - \left(HCO_3^- + Cl^-\right)$$

4.2 Metabolische Azidose

4.2.1 Definition

Metabolische Azidosen sind durch einen **pH-Abfall** unterhalb von 7,35 aufgrund von nicht-respiratorischen Ursachen definiert. Begleitet wird dies initial von einem **Abfall des BE** auf unterhalb -2 mmol/l und von **Standardbikarbonat** unterhalb 21 mmol/l. Spätere Kompensationsvorgänge können die Veränderungen maskieren.

4.2.2 Ursachen

Die Abnahme des Standardbikarbonates beruht entweder auf einer Pufferung vermehrt anfallender

Säuren oder auf einem gesteigerten Verlust von Bikarbonat. Einige häufigere Ursachen hierfür sind:

- **Enterale** Störung
    - Verlust von Bikarbonat-reichen Sekreten (Pankreassaft, Galle) im Gastrointestinaltrakt (z. B. bei Durchfallerkrankungen)
- **Renale** Störung
    - Chronische Niereninsuffizienz (Urämie)
    - Renal tubuläre Azidose
- Störung im **Stoffwechsel**
    - Laktatazidose
    - Diabetische Ketoazidose
- **Exogene** Störung
    - Intoxikationen (z. B. Methanol)
    - Medikamente (z. B. Salicylate).

4.2.3 Pathophysiologie

Die Veränderungen der wichtigsten Parameter werden an der Henderson-Hasselbalch-Gleichung gezeigt (Ziffer 1–4 entsprechen der kausalen Reihenfolge der Veränderungen):

$$pH \downarrow^2 \leftrightarrow^4 = 6{,}1 + \log \frac{\left[HCO_3^-\right]\downarrow^1}{0{,}03 \times P_aCO_2 \downarrow^3}$$

1. **$HCO_3^-\downarrow$:** Zuerst fallen das aktuelle und das Standard-Bikarbonat ab.
2. **$pH\downarrow$:** Somit fällt auch der Plasma-pH ab.
3. **$P_aCO_2\downarrow$:** Durch die Pufferung von Protonen steigt die Produktion von CO_2. Der **ansteigende P_aCO_2** stimuliert die Chemorezeptoren des Glomus caroticum und führt zur Hyperventilation. Die dadurch entstehende **kompensatorische Hypokapnie** begünstigt die Pufferung von Protonen im Rahmen der Dissoziationsgleichung. Letztendlich können die gepufferten Protonen dann in Form von Kohlensäure leichter durch Abatmung von CO_2 ausgeschieden werden.
4. **$pH\leftrightarrow$:** Die respiratorische Kompensation und später einsetzende metabolische Korrekturen (Ammoniumausscheidung und Bikarbonateinsparung in der Niere) können den pH-Abfall zumindest partiell ausgleichen.

■ **Renale Bikarbonateinsparung**

Falls die metabolische Azidose nicht etwa durch eine unzureichende renale Bikarbonatresorption zustandegekommen ist, steigern die proximalen Nierentubuli die **Resorption von HCO_3^-** zusammen mit begleitenden Kationen (vorwiegend Na^+). Dadurch wird eine metabolische Korrektur der Störung eingeleitet. Denn HCO_3^- reagiert im Tubuluslumen mit H^+ unter der Katalyse der **membranständigen Carboanhydrase IV** zu H_2O und CO_2, aus welchem dann intrazellulär die **Carboanhydrase II** Bikarbonat regeneriert. Die luminalen Protonen entstammen der Sekretion durch eine H^+-ATPase und einen Na^+/H^+-Austauscher. Basolateral wird HCO_3^- durch einen Transporter im Verhältnis 3:1 zusammen mit Na^+ in die Blutbahn befördert. Der Bikarbonatresorption läuft also **elektrogen** ab und macht dabei den intrazellulären Membranpotenzial negativer, was bei Störungen des Kaliumhaushalts relevant wird (s. u.).

■ **Renale Ammoniakausscheidung**

Darüber hinaus kann die Niere im Zusammenspiel mit der Leber die **Ammoniakausscheidung erhöhen**. Anstatt, dass in den **periportalen Hepatozyten** Bikarbonat für die Harnstoffproduktion verbraucht wird, kommt es in den **perivenösen Hepatozyten** zu einer Stimulation der **Glutamin-Synthase**. Sie baut die aus dem Aminosäurenkatabolismus entstehenden Ammoniakgruppen in Glutamin ein, welche dann in proximalen Nierentubuluszellen durch die **Glutaminase** als Ammonium (NH_4^+) abgespalten werden. Das protonierte Ammonium wiederum wird mithilfe des **NHE3-Antiporters** in Austausch gegen Na^+ luminal sezerniert. Nach Rezirkulation im Nierenmark, wo es zur erhöhten Osmolarität und somit zu Harnkonzentrierung beiträgt, diffundiert es als apolarer Ammoniak durch Sammelrohrzellen. Hier wird es mittels Aldosteron-aktivierten **H^+-ATPasen** und **H^+/K^+-ATPasen** in Typ A Schaltzellen (»**A**ktiv bei **A**zidose«) wieder zu Ammonium protoniert und letztendlich ausgeschieden.

> Sowohl metabolische als auch respiratorische Störungen können renal durch Anpassung der **Bikarbonatresorption** und **Ammoniakausscheidung** kompensiert werden.

■ Azidose führt zu Hyperkaliämie

In vielen Körperzellen führt eine extrazelluläre Azidose zu einer gesteigerten Kaliumfreisetzung in den EZR. Dies ist klinisch außerordentlich wichtig, denn Störungen des Kaliumhaushaltes können zu **lebensgefährlichen Herzrhythmusstörungen** führen (▶ Abschn. 8.1. Einer der Gründe warum die Azidose zu einer Hyperkaliämie führt ist die Aktivität des **membranständigen Na^+/H^+-Austauschers**, der Na^+ aus- und H^+ einschleust. Eine Azidose erhöht den Protonengradient über der Zellmembran und erniedrigt damit die intrazelluläre Na^+-Konzentration, was wiederum die Arbeit der **Na^+/K^+-ATPase** erleichtert. Somit kommt es zu einem erhöhten Ausstrom von Kalium aus den Zellen. Außerdem kommt es generell zu einer Erhöhung des Ruhemembranpotenzials (verminderter Repolarisationsstrom durch Kalium), wodurch Zellen (auch im proximalen Tubulus) depolarisiert werden. Da der **Na^+/HCO_3^--Austauscher** die Tendenz hat, elektrogen zu arbeiten und dadurch die Zelle zu repolarisieren, wird seine Aktivität somit von der Hyperkaliämie erschwert. Folge ist eine **verminderte Bikarbonatresorption**.

> ❯ Der Merksatz lautet, dass sowohl eine metabolische Azidose zu einer Hyperkaliämie als auch umgekehrt, eine Hyperkaliämie zu einer metabolischen Azidose führen kann.

■ Weitere Folgen

Eine intrazelluläre Azidose hemmt die 6-Phosphofruktokinase und somit die Glykolyse, fördert aber die Glukoneogenese. Die Folge davon kann eine **Hyperglykämie** sein. Außerdem führt der abnehmende pH zu einer **verminderten Leitfähigkeit der kardialen Gap junctions**, was die Erregungsausbreitung im Myokard insgesamt verlangsamt. Da auch noch die myokardiale Kontraktilität und die Ansprechbarkeit glatter Muskelzellen (z. B. in Gefäßen) auf Katecholaminen herabgesetzt werden, droht bei schwerer Azidose auch ein **gefährlicher Blutdruckabfall**. Eine chronische Azidose kann außerdem die **Knochendemineralisation** durch Protonierung von Phosphationen aus der Knochensubstanz fördern.

4.2.4 Klinik

Eine schwere Azidose kann mitunter durch die **vertiefte Atmung** (▶ Abschn. 3.2.2) auffällig werden. Eine schwere Azidose führt zu **ZNS-Störungen** (Verwirrtheit, Somnolenz, Koma) und **kardiovaskulären Effekten** (Hypotonie, Zeichen der Herzinsuffizienz). Außerdem können nicht selten **Herzrhythmusstörungen** v. a. aufgrund der Hyperkaliämie entstehen.

4.2.5 Azidosen mit hoher Anionenlücke (SAG↑)

Die Anionenlücke wird größer, wenn die Azidose auf einem **Anstieg der Konzentration von nicht gemessenen Anionen,** welche zusammen mit H^+ ankommen, beruht.

■ Chronische Niereninsuffizienz (cNI)

Der progrediente Untergang von Nephronen im Rahmen einer cNI schränkt die proximal-tubuläre Resorption von Bikarbonat ein. Dadurch wird auch die Kompensationsmöglichkeit durch vermehrte Ammoniumausscheidung limitiert und eine metabolische Azidose entsteht. Die SAG vergrößert sich auch aufgrund der somit **eingeschränkten Ausscheidung von Anionen** wie Sulfat, Phosphat oder anderen organischen Anionen.

■ Laktatazidose

Sie entsteht beim Sauerstoffmangel im Gewebe, etwa durch Hypoxie, Schock oder schwere Anämie. Der Sauerstoffmangel zwingt die Zellen zur vermehrten anaeroben Glykolyse, in Folge deren Laktat und Protonen entstehen. Wenn die Metabolite in den Extrazellulärraum abgegeben werden, kommt es zuerst zur Pufferung der Protonen durch Bikarbonat. Durch die **Akkumulation von Laktat** steigt die SAG an.

■ Diabetische Ketoazidose

Sie ist typisch für den Diabetes mellitus Typ I. Aufgrund des absoluten Insulinmangels kommt es zur übermäßigen Stimulation der **Hormon-sensitiven Lipase** im Fettgewebe. Die konsekutive Lipolyse stellt der Leber vermehrt freie Fettsäuren zur Verfügung. In Hepatozyten mangelt es aber sowieso an Oxalacetat, weil die Insulinwirkung, die die Glykolyse stimulieren würde, insuffizient ist. Somit stehen dem Zitratzyklus weniger anaplerotische Metabolite zur Verfügung. **Acetyl-CoA** aus der β-Oxidation der Fettsäuren kann aufgrund des Insulinmangels auch nicht in erheblichem Maß für die u. a. durch Insulin stimulierte Triacylglycerinsynthese herangezogen werden. Damit bleibt nur die Ketogenese in den hepatischen Mitochondrien als Ausweg für den Verbrauch des anfallenden Acetyl-CoA. Eine schwere Ketoazidose kann zu osmotischen Ungleichgewichten zwischen Neuronen und dem Extrazellulärraum im ZNS führen, wodurch es zu Bewusstseinsstörungen kommen kann. Die entstandenen **Ketonkörper Azetoazetat und β-Hydroxybutyrat** erhöhen die Anionenlücke.

4.2.6 Azidosen mit normaler Anionenlücke (SAG↑)

Azidosen mit normaler Anionenlücke ereignen sich beim Verlust von Bikarbonat, wenn dies von einer **Choridretention** gleichen Ausmaßes begleitet wird, um die Elektroneutralität des Plasmas zu erhalten.

■ **Verlust von Bikarbonat-reichen Sekreten**

Durchfallerkrankungen führen zum Verlust von Bikarbonat-reichen Pankreas-, Gallengang- oder Dünndarmsekreten. Der **Cl$^-$/HCO$_3$$^-$-Austauscher** erlaubt dabei die gleichzeitige Einsparung von Cl$^-$-Ionen, sodass die SAG gleichbleibt. Das macht aber die metabolische Azidose nicht weniger ernst, zumal sie im Zusammenhang mit potenziell lebensbedrohlichen Flüssigkeitsverlusten entsteht.

■ **Proximale renal-tubuläre Azidose**

Sie beruht auf einem angeborenen Defekt der Na$^+$-Bikarbonat-Rückresorption im proximalen Tubulus. Osmotisch bedingt führt dies zu einer vermehrten Wasserausscheidung. Die Volumendepletion stimuliert das Renin-Angiotensin-Aldosteron-System (RAAS). Der somit erzeugte **sekundäre Hyperaldosteronismus** trägt zum Ausgleich des Blutvolumens und der Plasma-Na$^+$-Konzentration, führt aber nebenbei zur Hypokaliämie.

4.2.7 Therapie

Da metabolische Azidosen wie geschildert nicht per se, sondern eher im Rahmen von Grunderkrankungen auftreten, zielt die Therapie in erster Linie auf die zugrundeliegende Störung. Allerdings ist es wichtig, dass bei metabolischen Azidosen Bikarbonat nur langsam zum Ausgleich substituiert wird. Sonst drohen zwei Gefahren: einerseits ein Umschlag in einer metabolischen Alkalose, andererseits eine lebensbedrohliche Hypokaliämie. Bei diabetischer Ketoazidose wird Insulin zusammen mit Kalium substituiert, da sonst Insulin durch intrazelluläre Kaliumverschiebung ebenso zu einer Hypokaliämie führen könnte.

- Wie verändern sich die Parameter der Blutgasanalyse in der Initialphase einer metabolischen Azidose? Wie sehen sie nach einer respiratorischen Kompensation aus?
- Warum führt eine metabolische Azidose zu einer Hyperkaliämie?
- Wie wird die Anionenlücke (SAG) definiert? Geben Sie Beispiele für metabolische Azidosen mit normaler und mit vergrößerter Anionenlücke.

4.3 Metabolische Alkalose

4.3.1 Definition

Metabolische Alkalosen treten auf, wenn der Plasma-pH aufgrund von nicht-respiratorischen Ursachen oberhalb von 7,45 ansteigt. Begleitet wird dies initial von einer **Zunahme des BE** auf über 2 mmol/l und von **Standardbikarbonat** oberhalb von 26 mmol/l. Spätere Kompensationsvorgänge können die Veränderungen mildern.

4.3.2 Ursachen

Einer Akkumulation von Basenäquivalenten im Plasma können prinzipiell 4 Mechanismen zugrunde liegen:

- **Protonenverluste**
  - Heftiges oder chronisches Erbrechen von saurem Mageninhalt

- **Eingeschränkte Elimination von Bikarbonat**
  - Volumendepletionsalkalose
  - Primärer Hyperaldosteronismus (M. Conn) oder Nebennierenrindenüberfunktion (M. Cushing)
- **Hypokaliämie**
  - Überdosierung von nicht-K^+-sparenden Diuretika
- **Zugabe von Bikarbonat oder seinen Vorstufen**

4.3.3 Pathophysiologie

Die Veränderungen der wichtigsten Blutparameter bei metabolischer Alkalose können an der Henderson-Hasselbalch-Gleichung abgesehen werden:

$$pH \uparrow^2 \leftrightarrow^4 = 6{,}1 + \log\frac{\left[HCO_3^-\right]\uparrow^1}{0{,}03 \times P_aCO_2 \leftrightarrow^3}$$

1. **$HCO_3^-\uparrow$:** Zuerst nimmt das Bikarbonat ab.
2. **$pH\uparrow$:** Folglich nimmt der pH zu.
3. **$P_aCO_2 \leftrightarrow$:** Trotz vermehrter Produktion von CO_2 und H_2O aus HCO_3^- und H^+ wirkt das anfallende CO_2 als Atemstimulus, sodass der P_aCO_2 normal gehalten wird. Erst im Zuge der respiratorischen Kompensation kann im begrenzten Umfang eine Hypoventilation erzeugt werden.
4. **$pH \leftrightarrow$:** Diese Hypoventilation und eventuell andere metabolische Korrekturen können den pH-Anstieg teilweise oder komplett ausgleichen.

Definitionsgemäß sind bei einer metabolischen Alkalose das aktuelle Bikarbonat und das Standardbikarbonat erhöht. Eine respiratorische Kompensation kann nur in begrenztem Umfang eintreten, da die notwendige Hypoventilation sonst die O_2-Versorgung zu stark limitieren würde.

> **Eine metabolische Alkalose wird durch 3 Mechanismen unterhalten: Volumendefizit, Hypokaliämie und Aldosteronüberschuss.**

- **Pathomechanismen**

Korrigiert wird der Basenüberschuss initial durch Drosselung der HCO_3^--Resorption. Allerdings geht dies mit einer verminderten Na^+-, Cl^- und H_2O-

Resorption im proximalen Tubulus einher, wodurch gleichzeitig ein Volumendefizit entsteht. Das Volumendefizit limitiert somit den Umfang der möglichen Drosselung der Bikarbonatresorption und trägt weiterhin zur Erhaltung der Alkalose bei (sog. Volumendepletionsalkalose). Die verminderte renale Perfusion aktiviert das **Renin-Angiontensin-Aldosteron-System (RAAS)**. Aufgrund von Aldosteron werden distal-tubulär Na^+ und H_2O zu Lasten der K^+-Konzentration eingespart. Die konsekutive **Hypokaliämie** verstärkt die Aktivität der H^+/K^+-ATPase im distalen Tubulus. H^+ werden von der H^+/K^+-ATPase im Austausch gegen K^+ ausgeschieden, was die Alkalose verstärkt. Außerdem werden durch eine Hypokaliämie Zellen des proximalen Tubulus hyperpolarisiert, da der Gradient für den K^+-Ausstrom sich dabei erhöht. Sofern die Zellen hyperpolarisiert sind, wird der elektrogen-arbeitende Na^+/HCO_3^--Austauscher unterstützt, was insgesamt die Rate der Bikarbonatresorption erhöht.

> **Eine metabolische Alkalose führt zur Hypokaliämie und auch umgekehrt, eine Hypokaliämie führt zur metabolischen Alkalose.**

- **Hypokalziämie**

Normalerweise konkurrieren Kationen wie H^+ und Ca^{2+} um Bindestellen an negativ geladenen Proteinen. Nimmt die H^+-Konzentration im Rahmen einer Alkalose ab, so werden vermehrt **Ca^{2+}-Ionen an Proteinen gebunden** und die Konzentration an freiem Kalzium nimmt ab. Dadurch wird in Muskel- und Nervenzellen das Ruhemembranpotenzial in Richtung höherer Werten verschoben, wodurch die Erregungsschwelle leichter zu erreichen ist. Es kommt zur Zunahme des Muskeltonus (Tetanien) und abnormen Empfindungen (Parästhesien).

Tipp

Therapeutisch relevant ist die Unterteilung der metabolischen Alkalosen in NaCl-sensiblen und NaCl-resistenten Formen. NaCl-sensible Alkalosen lassen sich einfach durch Infusion isoosmolarer Salzlösung beheben, denn somit wird eine Erhöhung der Bikarbonatausscheidung ermöglicht und die Niere kompensiert die Alkalose selber. NaCl-resistent ist die Alkalose beim Hyperaldosteronismus. Hier verhindert vor allem die Hypokaliämie und nicht so viel die Volumendepletion, dass Bikarbonat renal ausgeschieden wird. Vorrangig ist hier dann die Korrektur der Kaliumhaushaltsstörung, etwa durch eine Kaliuminfusion.

? — Wie verändern sich die Parameter der Blutgasanalyse in der Initialphase einer metabolischen Alkalose?
— Warum kann eine metabolische Alkalose nur sehr begrenzt respiratorisch kompensiert werden?
— Welche Vorgänge unterhalten eine metabolische Alkalose?

4.4   Respiratorische Azidose

4.4.1   Definition

Eine respiratorische Azidose entsteht infolge einer Störung der Atemfunktion, wenn CO_2 nicht mehr ausreichend abgeatmet wird.

4.4.2   Ursachen

Als Ursachen kommen alle Erkrankungen infrage, die mit einer Einschränkung der Atemfunktion einhergehen und dadurch eine Hyperkapnie und eine Hypoxämie erzeugen:
- Ventilations- und Diffusionsstörungen
- Atemregulationsstörungen
- Perfusionstörungen der Lunge
- Störungen der Atemmechanik

4.4.3   Pathophysiologie

Die Veränderungen lassen sich wieder an der Henderson-Hasselbalch-Gleichung nachvollziehen:

$$pH \downarrow^2 \leftrightarrow^4 = 6{,}1 + \log\frac{\left[HCO_3^-\right]\uparrow^3}{0{,}03 \times P_aCO_2 \uparrow^1}$$

1. $P_aCO_2\uparrow$: Durch die respiratorische Störung resultiert eine Hyperkapnie.
2. **pH↓**: Die Hyperkapnie führt gemäß der Dissoziationsgleichung von H_2CO_3 zu einem Anstieg von H^+ und aktuellem HCO_3^-. Die Pufferung erfolgt durch Nicht-Bikarbonat-Puffer (Proteinpuffer).
3. $\mathbf{HCO_3^-} \downarrow$: Im Zuge der metabolischen Kompensation wird renal Bikarbonat eingespart. Somit werden Basenäquivalente regeneriert. Das Standard-HCO_3^- und der BE steigen an.
4. **pH ↔**: Die metabolische Kompensation kann den pH-Abfall teilweise oder komplett aufheben.

■   Pufferung durch Proteinpuffer

Bevor die metabolische Kompensation einsetzt, können die aus der CO_2-Retention resultierenden Protonen nicht vom Bikarbonat gepuffert werden, da sie ja **gemeinsam mit Bikarbonat** überhaupt erst entstehen. Dann kommen für die Pufferung nur noch die Proteinpuffer infrage. Für jedes Mol Bikarbonat, das zusammen mit einem Mol Protonen entsteht, wird ein Mol von den Proteinpuffern verbraucht. Also bleibt die Gesamtkonzentration an Pufferbasen im Blut unverändert (**BE gleich 0**). Durch eine Rücktitration des Plasmas auf einen normalen P_aCO_2 erhält man ein normales Standard-Bikarbonat.

■   Metabolische Kompensation

Die Azidose kann im gewissen Umfang renal kompensiert werden. Die Hauptrollen spielen hier die Steigerung der proximal-tubulären Bikarbonatresorption und der Ammonium- und H^+-Ausscheidung (► Abschn. 4.2.3). Bei Azidose wird unter dem Einfluss der aktivierten **renalen Glutaminase** NH_4^+ von Glutamin abgespalten und ausgeschieden. Das Glutamin entstammt der **Glutamin-Synthetase** von perivenösen Hepatozyten. Das Umgehen der Harnstoffsynthese im Rahmen des Harnstoffzyklus erlaubt eine Bikarbonateinsparung, da die im Aminosäurenstoffwechsel anfallenden Ammoniakgruppen vermehrt in Glutamin anstatt von Harnstoff eingebaut werden.

4.4.4 Klinik

Außer der respiratorisch bedingten **Hypoxämie** können noch Komplikationen durch eine **zerebrale Vasodilatation** entstehen (z. B. Hirnödem und Bewusstseinsstörung). Zur Vasodilatation kommt es aufgrund des physiologischen vasodilatatorischen Effektes einer erhöhten CO_2-Konzentration auf Hirngefäßen.

In Wirklichkeit kommt die respiratorische Azidose häufig im Rahmen einer kombinierten Störung vor. Die arterielle Hypoxämie führt zu einer Laktatazidose, die ihrerseits eine metabolische Komponente hinzufügt. Dadurch kann die Störung lebensbedrohlich werden. Therapeutisch hilfreich kann eine intensivierte Beatmung sein, die die Hypoxämie beseitigt und die Hyperkapnie aufhebt.

❓ — Wie verändern sich die Parameter der Blutgasanalyse bei einer respiratorischen Azidose?

— Wie wird eine respiratorische Azidose metabolisch kompensiert?

4.5 Respiratorische Alkalose

4.5.1 Definition

Eine respiratorische Alkalose entsteht infolge einer vermehrten Abatmung von CO_2.

4.5.2 Ursachen

Ursachen können vereinfachend in 3 großen Kategorien eingeteilt werden:

- **Atemregulationsstörungen**
  - Psychogene Erregung (z. B. Angstzustände)
  - Schädel-Hirn-Trauma (Auswirkung auf den Atemzentren)
- **Extrapulmonale Hypoxämie**
  - Herzinsuffizienz
  - Schwere Anämie
  - Höhenaufenthalt
- **Pulmonale Hypoxämie**
  - Lungenerkrankungen, die zur Hyperventilation aufzwingen
  - Lungenödem (Reizung von alveolären Dehnungsrezeptoren mit Steigerung der Atmung)

4.5.3 Pathophysiologie

Auch hier können die Veränderungen an der Henderson-Hasselbalch-Gleichung veranschaulicht werden:

$$pH \uparrow^2 \leftrightarrow^4 = 6{,}1 + \log\frac{\left[HCO_3^-\right]\downarrow^3}{0{,}03 \times P_aCO_2 \downarrow^1}$$

1. **P_aCO_2 ↓:** Die Hyperventilation bewirkt eine Hypokapnie.
2. **pH ↑:** Die Hypokapnie lässt, wie die Dissoziationsgleichung zeigt, weniger Bikarbonat und Protonen entstehen. Die akute Pufferung erfolgt vorrangig durch Proteinpuffer, wie bei der respiratorischen Azidose.
3. **HCO_3^- ↓:** Im Zuge der metabolischen Kompensation wird renal vermehrt Bikarbonat ausgeschieden, was das Standard-Bikarbonat und den BE erniedrigt.
4. **pH ↔:** Somit kann die metabolische Kompensation die respiratorische Störung teilweise oder ganz kompensieren.

■ **Metabolische Kompensation**

Durch umgekehrte Mechanismen wie bei der respiratorischen Azidose wird hierbei in der Niere die **Bikarbonatausscheidung gesteigert**. Die intrazelluläre Alkalose in Zellen des proximalen Tubulus limitiert die Protonenausscheidung und liefert dadurch weniger Substrate für die Carboanhydrase II. Dementsprechend sinkt die Bikarbonatresorption. Darüber hinaus wird die Aktivität der renalen Glutaminase gedrosselt, sodass die **Ammoniumausscheidung reduziert** wird. Die hepatische Glutaminase hingegen wird aktiviert und die **Harnstoffproduktion gesteigert**, sodass mehr Bikarbonat für die Synthese von Carbamoylpyrophosphat verwendet werden kann.

■ **Hypokalziämie**

Wie bei der metabolischen Alkalose (▶ Abschn. 4.3.3) kommt es auch zur gesteigerten Kalziumbindung an Proteinen, wodurch die **neuromuskuläre Erregbarkeit** steigt. Folgen können wiederum Krämpfe (**Hyperventilationstetanie**) und Parästhesien sein.

▪ **Tab. 4.1** Differentialdiagnose von Störungen des Säure-Basen-Haushaltes

	pH	P_aCO_2	HCO_3^- Akt.	HCO_3^- Std.	BE
Normwerte	7,4 ± 0,03	36–44 mmHg	22–26 mmol/l	22–26 mmol/l	± 2 mmol/l
Metabolische Azidose	↓	– (↓)	↓	↓	↓
Metabolische Alkalose	↑	– (↑)	↑	↑	↑
Respiratorische Azidose	↓	↑	– (↑)	– (↑)	↑
Respiratorische Alkalose	↑	↓	– (↓)	– (↓)	↓

In Klammern daneben stehen die Veränderungen infolge einer Kompensation

4.5.4 Klinik

Die Hypokapnie induziert eine zerebrale Vasokonstriktion, deren Folgen je nach Ausmaß von Schwindel bis zu Bewusstseinsstörungen reichen können. Wichtig ist, zwischen der Hyperventilation im Rahmen einer respiratorischen Alkalose und derjenigen, die eine metabolische Azidose kompensiert, zu differenzieren. Bei psychogener Hyperventilation helfen Beruhigung und sog. »Tütenatmung«, um den P_aCO_2 zu erhöhen. Bei hypoxisch-induzierter Hyperventilation wird mit Sauerstoff beatmet.

❓ — Wie verändern sich die Parameter der Blutgasanalyse bei einer respiratorischen Alkalose?
   — Wie wird eine respiratorische Alkalose metabolisch kompensiert?

4.6 Differentialdiagnose

Vorrangig bei der Analyse von Säure-Basen-Störungen sind 3 Fragen:
1. pH: Handelt es sich um eine Azidose oder eine Alkalose?
2. HCO_3^-: Handelt es sich um eine respiratorische oder eine metabolische Störung?
3. Ist bereits eine Kompensation eingetreten?

Eine Übersicht zu den differentialdiagnostischen Werten gibt ▪ Tab. 4.1.

❯ **Die Parameter pH, P_aCO_2 und HCO_3^- Standard verändern sich bei einer metabolischen Störung nach eingetretener partieller Kompensation gleichsinnig: »metabolisch – miteinander«.**

Literatur

Aktories K, Forth W (2013) Allgemeine und spezielle Pharmakologie und Toxikologie, 11. überarb. Aufl. München: Elsevier, Urban & Fischer

Battegay E, Aeschlimann A (2013) Siegenthalers Differentialdiagnose, 20. komplett überarb. u. aktualis. Aufl. Stuttgart, New York: Thieme

Fölsch UR, Kochsiek K, Schmidt RF (2000) Pathophysiologie. Berlin, Heidelberg: Springer

Halwachs-Baumann G (2011) Labormedizin, 2. aktual. u. erw. Aufl. Wien, New York: Springer

Herold G (2011) Innere Medizin. Köln: Herold

Koolman J, Röhm KH (2009) Taschenatlas Biochemie des Menschen, 4. vollst. überarb. u. erw. Aufl. Stuttgart, New York: Thieme

Löffler G, Petrides P, Heinrich PC, Graeve L (2014) Biochemie und Pathobiochemie, 9. vollst. überarb. Aufl. Berlin, Heidelberg: Springer

Lüllmann H, Mohr K, Hein L (2004) Taschenatlas der Pharmakologie, 5. vollständig überarb. und erw. Aufl. Stuttgart, New York: Thieme

Lüllmann-Rauch R (2012) Taschenlehrbuch Histologie, 4. vollst. überarb. Aufl. Stuttgart, New York: Thieme

Pfreundschuh M, Schölmerich J, Aepfelbacher M (2004) Pathophysiologie, Pathobiochemie, 2. Aufl. München: Elsevier, Urban & Fischer

Silbernagl S, Lang F (2009) Taschenatlas der Pathophysiologie, 3. vollst. überarb. und erw. Aufl. Stuttgart [u.a.]: Thieme

Siegenthaler W, Amann-Vesti B (2006) Klinische Pathophysiologie, 9. völlig neu bearb. Aufl. Stuttgart [u.a.]: Thieme

Wolfgang P (2013) Innere Medizin, 2. überarb. Aufl. Berlin, Heidelberg: Springer

Niere

Mihai Ancău

M. Ancău, *Klinische Grundlagen fürs Physikum*,
DOI 10.1007/978-3-662-46714-5_5, © Springer-Verlag Berlin Heidelberg 2016

5.1   Labordiagnostik

Insbesondere bei Nierenerkrankungen basiert die Labordiagnostik sowohl auf **Blut-** als auch auf **Urinanalyse**. Ihr Ziel ist es, Erkrankungen wie etwa die chronische Niereninsuffizienz, zu erkennen, darüber hinaus aber auch mögliche Ursachen zu eruieren (Diabetes mellitus, Nierenarterienstenose, autoimmune Glomerulonephritis etc.). Im Folgenden werden einige Kenngrößen erläutert, deren Bestimmung vornehmlich im Blut erfolgt.

5.1.1   Glomeruläre Filtrationsrate (GFR)

Eine der Hauptaufgaben der Nieren besteht darin, harnpflichtige Substanzen zu filtrieren. Dies wird durch die glomeruläre Filtrationsrate (GFR) ausgedrückt. Sie beschreibt das Volumen des primären Harns, welches pro Zeiteinheit in den Glomeruli beider Nieren produziert wird. Normalerweise beträgt sie ca. 85–135 ml/min (rund **120 ml/min**). Im Rahmen von Nierenerkrankungen kann es zum Abfall der GFR kommen, was gefährliche Konsequenzen nach sich zieht (▶ Abschn. 5.6, ▶ Abschn. 5.7).

Die Methode für die Einschätzung der Filtrationsleistung basiert auf dem Mengenerhaltungsprinzip und wurde von Adolf Fick erkannt. Im Falle einer Substanz, die ungehindert die glomeruläre Filtrationsbarriere durchquert und durch die Nierentubuli weder sezerniert noch filtriert wird, **entspricht die filtrierte Menge genau der ausgeschiedenen Menge** an dieser Substanz. Berücksichtigen muss man noch, dass

1. Menge = Volumen * Konzentration.
2. die **Clearance** einer Substanz das Volumen an Blutplasma bezeichnet, welches pro Zeiteinheit von der Substanz komplett »gereinigt« wird.
3. für eine Substanz, die von den Nierentubuli nicht verarbeitet wird, die **Clearance gleich der GFR** ist.

Theoretisch könnte man für die GFR/Clearance-Bestimmung das körperfremde und chemisch inerte Kohlenhydrat Inulin infundieren und die GFR als die **Inulin-Clearance** bestimmen:

$$GFR = C = \frac{V_U}{t} \times \frac{U}{P}$$

C=Clearance, V_U=Urinzeitvolumen, t=Zeit, U=Konzentration im Urin, P=Konzentration im Plasma.

Da die Infusion von Inulin relativ aufwendig und damit unpraktisch ist, wendet man in der Klinik andere Indikatoren an, die endogen vorkommen, wie **Kreatinin** oder neuerdings **Cystatin C.**

> **Die Clearance von Kreatinin entspricht der GFR.**

5.1.2   Kreatinin

Kreatinin entsteht durch spontane Umwandlung von ca. 1–2% des Kreatins in Muskelfasern. Kreatin wird in der Niere und in der Leber aus **Glycin und Arginin** synthetisiert und dient in seiner phosphorylierten Form als kurzfristiger Energiepuffer der Skelettmuskulatur. Kreatinin erfüllt auch die Bedingungen für einen guten Indikator der GFR, wenngleich es zu einem knappen, praktisch aber meist nicht relevanten Anteil tubulär sezerniert wird.

Die Entstehung im Muskelgewebe impliziert, dass die Kreatininkonzentration im Plasma interindividuell auch in Abhängigkeit von nicht-pathologischen Bedingungen wie **Alter**, **Geschlecht** oder **Muskeltätigkeit** schwanken kann.

■ **Blinder Bereich**

Da für die Berechnung der GFR als C_{Kr} das Urinzeitvolumen notwendig ist (V_U in der obigen Formel) und für dessen Bestimmung eine Mindestzeit an Urinsammlung erforderlich ist (mind. 12 Std.), ist es einfacher, anhand vom **Serumkreatinin** auf die C_{Kr} zurückzuschließen (◻ Abb. 5.1). Denn prinzipiell ist bei konstanter Kreatininproduktion die Konzentration des Kreatinins im Serum umgekehrt proportional zu seiner renalen Elimination. Leider ist

$$f(x) = \frac{1}{x}$$

aber keine lineare, sondern eine reziproke Funktion. D. h. die Kurve des Serumkreatinins steigt von ho-

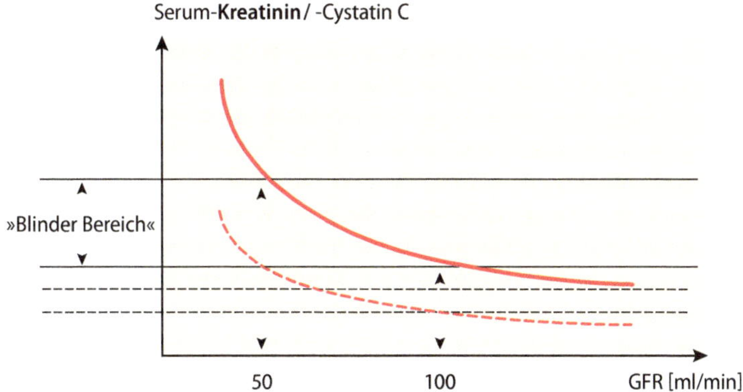

Abb. 5.1 Serum-Kreatinin und -Cystatin C in Abhängigkeit von der GFR Durchgezogene Kurve für Serum-Kreatinin, gestrichelte Kurve für Cytstatin C.

hen GFR-Werten erstmal langsam, um dann bei niedrigen Werten immer steiler zu verlaufen. Bedingt noch durch die beschriebene interindividuelle Variabilität des Serumkreatinins, existiert ein breiter, sog. »**blinder Bereich**«, von welchem man nie sicher davon ausgehen kann, dass die GFR wirklich erniedrigt ist. Dies wird erst bei einem Kreatinin von ca. 3 mg/dl (normal bis 1,3 mg/dl) möglich, wenn die GFR immerhin schon auf bereits 40–50% des Ausgangswertes reduziert ist.

5.1.3 Exkurs: Cystatin C

Seit neuerem wird das kleine Protein **Cystatin C** häufiger für die Abschätzung der GFR eingesetzt, sofern das Serumkreatinin im »blinden Bereich« liegt. Cystatin C wird von allen kernhaltigen Zellen in relativ unabhängigem und konstantem Ausmaß produziert. Als kleines Protein wird Cystatin C frei filtriert, unterliegt aber einer bedeutenden physiologischen Resorption im proximalen Tubulus. Der Kurvenverlauf bei Cystatin C in Abhängigkeit von der GFR ist nach unten verschoben und hat einen viel engeren »blinden Bereich« (gestrichelte Linien in **Abb. 5.1**). Somit ist es ein sensitiverer Parameter als das Kreatinin bei gering- und mittelgradig reduzierter GFR.

5.1.4 Harnstoff

Harnstoff dient als nicht-toxisches Vehikel für den Plasmatransport und für die Elimination von Ammoniakgruppen (im Grunde Stickstoff) aus dem Aminosäurenkatabolismus. Es wird vorwiegend in zentroazinären Hepatozyten aus Ammoniak und Bikarbonat je nach Stickstoffbilanz synthetisiert. Die Synthese **steigt** bei **kataboler Stoffwechsellage** und **Alkalose** und ist **vermindert** bei **Störungen der Leberfunktion** (z. B. bei Zirrhose) und bei **Azidose**.

Nach freier glomerulärer Passage wird Harnstoff normalerweise zu ca. 50% im proximalen Tubulus resorbiert und z. T. danach distal sezerniert (sog. Harnstoffrezirkulation), sodass letztendlich die **fraktionelle Ausscheidung (FE$_{Hst}$) ca. 40%** beträgt. Sie schwankt je nach Diureselage, denn die Rolle der Harnstoffrezirkulation besteht darin, die hohe interstitielle Osmolarität im Nierenmark aufrechtzuerhalten. ADH steigert die Harnstoffrezirkulation durch Stimulation des Einbaus von Harnstofftransportern in Sammelrohrzellen und reduziert die FE$_{Hst}$ unter 30%.

> **Die Harnstoffrezirkulation dient der Aufrechterhaltung der hohen Osmolarität im Nierenmark.**

Die plasmatische Harnstoffkonzentration steigt auch im Rahmen von Nierenerkrankungen und stellt ein gutes Maß für die herabgesetzte renale Elimination und Akkumulation harnpflichtiger Substanzen im Blut (**Urämie**) dar.

Prärenales vs intrarenales Nierenversagen

Im Falle einer schnell einsetzenden Störung der Nierenfunktion (**akutes Nierenversagen**) kann die FE_{Hst} dazu angewendet werden, zwischen einer sog. prärenalen und einer intrarenalen Ursache zu differenzieren. Eine **prärenale Störung** wird vornehmlich durch verminderte Nierenperfusion bedingt, etwa im Rahmen eines schnellen und starken Blutdruckabfalles (Schock, Blutverlust, Flüssigkeitsverlust bei Durchfallerkrankungen etc.). Die häufigste Ursache für ein **intrarenales Versagen** ist eine tubuläre Nekrose, die z. B. bei Schädigungen der Glomeruli (Glomerulonephritis) oder bei Intoxikationen (z. B. durch bestimmte Antibiotika) auftreten kann.

Die starke Stimulation des **Renin-Angiotensin-Aldosteron-Systems (RAAS)** und die **Ausschüttung von ADH** im Falle eines prärenalen Versagens bewirkt eine starke Urinkonzentrierung, da hier die Nierentubuli initial noch erhalten sind. Somit sinkt die FE_{Hst}. Beim intrarenalen Versagen hingegen ist die Harnkonzentrierung durch die tubuläre Funktionseinschränkung gestört, sodass die FE_{Hst} erhöht ist.

5.1.5 Warum Kreatinin und Harnstoff?

Weil die Harnstoffkonzentration besser mit der **Schwere der Symptomatik** niereninsuffizienter Patienten korreliert, wird sie diagnostisch dem Serumkreatinin bevorzugt, wenn die Indikation zum Nierenersatzverfahren erwägt wird. Dies liegt unter anderem daran, dass zwar auch Kreatinin gut die GFR widerspiegelt, dennoch hängt es selbst bei normaler Nierenfunktion sehr wenig von den Tubuli ab, deren progressiver Untergang eigentlich die chronische Niereninsuffizienz ausmacht. Harnstoff stellt als tubulär verarbeitete Substanz den Funktionszustand insgesamt besser dar.

Aus den Plasmakonzentrationen von Harnstoff (Hst), und Kreatinin (Krea), kann man einen **differentialdiagnostisch** hilfreichen Quotient bilden: [Hst]/[Krea]. Abgesehen von Störungen der Stickstoffbilanz beeinflussen Störungen der Harnkonzentrierung je nach ihrer Ursache das Verhältnis auf unterschiedliche Weise. Beim **prä-** und **postrenalen** (durch Harnwegsobstruktion) Nierenversagen

ist der Harnfluss vermindert. Dies erlaubt eine vermehrte Rückdiffusion von Harnstoff im distalen Tubulus und erhöht außerdem die sonst geringe Kreatininsekretion: [Hst]/[Krea]↑. Beim **intrarenalen** Versagen geht verhältnismäßig mehr Harnstoff als Kreatinin verloren: [Hst]/[Krea]↓.

5.1.6 Harnsäure

Eine Akkumulation von Harnsäure (Urat) im Blut (**Hyperurikämie**) tritt regelmäßig bei eingeschränkter Nierenfunktion auf, ist aber hierfür nicht spezifisch. Es handelt sich dabei um eine sog. sekundäre Hyperurikämie, die dadurch entsteht, dass die eingeschränkte Nierenfunktion zu einer verminderten Uratausscheidung führt. Da Urat relativ schlecht wasserlöslich ist, kommt es bei Hyperurikämie zum Ausfall von Urat in Gelenken, Gefäßen oder Nierentubuli/-becken (**Uratsteine**).

Harnsäure entsteht im Rahmen einer Xanthinoxidase-katalysierten Reaktion aus Hypoxanthin und repräsentiert das Endprodukt des Purinkatabolismus. Normalerweise wird es frei filtriert und proximal tubulär zum Großteil resorbiert, sodass die FE_{Urat} ca. 10% beträgt. Für die Resorption ist vor allem der in der apikalen Membran vorkommende URAT1-Transporter verantwortlich, der organische Anionen gegen Urat austauscht. Urat wird zumindest aus zwei Gründen resorbiert. Zum einen kann es **für die Purinsynthese wiederverwendet** werden, zum anderen macht es als potentes Reduktionsmittel ca. 50% der plasmatischen **antioxidativen Aktivität** aus.

Bei der Differentialdiagnose einer Hyperurikämie kommen neben der Niereninsuffizienz (häufigste Ursache) auch noch andere Ursachen für die Erhöhung der plasmatischen Harnsäurekonzentration in Betracht:

- **Erhöhter Anfall:** Z. B. durch erhöhten Zellumsatz (und damit Purinumsatz bei DNA Abbau) nach ausgedehnten Gewebsschädigungen (Verbrennungen, Traumen) oder etwa im Rahmen einer Chemotherapie (Tumorlysesyndrom).
- **Reduzierte Ausscheidung:** Chronischer Alkoholkonsum verhindert die tubuläre Harnsäuresekretion.

- **Eingeschränkte Wiederverwertung**: Relativ selten, z. B. im Rahmen genetischer Enzymdefekte. Einprägsam ist hier das **Lesch-Nyhan-Syndrom**, bei welchem das Enzym Hypoxanthin-Guanin-Phosphoribosyltransferase defekt ist. Hierdurch entsteht eine Hyperurikämie schon kurz nach der Geburt. Nicht die Entwicklung von Gicht ist hier der kritische Punkt, sondern vielmehr die neurologischen Auswirkungen der Hyperurikämie auf das sich entwickelnde ZNS (mentale Retardierung, Tendenz zur Selbstverstümmelung, motorische Störungen etc.).

> **Bei Defekten der Hypoxanthin-Guanin-Phosphoribosyltransferase ist die Wiederverwertung von Purinbasen beeinträchtigt und die Folge ist eine Hyperurikämie (Lesch-Nyhan-Syndrom).**

? - Wie wird die GFR berechnet?
- Von welchen Faktoren hängt die plasmatische Kreatininkonzentration ab?
- Unter welchen Umständen steigt die Harnstoffsynthese? Unter welchen Umständen nimmt sie ab?

5.2 Glomeruläre Störungen

Hierunter versteht man Erkrankungen, bei denen **in erster Linie die Glomeruli betroffen** sind, wobei andere Strukturen des Nephrons (Tubuli) weitgehend ausgespart bleiben. Glomeruläre Erkrankungen gehen mit Ausscheidung von Proteinen (**Proteinurie**), Erythrozyten (**Hämaturie**) und mit **Abnahme der GFR** einher.

■ **Glomeruläre Filtrationsbarriere**

Die glomeruläre Filtrationsbarriere besteht aus den **gefensterten Endothelzellen**, der **negativ-geladenen Basalmembran** und der **Podozyten-Schlitzmembran**. Normalerweise ist sie nicht für alle Plasmabestandteile gleichermaßen durchlässig (Permselektivität), sondern lässt nur kleine und mittelgroße, bevorzugt positiv geladene Moleküle durch. Die direkten Konsequenzen von glomerulären Erkrankungen bestehen also aus dem **Verlust der Permselektivität** und dem **Rückgang der Filtrationsleistung**.

5.2.1 Zwischen »nephritisch« und »nephrotisch«

Je nachdem, ob innerhalb der Glomeruli vorrangig die **Podozyten** oder die **glomerulären Kapillarschlingen** betroffen sind, nimmt das Krankheitsbild eine Stelle im Kontinuum zwischen dem **nephrotischen** und dem **nephritischen Syndrom** ein (■ Abb. 5.2).

■ **Nephrotisches Syndrom**

Das nephrotische Syndrom umfasst glomeruläre Störungen, die anfangs auf einer Schädigung der Blut-Harn-Schranke und insbesondere der **Podozyten** beruhen. Die Schädigung der Podozyten reduziert die Permselektivität der Blut-Harn-Schranke (sog. Glomerulopathie). Als Ursachen kommen meist Medikamente, Autoimmunerkrankungen und Diabetes mellitus infrage. Die folgende Befundkombination ist für das nephrotische Syndrom kennzeichnend:

- **Schwere Proteinurie,**
- **Hypoalbuminämie** und in deren Folge Ödeme,
- **Hyperlipidämie.**

Proteinurie Normalerweise lassen auch intakte Glomeruli kleine Proteine und Peptide durch. Sie werden allerdings zum allergrößten Teil im proximalen Tubulus resorbiert. Der Verlust an Permselektivität geht mit einer Ausscheidung von **sowohl kleinmolekularen als auch hochmolekularen** Proteinen einher. Die vermehrte Filtration von kleinmolekularen Proteinen (z. B. **Albumin**, Transferrin) schöpft die tubuläre Resorptionskapazität aus. Von den hochmolekularen Proteinen gehen z. B. α_2-Makroglobulin (ein Plasmininhibitor) und **Immunoglobuline** (IgG, IgM) verloren.

Hypoalbuminämie Die gesteigerte Ausscheidung von Albumin bewirkt eine **Hypoalbuminämie**. Der kolloidosmotische Druck des Plasmas fällt ab und Plasmawasser wird vermehrt im Gewebe eingelagert (Ödeme). Am häufigsten entstehen Ödeme im **Gesichtsbereich** (z. B. periorbitale Ödeme) und im Bereich der **Fußknöchel**. Der Plasmaaustritt in den Extravasalraum erniedrigt das Intravasalvolumen, was eine **Ausschüttung von ADH** und eine **Aktivierung des Renin-Angiotensin-Aldosteron-Systems**

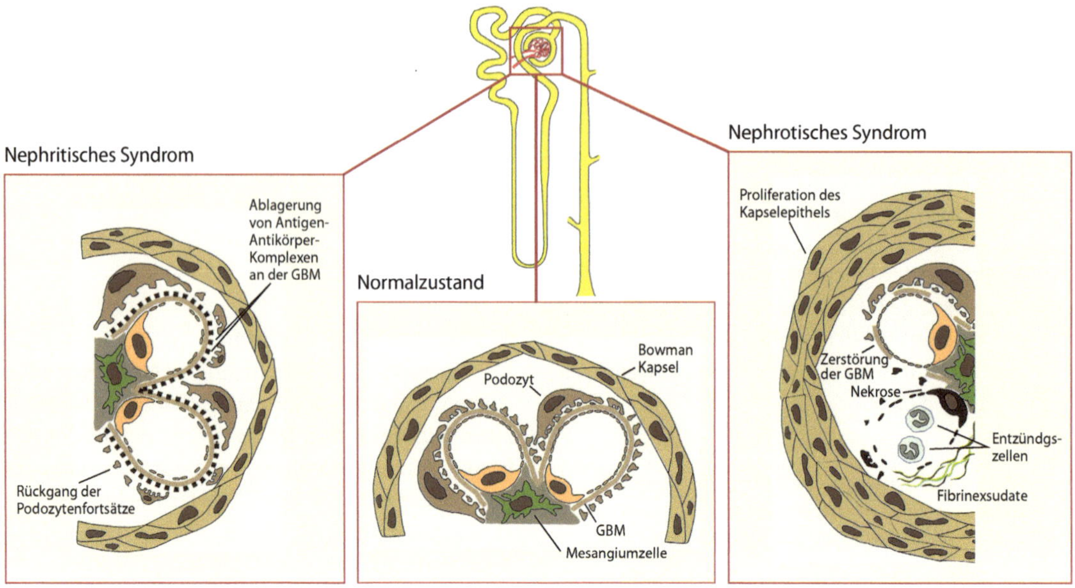

Abb. 5.2 Nephrotisches vs. nephritisches Syndrom

mit sich bringt. Dadurch steigt die Resorption von Na$^+$(Cl$^-$) und Wasser, was die Ödementwicklung verstärkt.

> **Tipp**
>
> Die Hyperlipidämie könnte aus zwei Gründen entstehen. Einerseits wird mit anderen Proteinen auch Lipoproteinlipase, die für den Abbau von Lipiden aus Lipoproteinen zuständig ist, mit dem Urin verloren. Andererseits könnte die hepatische Synthese von Lipoproteinen als Antwort auf den Rückgang der Albuminkonzentration steigen, denn Lipoproteine sind zu groß, um glomerulär filtriert zu werden. Dadurch können sie noch am kolloidosmotischen Druck des Plasmas einen gewissen Beitrag leisten, ohne verloren zu werden.

Die Proteinurie schädigt die Niere Die Proteinurie gilt als ein wichtiger Faktor für den Fortschritt von Nierenerkrankungen, denn sie beschleunigt den Nephronenuntergang. Die Gründe dafür sind nur z. T. verstanden. Einerseits könnte der infolge der Albuminfiltration gesteigerte proximal-tubuläre Albuminabbau ein Übermaß an **freien toxischen Fettsäuren** liefern. Andererseits kann die gesteigerte Proteinresorption selber in Tubuluszellen dazu führen, dass sie parakrin-aktive Zytokine sezernieren, die eine **Entzündung** in Gang setzen. Auf jeden Fall wird mit der Zeit das Nierengewebe zunehmend von Kollagenfasern durchsetzt und die Funktion des Gewebes geht verloren. Aus diesem Grund sind ACE-Hemmer und Angiotensin II-Antagonisten bei Proteinurie indiziert. Durch Limitierung des Perfusionsdruckes in den glomerulären Kapillaren können sie die Proteinurie und damit den Fortschritt von Nierenerkrankungen (besonders der **diabetischen Nephropathie**) aufhalten.

■ **Nephritisches Syndrom**

Hierfür sind besonders autoimmun-entzündliche Schäden der glomerulären Kapillarschlingen verantwortlich (sog. **Glomerulonephritiden**). Die charakteristische Befundkonstellation setzt sich zusammen aus:

- **Hämaturie,**
- **schwache Proteinurie,**
- **Reduktion der GFR,**
- **arterielle Hypertonie.**

Hämaturie Aufgrund ihres Ursprungs aus glomerulären Kapillaren, weisen die Erythrozyten im Urin unter dem Mikroskop eine »Stechapfelform«

(**dysmorphe Erythrozyten**) auf. Die Unterscheidung ist wichtig, denn normal geformte Erythrozyten im Urin deuten eher auf eine Blutung im Laufe der Harnwege. Die Verformung kommt womöglich durch den erschwerten Austritt durch geschädigte Kapillarwände zustande.

GFR-Reduktion und arterielle Hypertonie Aufgrund der weniger schweren Proteinurie treten hier Ödeme seltener in den Vordergrund als bei nephrotischen Syndromen. Dafür führen die Schäden in den glomerulären Kapillären zu einer Reduktion des Gesamtkapillarquerschnittes, dadurch zu einer **Abnahme der GFR** und zu einem **gesteigerten Perfusionsdruck** in den noch nicht betroffenen Glomeruli. Der letzte Vorgang basiert auf dem **Renin-Angiotensin-Aldosteron-System**, welches für die Steigerung des systemischen arteriellen Blutdruckes (Hypertonie) verantwortlich ist.

> **Perfusionsstörungen der Niere führen durch Aktivierung des Renin-Angiotensin-Aldosteron-Systems zu einer systemischen arteriellen Hypertonie.**

5.2.2 Angeborene Störungen

Trotz ihrem seltenen Auftreten hat ihre Aufklärung zum Verständnis des Aufbaus und der Funktionsweise der **glomerulären Filtrationsbarriere** beigetragen. Einige wichtige Proteinbestandteile der glomerulären Basalmembran sind **Kollagen-IV**-Ketten (verleihen Reißfestigkeit) und **Laminine**. An den Verbindungen zwischen den Podozytenfußfortsätzen leistet das Protein **Nephrin** einen großen Beitrag, indem es eine Art Schlitzdiaphragma aufbaut.

Vor allem bei diesen Bestandteilen sind isolierte genetische Defekte bekannt. Sind die Kollagen-Ketten (Alport-Syndrom), die Laminine (Pierson-Syndrom) oder das Nephrin defekt (Nephrotisches Syndrom finnish-type), kommt es schon während der Kindheit zu glomerulären Störungen.

? — Welche Teile des Glomerulus werden vorerst bei nephrotischen und bei nephritischen Syndromen betroffen?
— Geben Sie Beispiele von Proteinbestandteilen der glomerulären Basalmembran.

5.3 Tubuläre Störungen

Das Tubulussystem und das Niereninterstitium können durch verschiedene Medikamente (z. B. Analgetika, Antibiotika), Kontrastmittel oder Toxine (Blei, Cadmium) geschädigt werden. Die Folge ist dann meist ein Nierenversagen (▶ Abschn. 5.6).

5.3.1 Hereditäre tubuläre Transportdefekte

Spezifische Transportdefekte betreffen nicht das ganze Funktionsspektrum an tubulären Transportvorgängen, also entsteht hierdurch kein Nierenversagen. Man kann von den Konsequenzen jeweiliger Störungen auf die Funktionen der einzelnen Transportsysteme zurückschließen.

■ **Defekte im Hexosentransport**

Normalerweise wird frei filtrierte Glukose im proximalen Tubulus zu mehr als 95% zurückresorbiert. Die Resorption vollzieht sich im **Cotransport mit Na⁺**. In der *Pars convoluta* des *Tubulus proximalis* ist der niedrig-affine SGLT2-Transporter dafür verantwortlich, der Na^+ und Glukose im Verhältnis 2:1 in die Tubuluszellen einschleust. In der *Pars recta* übt das SGLT1 im Verhältnis 1:1 die gleiche Funktion sowohl für Glukose als auch für Galaktose aus. Auf der basolateralen Seite der Zellmembran diffundiert Glukose passiv durch den Kanal-GLUT2 in das Plasma.

> **Glukose wird in der Niere so wie im Dünndarm auch im Cotransport mit Na^+ resorbiert.**

Genetische Defekte der SGLT-Transporter limitieren entweder die maximale Transportkapazität oder die Affinität des Transporters. Sie rufen eine Glukosurie mit konsekutiver Hypoglykämie hervor. Weil SGLT auch außerhalb der Niere exprimiert wird, kommt es auch zu einer Lebervergrößerung (Hepatomegalie) und zu Wachstumsstörungen.

Da SGLT2 für den Großteil der renalen Glukoseresorption zuständig ist, kommt es bei SGLT2-Defekten zu der **klassischen renalen Glukosurie**, mit den bereits genannten Symptomen. Bei einem SGLT1-Defekt ist dagegen die Glukosurie nicht so stark ausgeprägt (da teils durch SGLT2 kompensiert), dafür ist aber der **Galaktosetransport** betroffen.

> **Tipp**
>
> Eine neue Klasse von oralen Antidiabetika (»Gliflozine«) zielt gerade auf den renalen SGLT2-Cotransporter. Ziel ist es, die Hyperglykämie durch Glukosurie zu reduzieren. Nachvollziehbar sind Nebenwirkungen wie Harnwegsinfekte (Glukose begünstigt das Bakterienwachstum im Harntrakt), Blutdruckabfall und Hämatokritsteigerung (wegen der osmotischen Diurese).

■ Defekte im Aminosäurentransport

Frei filtrierte Aminosäuren werden zu ca. 99% im proximalen Tubulus resorbiert. Daran beteiligt sind mehrere Na^+-Aminosäuren-Cotransporter, die jeweils spezifisch für Gruppen von chemisch verwandten und ähnlich geladenen Aminosäuren sind.

Ist beispielsweise der Cotransporter für **neutrale Aminosäuren** (SLC6 A19) defekt, ruft dies die sog. **Hartnup-Krankheit** hervor. Da der Transporter auch in der Dünndarmmukosa aktiv ist, kommt es nicht nur zur vermehrten Aminosäurenausscheidung, sondern auch zur verminderten Resorption neutraler Aminosäuren. Dass diese nicht vollkommen aus dem Stoffwechsel entfernt werden, liegt daran, dass andere Transporter direkt Oligopeptide, die diese Aminosäuren beinhalten, resorbieren können (sowohl im Darm als auch in der Niere). Kritisch hierbei ist besonders der Mangel an der essentiellen Aminosäure **Tryptophan.** Aus Tryptophan wird u. a. Nikotinsäure synthetisiert (Bestandteil von wichtigen Coenzymen). Betroffen davon sind daher besonders Gewebe, die eine **hohe Zellteilungsrate** aufweisen (Haut, Darmmukosa, hämatopoetisches System) und/oder einen **hohen Energiebedarf** haben (z. B. ZNS).

Ist ein Cotransporter für **dibasische Aminosäuren** (SLC3 A1) defekt, kommt es zum Verlust von Ornithin, Lysin, Arginin und Zystin: die sog. **Zystinurie.** Zystin ist Bestandteil von Haut und Haaren und entsteht durch die oxidative Verknüpfung zweier Moleküle Zystein an ihren Sulfatgruppen. Im wässrigen Milieu hat Zystin eine sehr schlechte Löslichkeit, sodass es im Urin ausfällt und **Harnsteine** erzeugt.

5.3.2   Zystennieren oder einfache Nierenzysten?

Eine echte Zyste besteht aus einer vom Epithel umgrenzten Flüssigkeitsansammlung im Gewebe. Zysten können auch in der Niere auftreten, wo sie meist im Rahmen einer **Ultraschalluntersuchung** durch ihre runde, scharfe Begrenzung, ihren echofreien Inhalt und eine dorsale Schallverstärkung identifiziert werden.

Meist stellt eine solitäre Nierenzyste einen harmlosen Nebenbefund dar und entspricht **fehlentwickelten Nierentubuli.** Treten allerdings bilateral multiple Zysten auf, so muss man zwischen multiplen einfachen Zysten und einer **polyzystischen Nierenerkrankung** differenzieren.

■ Polyzystische Nierenerkrankung (polycystic kidney disease, PKD)

Die häufigste Form kommt durch einen autosomaldominant vererbten Defekt einer von den beiden Genen für die Membranproteine PKD 1 und 2 zustande. Normalerweise interagieren beide Proteine auf der **luminalen Membran** von tubulären Epithelzellen, sodass bei Zunahme der luminalen Stromstärke die **intrazelluläre Ca^{2+}-Konzentration** ansteigt. Die Abnahme des intrazellulären Kalziums triggert Signalkaskaden, die Einfluss auf der Sekretionstätigkeit und auf der zellulären Proliferation nehmen.

Die gesteigerte Sekretionstätigkeit bei der PKD beruht auf einer Umverteilung von Membrantransportern der Tubuluszellen. **NKCC2** und **ROMK** werden jetzt basolateral (normalerweise nur apikal), CFTR dagegen apikal eingebaut (normalerweise basolateral). Osmolyte aus dem Plasma werden jetzt in das Tubuluslumen hinein sezerniert und Wasser strömt in deren Folge nach. Über Enthemmung des β-Catenin-Signalweges steigt die Konzentration des mitogenen Transkriptionsfaktors **mTOR**, was eine Zellproliferation induziert. Beide Vorgänge, **Sekretion und Zellproliferation**, tragen zur Vergrößerung und Vermehrung der Zysten bei.

> ❯ **Die Zystenbildung bei PKD kann erhebliche Ausmaße einnehmen und schränkt die Nierenfunktion stark ein. Es kommt zu Niereninsuffizienz und arterieller Hypertonie.**

?
- Wie wird Glukose im proximalen Tubulus resorbiert?
- Wie entsteht Zystin?
- Wo befinden sich normalerweise NKCC2, ROMK und CFTR in der Niere? Was sind ihre Rollen?

5.4   Diuretika

Diuretika sind harnflusstreibende Pharmaka, die eine negative Na^+-Bilanz erzeugen und eine **gesteigerte Diurese** induzieren. Die häufigsten Einsatzgebiete sind die arterielle Hypertonie, die Herzinsuffizienz und die Ödemtherapie. Molekulare Ziele von Diuretika sind gerade die wichtigsten **Salztransporter** aller Tubulusabschnitte, sodass sich ihre Wirkungen und Nebenwirkungen relativ leicht aus der Physiologie ableiten lassen (◘ Abb. 5.3).

5.4.1   Schleifendiuretika

■ **Wirkung**

Ziel dieser Klasse von Diuretika ist der **NKCC2-Cotransporter** im **dicken aufsteigenden Teil der Henle Schleife**. Der luminale Cotransporter nimmt jeweils ein Na^+, ein K^+ und 2 Cl^- Ionen in die Zelle auf. Dieser wasserundurchlässige Tubulusabschnitt leistet den **größten Beitrag zur Harnkonzentrierung** durch den Aufbau eines osmotischen Gradienten zwischen dem Tubuluslumen und dem Interstitium des Nierenmarkes. Aus diesem Grund sind die Schleifendiuretika auch die potentesten Diuretika: Bei maximaler Dosierung kann bis zu **25% des Primärfiltrates (GFR)** verlorengehen. Der Effekt wird z. T. dadurch verstärkt, dass die Hemmung des NKCC2 mit dem **tubulo-glomerulären Feedbackmechanismus (TGF)** interferiert. Konkret steigt die intrazelluläre Cl^--Konzentration in der **Macula densa** aufgrund der Hemmung von NKCC2 weniger als es der Harnfluss bewirken würde. Der TGF lässt die afferenten Arteriolen dilatieren, dadurch bleibt die GFR relativ hoch und mehr Volumen geht verloren.

■ **Nebenwirkungen**

Der rasche Volumenverlust kann bei zu hoher Dosierung zu einer bedeutenden **Hämatokritstei-**

gerung führen, die ihrerseits wegen erhöhter Blutviskosität zu reduzierter Blutströmungsgeschwindigkeit führt. Dadurch erhöht sich das Risiko von **intravasaler Koagulation** und **embolischen Infarkten**.

Der NKCC2 arbeitet synergistisch mit dem K^+-Kanal ROMK, wodurch ein Lumen-positives transepitheliales Potenzial (LPTP) entsteht. Der LPTP treibt aus elektrostatischen Gründen Kationen wie Na^+, K^+, Ca^{2+} und Mg^{2+} durch die Schlussleisten der Zellen und sorgt für ihre Resorption. Entfällt dies bei Hemmung von NKCC2, so sinken vor allem die Resorptionsquoten von Ca^{2+} und Mg^{2+}und es kommt zu **Hypokalziämie** und **Hypomagnesiämie**. Da der NKCC2-Transporter auch indirekt an der K^+-Sekretion in die Endolymphe des Corti-Organs im Ohr beteiligt ist, kann es u. U. zu **Beeinträchtigung des Hörvermögens** kommen.

❯ Für die Entstehung des Lumen-positiven transepithelialen Potenzials ist die K^+-Rezirkulation durch den ROMK-Kanal essentiell. Dadurch können Kationen (bes. Ca^{2+} und Mg^{2+}) resorbiert werden.

Schleifendiuretika erzeugen einen vermehrten Harnfluss im distalen Teil des Tubulussystems und in den Sammelröhren. Kompensatorisch steigt in den Sammelröhren die Na^+-Resorption durch epitheliale Na^+-Kanälen (ENaC). Sie geht mit einer vermehrten K^+-Ausscheidung einher. Dadurch kann eine **Hypokaliämie** zustande kommen. Schleifendiuretika zählen daher zu den »Kalium-verlierenden« Diuretika.

Tipp

Das pathogenetische Pendant zu den Schleifendiuretika ist das seltene, genetisch vererbte Bartter-Syndrom. In diesem Fall sind entweder NKCC2, ROMK oder der basolaterale Cl^--Kanal im dicken aufsteigenden Teil der Henle Schleife defekt. Die Symptome gleichen denen einer konstanten Überdosierung an Schleifendiuretika.

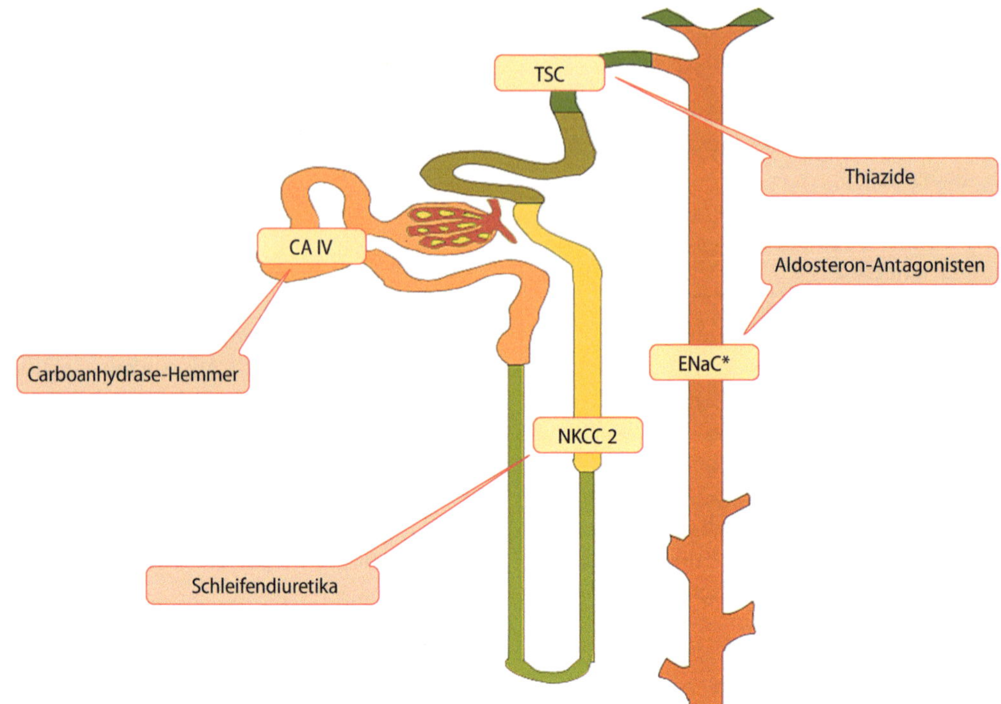

◘ Abb. 5.3 Angriffspunkte von Diuretika Das Sternchen (*) nach ENaC bedeutet, dass Aldosteron-Antagonisten nicht direkt ENaC hemmen, sondern indirekt den membranären Einbau der Kanäle herabsetzen.

5.4.2 Thiaziddiuretika

■ **Wirkung**

Thiazide hemmen den **Na$^+$Cl$^-$-Cotransporter (NCC)** im distalen Tubulus. Die maximal mögliche Diurese ist dadurch kleiner als die, die von Schleifendiuretika erzeugt werden kann, und beträgt bis ca. **10% der GFR**.

■ **Nebenwirkungen**

Aufgrund ähnlicher Vorgänge wie bei den Schleifendiuretika können **Hypovolämie, Blutdruckabfall, Hämokonzentration, Hypokaliämie** und **Hypomagnesiämie** auftreten. Ein wichtiger Unterschied besteht hier in Bezug auf den Ca^{2+}-Stoffwechsel. Normalerweise wird Ca^{2+} im distalen Tubulus durch einen epithelialen Ca^{2+}-Kanal (ECaC) aus dem Lumen resorbiert und basolateral durch einen Na$^+$/Ca^{2+}-Austauscher (NCX) resorbiert. Die Hemmung des NCC vermindert die intrazelluläre Na$^+$-Konzentration und kann den elektrischen Gradienten für die Ca^{2+}-Resorption durch den ECaC (apikal) und den NCX (basolateral) erhöhen. Dadurch kann es zu einer **Hyperkalziämie** kommen.

> **Tipp**
>
> Das Pendant der Effekte von Thiaziddiuretika ist das seltene, autosomal-rezessiv vererbte Gitelman-Syndrom.

5.4.3 Andere Diuretikaklassen

■ **ENaC-Hemmer/Aldosteronantagonisten**

Hemmer des ENaC in den Sammelrohren wirken spezifischer als die Aldosteronantagonisten, die das ganze Wirkungsspektrum des Mineralokortikoids abdecken. Der diuretische Effekt beruht in beiden Fällen auf der Hemmung der Na$^+$-Resorption im Sammelrohr, die aber wegen ihres geringen Anteils an der Gesamtresorption eine Diurese von maximal ca. **2% der GFR** erlaubt. Effizienter ist daher der Einsatz von ENaC-Hemmer in Kombination mit Schleifendiuretika oder Thiaziden, denn dadurch wird die kompensatorische Steigerung der Resorption im Sammelrohr aufgehoben und der diuretische Effekt der letzteren wesentlich verstärkt. Da im Sammelrohr die Na^+-Resorption im funktionellen Zusammenhang zur K^+-Sekretion steht, zählen ENaC-Hemmer zu den **»Kalium-sparenden« Diuretika** und können hierdurch der Hypokaliämie bei Gabe zusammen mit anderen Diuretika vorbeugen.

- **Carboanhydrase Hemmer**

Die luminale Carboanhydrase im proximalen Tubulus (CA IV) ist v. a für die HCO_3^--Resorption zuständig. Sie katalysiert daraus die Entstehung vom membrandurchgängigen CO_2. Ihre Hemmung hat aufgrund der kompensatorisch steigerbaren Resorption in distalen Abschnitten einen sehr **geringen diuretischen Effekt**. Dafür kann der Verlust von HCO_3^- eine **metabolische Azidose** herbeiführen. Deshalb sind solche Diuretika (z. B. Azetazolamid) nur bei gleichzeitig bestehender Alkalose indiziert.

> **Tipp**
>
> Ein anderes Einsatzgebiet für CA-Hemmer ist die Behandlung des Glaukoms, wobei der therapeutische Effekt dort innerhalb des Auges erzielt wird, nämlich die Reduktion der Kammerwassersekretion (▶ Abschn. 12.1.2).

? — Erklären Sie die möglichen Nebenwirkungen von Schleifendiuretika.
— Warum kann es bei Gabe von Schleifendiuretika zu Hypokalziämie und Hypomagnesiämie kommen?
— Wieso sind im Sammelrohr die Na^+-Resorption und die K^+-Sekretion funktionell gekoppelt?

5.5 Renale Perfusion

5.5.1 Renale Hypertonie

Zwischen der **reduzierten Nierenfunktion** und der **arteriellen Hypertonie** besteht eine ausgeprägte **Reziprozität**. Die chronische Hypertonie schädigt glomeruläre Arteriolen und Kapillaren und führt zu einem langsamen Nephronenuntergang. Umgekehrt führt eine Beeinträchtigung der Nierenperfusion, sei es durch Nierenarterienstenose oder Glomerulonephritis, zur Aktivierung des Renin-Angiotensin-Aldosteron-Systems, welches seinerseits eine systemische arterielle Hypertonie (sog. **renale Hypertonie**) erzeugt.

- **Nierenarterienstenose**

Am häufigsten (70–80% der Fälle) liegen der Stenose atherosklerotische Verschlüsse der Nierenarterien zugrunde. Sie treten damit gehäuft in Assoziation mit Koronar- und Hirngefäßverschlüssen auf. Schon eine unilaterale Stenose kann eine renale Hypertonie hervorrufen. Dadurch wird die noch nicht betroffene Niere einer unphysiologisch gesteigerten Perfusion ausgesetzt und zunehmend geschädigt.

Pathophysiologie Die initiale Minderperfusion des Vas afferens vermittelt über Senkung der Ca^{2+}-Konzentration in den juxtaglomerulären Zellen zu einer gesteigerte **Renin-Sekretion**. Renin spaltet das hepatisch produzierte Angiotensinogen zum Angiotensinogen I, welches wiederum durch das endothelständige Angiotensin-konvertierendes-Enzym (ACE, besonders in der Lunge) zum wirksamen Angiotensinogen II gespalten wird. **Angiotensinogen II** (AT II) wirkt nicht nur stark **vasokonstringierend**, sondern stimuliert auch die **Aldosteronsekretion** in der Zona glomerulosa der Nebennierenride.

> **Minderperfusion des Nierengewebes führt zur Aktivierung des Renin-Angiotensin-Aldosteron-Systems.**

Die durch Aldosteron erzeugte Salz- und damit Volumenretention erhöht die GFR und normalisiert die initial gesteigerte Reninaktivität im Plasma. Bei unilateraler Stenose ist die Volumenretention zunächst nicht so ausgeprägt wie bei einer bilateralen Stenose, da in der noch gesunden Niere das hohe Salzangebot an der Macula densa die Reninsekretion drosselt.

Renale Hypertonie Auf lange Sicht wird die Hypertonie **fixiert** oder »renalisiert«. Das heißt, selbst bei

Beseitigung der Stenose (z. B. durch einen gefäßchirurgischen Eingriff) bleibt der Bluthochdruck bestehen. Dazu kommt es durch mehrere Mechanismen:

- Bei Hypertonie nimmt die Wanddicke der renalen Arteriolen zu. Das lässt sich mit dem **Laplace-Gesetz** verdeutlichen: K=P*r/(2*d). Je höher der transmurale Druck P, desto größer muss die von glatten Muskelzellen aufgebrachte Wandspannung (K) sein. Erleichtert wird der Aufwand bei Hypertrophie der Gefäßwand (d↑). Wird die Stenose zu spät beseitigt, bleibt dennoch eine verdickte Gefäßwand, für deren Dehnung ein erhöhter Perfusionsdruck notwendig ist. Die Hypertonie bleibt somit bestehen.
- Die Aldosteron- und ADH-Freisetzung sind gesteigert.
- Der Salzappetit und der Durst sind gesteigert, was zur Salz- und Volumenretention beiträgt.

Diagnostik Für die Diagnose einer Nierenarterienstenose kann man das Bernoulli-Prinzip anwenden: Hinter einer Stenose ist die Strömungsgeschwindigkeit einer Flüssigkeit erhöht. Die Messung der Flussgeschwindigkeit und die Darstellung der Stenose erfolgen dabei durch die farbkodierte Doppler-Sonographie.

> - Wie trägt das Renin-Angiotensin-Aldosteron-System zur Entwicklung einer renalen Hypertonie bei?
> - Erklären Sie, wie eine renale Hypertonie auf Ebene der renalen Arteriolen mit der Zeit irreversibel wird.

5.6 Akutes Nierenversagen

Ein akutes Nierenversagen (ANV) bedeutet ein Funktionsverlust der Nieren **innerhalb kürzester Zeit**. Die **GFR** kann dabei schnell in erheblichem Maß zurückgehen und das Kreatinin und der Harnstoff steigen übermäßig an. Gefährlich sind hierbei vor allem die daraus resultierenden akuten Störungen des **Elektrolyt- und Wasserhaushaltes**. Da die Funktionsstörung innerhalb kurzer Zeit stattfindet und keine Reserve für Adaptationsvorgänge vorhanden ist, sind die Toleranzgrenzen entsprechend niedriger als beim chronischen Nierenversagen (▶ Abschn. 5.7).

5.6.1 Ursachen

Pathophysiologisch unterscheidet man 3 Arten vom ANV:
- prärenal,
- intrarenal,
- postrenal.

■ Prärenal

Das prärenale ANV entsteht durch eine **renale Minderperfusion**. Die Niere reagiert sehr empfindlich auf einen Abfall des mittleren arteriellen Druckes unter 70 mmHg. Zwischen 80 und 180 mmHg schafft es der Bayliss-Mechanismus (myogene Vasokonstriktion), den renalen Blutfluss konstant zu halten.

Zu dieser Form des ANV kommt es häufig im Rahmen von **Volumenmangelzuständen** (z. B. nach schweren Hämorrhagien, Diarrhoen, Verbrennungen, Schock). In der Niere selber liegen aber von vornherein keine Störungen vor. Aus diesem Grund lässt sich ein prärenales ANV durch Beseitigung des Volumenmangels meist beheben. Wichtig ist zudem, dass die Tubuli, solange sie nicht durch Ischämie zugrunde gehen, noch die **Fähigkeit der Urinkonzentrierung** besitzen. Die Patienten scheiden dann eher wenig, aber konzentrierten Urin (zumindest in der Anfangsphase) aus. Kompensatorisch wird das **Renin-Angiotensin-Aldosteron-System** aktiviert, welches den renalen Perfusionsdruck zunächst anhebt. Reicht diese Kompensationsmaßnahme nicht aus, gehen auch Nierentubuli durch Minderversorgung unter und somit in ein intrarenales Nierenversagen über.

■ Intrarenal

Ein intrarenales ANV entsteht durch **direkte Schädigung der Nieren**. Ursachen können Entzündungen (z. B. Glomerulonephritiden), Intoxikationen (z. B. Medikamente, Schwermetalle) aber auch endogene, nephrotoxische Stoffe (z. B. freies Hämoglobin, Myoglobin) sein. Dementsprechend führt das Beheben der zugrunde liegenden Ursache im

Gegensatz zum prärenalen ANV nicht so schnell zu einer Wiederherstellung der initialen Nierenfunktion.

Auch beim intrarenalen Nierenversagen kommt es so wie bei dem prärenalen zu einer **Reduktion der GFR**. Sie ist aber im Gegensatz zu der prärenalen Störung nicht durch eine Minderperfusion bedingt.

Reduktion der GFR Mehrere Vorgänge tragen gleichzeitig dazu bei. Einerseits führen Schädigungen der glomerulären Endothelzellen und eine Angiotensin-II-vermittelte Kontraktion mesangialer Zellen zu einer **Reduktion der glomerulären Permeabilität**. Sind auch die Tubuli geschädigt, kann es zu einem **Rückfluss des Filtrates** in das Interstitium kommen. Andererseits führen abgestorbene und abgeschilferte Tubuluszellen selber zu **Verstopfung der Nierentubuli**. In solchen Fällen können abgeschilferte Zellen aneinander durch Integrine und Integrinrezeptoren haften und somit intraluminale Aggregate bilden. Dadurch nimmt die Resorptionsfähigkeit der Tubuluszellen ab und es kommt zu einem vermehrten Salzangebot an die Macula densa. Über Adenosin vermitteln die Zellen der Macula densa eine **Vasokonstriktion der afferenten glomerulären Arteriolen**, um einem weiteren Salzverlust vorzubeugen. Dadurch wird aber die renale Perfusion noch mehr eingeschränkt und ein Teufelskreis setzt ein.

■ **Postrenal**

Ein postrenales ANV entsteht bei einer **Abflussbehinderung** des Harns im Bereich der Harnwege (durch Steine, Tumoren, Strikturen etc.). Die Stauung von Primärharn führt zu einer **Erhöhung des intraglomerulären Druckes** und mindert somit die GFR. Therapeutisch wird eine möglichst schnelle Entlastung angestrebt (z. B. mittels Blasenkatheter).

? ▬ Was sind die jeweils zugrundeliegenden Störungen beim prä-, intra- und postrenalen Nierenversagen?

5.7 Chronische Niereninsuffizienz

5.7.1 Definition

Von einer chronischen Niereninsuffizienz spricht man, wenn **Zeichen einer Nierenschädigung** (z. B. im Labor) oder eine signifikante und fortschreitende **Abnahme der GFR** seit längerer Zeit vorliegen (mind. 3 Monate). Diese sind die messbaren Korrelate dafür, dass die Nieren ihre Funktionen nicht mehr ausreichend erfüllen können. Pathophysiologisch liegt dafür ein progredienter **Untergang an Nephronen** vor, begleitet von einer Schädigung der übrigen, noch funktionierenden Nephrone.

5.7.2 Ursachen

Am häufigsten kommt es zu einer chronischen Niereninsuffizienz im Rahmen eines langjährigen Leidens an **Diabetes mellitus** (diabetische Nephropathie), nach bestimmten Nierenerkrankungen (z. B. Glomerulonephritiden), infolge chronischen Bluthochdrucks etc.

5.7.3 Konsequenzen

■ **Kompensationsmechanismen**
Die herabgesetzte renale Ausscheidung in geschädigten Nephronen wird durch vermehrten Einsatz der noch intakten Nephronen bis zu einem gewissen Grad kompensiert. Der dafür erhöhte systemische und somit auch renale Blutdruck kann die notwendige Hyperfiltration erzielen, allerdings geht dies zu Lasten der noch gesunden Glomeruli. Es kommt dabei zu **Schädigung glomerulärer Epithel- und Endothelzellen** und zu einer Expansion von Mesangialzellen aufgrund von lokal ausgeschütteten Wachstumsfaktoren (z. B. Angiotensin II, TGFβ). Nach einer initialen Hypertrophie der noch funktionsfähigen Nephrone, gehen sie aber letztlich zugrunde und das Nierenparenchym schrumpft. Die Schäden an der Blut-Harn-Schranke begünstigen die Entwicklung einer **Proteinurie**, die ihrerseits zu einer **Glomerulosklerose** (Degeneration und Durchsetzung mit Kollagenfasern) führt (▶ Abschn. 5.2.1).

> **Tipp**
>
> Die Atrophie des Nierengewebes zeigt sich sonographisch als eine Abnahme der Ausdehnung des Nierenparenchyms (Rinde, Pyramiden und Mark) gegenüber dem Nierenbecken und kann durch einen verminderten Parenchym-Pyelon-Index objektiviert werden.

Renale Hypertonie

Die Aktivierung des **Renin-Angiotensin-Aldosteron-Systems** in diesem Zusammenhang ist zweischneidig. Der damit **erhöhte glomeruläre Perfusionsdruck** erhöht zwar die GFR in den noch funktionierenden Nephronen, dennoch geht diese Überlastung mit einer erhöhten Proteinurie und einem beschleunigten Nephronenuntergang einher. Der dadurch erhöhte systemische Blutdruck muss daher therapeutisch mit Blutdrucksenkern auf ca. 120–130/70–80 mmHg begrenzt werden. Am besten eignen sich hierfür **ACE-Hemmer** und **AT-II-Rezeptorantagonisten**, die auch gegen die plastischen Effekte von Angiotensin II in der Niere wirken können (Proliferation des Mesangiums und letztendlich Glomerulosklerose).

Urämie

Als Urämie bezeichnet man die übermäßige **Akkumulation harnpflichtiger Substanzen** im Blut bei herabgesetzter Nierenfunktion. Dazu gehört eine Vielfalt an Stoffen, von denen einige in der Labordiagnostik berücksichtigt werden: Harnstoff, Kreatinin, Harnsäure, Ammoniak sowie Polyamine. Unter letzteren existieren auch endogene **Hemmer der NO-Synthase**, welche zu einem erhöhten totalen peripheren Widerstand führen und den sowieso erhöhten Blutdruck aufrechterhalten. Der erhöhte Harnstoffspiegel begünstigt die Besiedlung der gastralen Mukosa mit dem Bakterium *Helicobacter pylori*. Das Bakterium verstoffwechselt Harnstoff zu Ammoniak durch die Urease-Reaktion und führt zur Schädigung der gastroduodenalen Mukosa (erhöhtes Risiko für **Ulzera**).

Die Niere fungiert zusammen mit dem Blutplasma auch als Abbauort für extrarenal gebildete Peptidhormone. Bei Niereninsuffizienz kann die Konzentration solcher Hormone (Insulin, ANP, STH, Glukagon etc.) erhöht sein. Stark ausgeprägt ist dies bei Insulin. Die chronische Erhöhung des Insulinspiegels begünstigt die Entwicklung einer **Insulinresistenz**.

Hyperurikämie

Harnsäure und ihre Salze (z. B. Na^+-Urat) können leicht durch Erhöhung des Plasmaspiegels ihr Löslichkeitsprodukt überschreiten und somit in Gefäßen, Bindegewebe und besonders in akralen Gelenken (bei **niedriger Temperatur**) ausfallen. Die Ablagerung in Gelenken führt zum Krankheitsbild der **Gicht**.

Wasser- und Elektrolythaushalt

Besonders eingeschränkt ist die Resorption von frei filtrierten Substanzen im Cotransport mit Na^+ im proximalen Tubulus. Die Plasmakonzentration solcher Substanzen (z. B. Phosphat, Bikarbonat) steigt in der Folge weniger steil als diejenige von Substanzen, die lediglich filtriert werden (z. B. Kreatinin) (◪ Abb. 5.4).

Die verminderte Filtration führt zu einer **Expansion des Extrazellulärvolumens**. Dadurch erhöht sich der Zentralvenendruck und die Vorhöfe reagieren darauf mit Ausschüttung von ANP, welches die Resorption von Na^+ noch weiter reduziert (**Hyponatriämie**). Außerdem vermindert ANP generell die Aktivität der Na^+/K^+-ATPase, was einen Anstieg der intrazellulären Na^+-Konzentration bewirkt. Wegen dem durch den Na^+/Ca^{2+}-Austauscher vermittelten Zusammenhang zwischen dem zellulären Na^+- und Ca^{2+}-Stoffwechsel steigt auch die intrazelluläre Ca^{2+}-Konzentration. Die Schwelle für Zellerregung sinkt, was sich in **gesteigerter neuromuskulärer Erregbarkeit** äußern kann.

Falls es zu einer Proteinurie im Kontext der Niereninsuffizienz kommt, führt dies zusammen mit der Expansion des Extrazellulärvolumens zu **Ödemen**.

Sekundärer Hyperparathyreoidismus

Die chronische Niereninsuffizienz hat im Gegensatz zum akuten Nierenversagen komplexe Auswirkungen auf den **Kalzium- und Phosphathaushalt**. Initial kommt es zu einer **Hypokalziämie, Hyperphosphatämie** und sekundär zu einem **Anstieg der Sekretion von Parathormon** (PTH). Infolge der

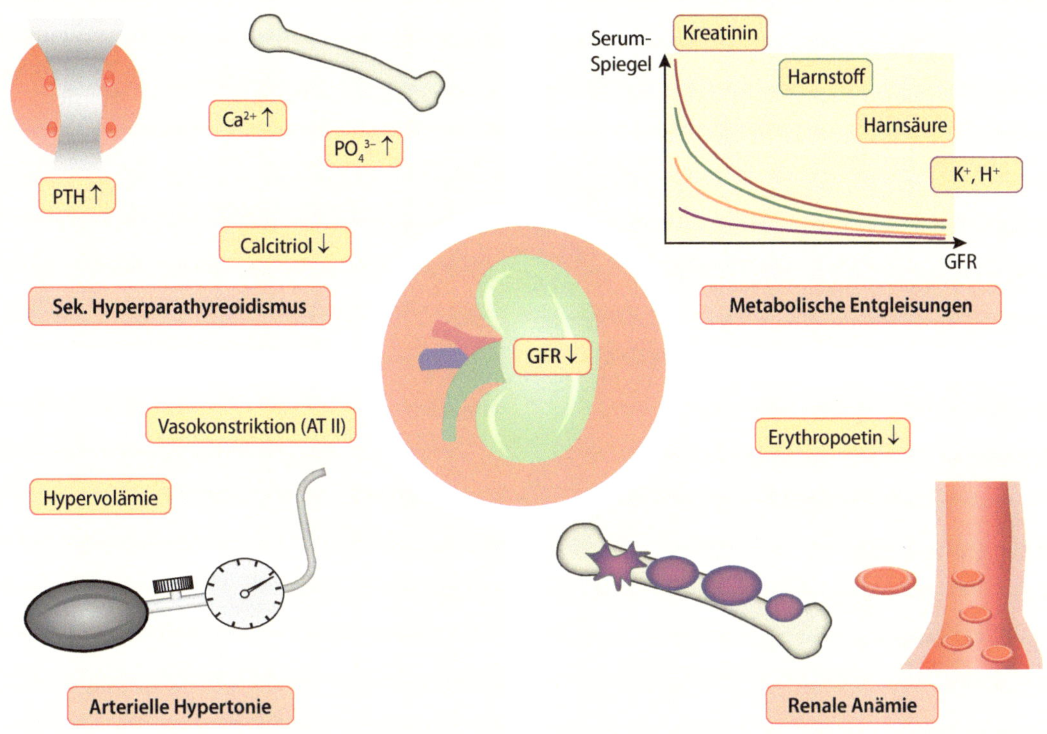

◨ Abb. 5.4 Konsequenzen der chronischen Niereninsuffizienz

gesteigerten PTH-Ausschüttung kehren die Verhältnisse in eine **Hyperkalziämie** um.

Hypokalziämie (initial) Die Hypokalziämie kommt auf zweifache Weise zustande. Einerseits geht mit der herabgesetzten Nierenfunktion eine verminderte Produktion von **Calcitriol** durch 1α-Hydroxylierung von 25-(OH)-Vitamin D_3 einher. Andererseits führt die Hypoalbuminämie dazu aufgrund von eventuellen Proteinverlusten über die Niere, da ca. 50% des plasmatischen Ca^{2+} an Albumin gebunden vorliegen. Der **Calcitriolmangel** mindert die renale und intestinale Kalziumresorption.

Hyperphosphatämie Aufgrund der GFR-Reduktion wird die Ausscheidung von Phosphat eingeschränkt und die Konsequenz ist eine Hyperphosphatämie. Phosphate bilden Komplexe mit Ca^{2+} im Plasma und begünstigen die Abnahme des freien Kalziums. Außerdem kann Kalziumphosphat ge-

nauso wie Na^+ zum Ausfällen von Urat in Gelenken, Haut und Gefäßen führen. Die Tendenz dazu ist umso stärker, je niedriger der Plasma-pH ist. Und dies ist auch der Fall, wenn die verminderte Bikarbonatrückresorption zu einer metabolischen Azidose führt (s. u.).

Gesteigerte PTH-Ausschüttung Die Hauptzellen der Nebenschilddrüse registrieren die Abnahme des Spiegels von freiem Ca^{2+} und reagieren mit einer Exozytose von PTH. PTH hemmt die renale und intestinale Phosphatresorption. Es fördert außerdem die Osteoklasten und somit die Kalziummobilisierung aus den Knochendepots. In der Niere steigert es die Kalziumresorption und stimuliert die Calcitriolproduktion.

Zunächst normalisieren sich daher der Kalzium- und der Phosphatspiegel. Auf Dauer kommt es zur **Hyperkalziämie**, die zu Störungen des Membranpotenzials und zum Auftreten von extraossären Verkalkungen in Weichteilen und Gefäßen führt.

> **»Kalzium aus dem Knochen lagert sich anderswo ab«.**

Da die Phosphatausscheidung aufgrund der Niereninsuffizienz nicht ausreichend gesteigert werden kann, persistiert die Hyperphosphatämie und dadurch die Komplexbildung mit freiem Ca^{2+}. Ein Stimulus für die weitere PTH-Sekretion bleibt also bestehen. Der ständige Sekretionsreiz lässt außerdem die Hauptzellen der Nebenschilddrüse hypertrophieren, um den vermehrten Bedarf gerecht werden zu können, was sich durch mehr Hormonproduktion äußert und somit zu einem Teufelskreis führt.

> **In Zellen der Nebenschilddrüse (wie auch in den juxtaglomerulären Zellen des Vas afferens) hemmt Ca^{2+} die Exozytose von Hormonvesikeln.**

■ **Säure-Basen-Haushalt**

Die verminderte Bikarbonatresorption und Ammoniakausscheidung erzeugen eine **metabolische Azidose**. Die **Kaliumbilanz** ist meist bis in das Endstadium der Niereninsuffizienz relativ ausgeglichen. Man würde erwarten, dass die GFR-Abnahme durch Einschränkung der K^+-Ausscheidung (FE_{K+} von 3 bis 200%) eine Hyperkaliämie herbeiführt. Die verminderte proximal-tubuläre Wasserresorption führt aber zu einer erhöhten kompensatorischen Na^+- und Wasser-Resorption in den Sammelrohren, die ihrerseits mit einem Kaliumverlust einhergeht. Der Verlust hebt dann die Auswirkungen der eingeschränkten K^+-Ausscheidung in den proximalen Tubuli auf.

■ **Hyperlipidämie**

Je nach Ausmaß der Proteinurie steigt auch die Plasmakonzentration von Cholesterin (**Hypercholesterinämie**). Die kausalen Vorgänge sind in ▶ Abschn. 5.2.1 dargestellt. Um das Risiko für die Entwicklung von Atherosklerose zu mindern, werden **Hemmer der HMG-CoA-Reduktase** eingesetzt, die die Cholesterinsynthese reduzieren.

■ **Renale Anämie**

Obwohl es nicht der einzige kausale Faktor ist, spielt sicherlich die **Abnahme der Produktion von Ery-**thropoetin durch interstitielle Fibroblasten in der Niere eine zentrale Rolle an der Entwicklung der renalen Anämie. Sie ist durch **normochrome und normozytäre Erythrozyten** charakterisiert. Ein ernster Hb-Abfall tritt aber erst spät im Krankheitsverlauf ein.

 — Zu welchen Konsequenzen führt eine chronische Niereninsuffizienz?
— Wie kommt der sekundäre Hyperparathyreoidismus zustande?

Literatur

Aktories K, Forth W (2013) Allgemeine und spezielle Pharmakologie und Toxikologie, 11. überarb. Aufl. München: Elsevier, Urban & Fischer

Battegay E, Aeschlimann A (2013) Siegenthalers Differentialdiagnose, 20. komplett überarb. u. aktualis. Aufl. Stuttgart, New York: Thieme

Fölsch UR, Kochsiek K, Schmidt RF (2000) Pathophysiologie. Berlin, Heidelberg: Springer

Halwachs-Baumann G (2011) Labormedizin, 2. aktual. u. erw. Aufl. Wien, New York: Springer

Herold G (2011) Innere Medizin. Köln: Herold

Keller CK, Geberth SK (2010) Praxis der Nephrologie, 3. vollst. überarb. u. erw. Aufl. Berlin, Heidelberg: Springer

Koolman J, Röhm KH (2009) Taschenatlas Biochemie des Menschen, 4. vollst. überarb. u. erw. Aufl. Stuttgart, New York: Thieme

Löffler G, Petrides P, Heinrich PC, Graeve L (2014) Biochemie und Pathobiochemie, 9. vollst. überarb. Aufl. Berlin, Heidelberg: Springer

Lüllmann H, Mohr K, Hein L (2004) Taschenatlas der Pharmakologie, 5. vollständig überarb. und erw. Aufl. Stuttgart, New York: Thieme

Lüllmann-Rauch R (2012) Taschenlehrbuch Histologie, 4. vollst. überarb. Aufl. Stuttgart, New York: Thieme

Pfreundschuh M, Schölmerich J, Aepfelbacher M (2004) Pathophysiologie, Pathobiochemie, 2. Aufl. München: Elsevier, Urban & Fischer

Silbernagl S, Lang F (2009) Taschenatlas der Pathophysiologie, 3. vollst. überarb. und erw. Aufl. Stuttgart [u.a.]: Thieme

Siegenthaler W, Amann-Vesti B (2006) Klinische Pathophysiologie, 9. völlig neu bearb. Aufl. Stuttgart [u.a.]: Thieme

Wolfgang P (2013) Innere Medizin, 2. überarb. Aufl. Berlin, Heidelberg: Springer

Wasser- und Elektrolythaushalt

Mihai Ancău

M. Ancău, *Klinische Grundlagen fürs Physikum*,
DOI 10.1007/978-3-662-46714-5_6, © Springer-Verlag Berlin Heidelberg 2016

6.1   Elektrolyte

Um die Laborwerte bei pathologischen Veränderungen der Elektrolyte nachvollziehen zu können, ist die Kenntnis der Normwerte grundlegend (■ Tab. 6.1).

Eine Abschätzung der **Plasmaosmolarität** kann anhand folgender Formel erfolgen:

$$P_{osm} = 2 \times P_{Na} + P_{Glukose} + P_{Harnstoff}$$

Hierbei zählt Na^+ zweimal, weil mit jedem Na^+-Ion für die Erhaltung der Elektroneutralität ein Anion dazugerechnet werden muss (meistens Cl^-).

6.2   Störungen des Natrium- und Wasserhaushaltes

- **Regulation des Haushaltes von Na^+ und Wasser**

Na^+ und Cl^- leisten einen wichtigen Beitrag zur Plasmaosmolalität, die normalerweise ca. **280–296 mosmol/kg** Plasmawasser beträgt. Aus diesem Grund sind Störungen des Wasser- und des Na^+-Bestandes miteinander gekoppelt. Pathologische Verhältnisse manifestieren sich in der Regel zuerst im Extrazellularraum (EZR). Erst mit einer gewissen Latenz werden sie auf den Intrazellularraum (IZR) übertragen, nachdem es zu kompensatorischen, osmotisch-bedingten Flüssigkeitsverschiebungen zwischen den Kompartimenten gekommen ist. Zwei grundlegende Typen von Störungen werden differenziert: **Bilanzstörungen** und **Verteilungsstörungen**:
- Bei Bilanzstörungen liegt ein Missverhältnis zwischen Aufnahme und Abgabe von Ionen oder Wasser vor.
- Bei Verteilungsstörungen sind die Bestände an Wasser und Ionen normal, jedoch liegt eine unphysiologische Verteilung vor.

6.2.1   Hyponatriämie

Von einer Hyponatriämie wird gesprochen, wenn die Na^+-Konzentration im Plasma **unter 130 mmol/l** abfällt. In der Regel herrscht eine **Hypoosmolarität** im EZR und IZR. Wichtige Laborparameter für die Differentialdiagnose sind hier die Plasmaosmolarität (P_{osm}), die Urinosmolarität (U_{osm}), die Na^+-Konzentration im Urin (U_{Na}) und das Extrazellularvolumen (EZV). Auf den Abfall des EZV deuten etwa ein reduzierter Hautturgor und ein erniedrigter Blutdruck.

- **Differentialdiagnose**

Evaluation des P_{osm} In den meisten Fällen ist das Plasma bei Hyponatriämie **hypoton ($P_{osm}\downarrow$). Isoton (P_{osm} normal)** ist es dann, wenn andere Osmolyte den Na^+-Mangel kompensieren (z. B. eine Hyperproteinämie). Eine **hypertone** Hyponatriämie ($P_{osm}\uparrow$) kann durch Infusionen von Glukose oder Mannitol entstehen.

Evaluation des EZV Wurde eine **hypotone Hyponatriämie** festgestellt, kann das EZV für die weitere kausale Differenzierung herangezogen werden.

Euvoläme Hyponatriämie Diese wird meist durch eine inadäquat **erhöhte ADH-Sekretion** aus der Neurohypophyse verursacht. Mehrere Zustände, einschließlich ZNS-Erkrankungen, Tumore, Medikamente und Operationen können eine übermäßige ADH-Sekretion induzieren. Der Urin ist entsprechend hoch konzentriert ($U_{osm}\uparrow$).

Hypovoläme Hyponatriämie Sie kommt dann zustande, wenn **relativ mehr Na^+ als Wasser verloren** wird. Hier differenziert man renale und extrarenale

■ **Tab. 6.1** Plasmatische und intrazelluläre Konzentrationen wichtiger Elektrolyte

Elektrolyt	Plasmakonzentration (mmol/l)	Intrazelluläre Konzentration (mmol/l)
Na^+	140	12
K^+	4	150
Ca^{2+}	2,3	10^{-4}
Mg^{2+}	0,9	5–20

Die Zahlen repräsentieren Durchschnittswerte bei Erwachsenen.

Ursachen. Ein guter Indikator dafür ist das U_{Na}. Unter den **renalen** Ursachen zählen etwa Nierenerkrankungen, Mineralokortikoidmangel oder Diuretika. Gemeinsam ist ihnen eine Störung oder Blockade (bei Diuretika) der tubulären Rückresorption von Na^+, sodass Na^+ vermehrt eliminiert wird ($U_{Na}\uparrow$). **Extrarenale** Verluste laufen im Gastrointestinaltrakt (schwere Durchfälle), über die Haut (Verbrennungen) oder in Körperhöhlen (Aszites) ab. Wichtig ist, dass proportional mehr Salz als Wasser verlorengeht. Hierbei scheiden die Nieren einen konzentrierten Urin aus, weil die Na^+-Rückresorption stimuliert wird ($U_{Na}\downarrow$).

Hypervoläme – Hyponatriämie Hier liegt ein Überschuss an Gesamtkörperwasser vor, wobei das EZV auf Kosten des IZV erhöht ist. Dies kann nach übermäßiger Glukoseinfusion (durch Verbrauch der Glukose sinkt die Osmolarität) oder nach übermäßiger Flüssigkeitszufuhr der Fall sein.

- **Klinik**

Bei der hypotonen Hyponatriämie hat das Wasser im EZR die Tendenz, nach intrazellulär zu fließen. Die Volumenvergrößerung des IZR kann insbesondere **ZNS-Symptome** hervorrufen, weil das Gehirn in einer nicht dehnbaren Schädelkalotte eingeschlossen ist. Wenn der **Hirndruck** aufgrund eines Hirnödems ansteigt, kommt es zu Kopfweh, Erbrechen, Übelkeit, Verwirrung bis hin zum Koma. Dabei droht akute Lebensgefahr aufgrund einer möglichen **Einklemmung der Kleinhirntonsillen** im Foramen magnum, die den Hirnstamm komprimieren kann (▶ Abschn. 13.6.2).

- **Therapie**

Bei hypovolämer oder normovolämer Hyponatriämie wird das Wasser- und Na^+-Defizit durch Voluminfusion mit isotoner Kochsalzlösung ausgeglichen. Bei hypervolämer Hyponatriämie wird die Flüssigkeitszufuhr eingeschränkt. Wichtig ist hierbei, dass die plasmatische Na^+-Konzentration nicht allzu rasch angehoben wird. Gerade Neuronen im ZNS reagieren sehr empfindlich auf Störungen des osmotischen Gleichgewichtes. Ein zu schneller Anstieg kann zu Entmarkungen von Axonen in der Pons führen (sog. **zentrale pontine Myelinolyse**).

6.2.2 Hypernatriämie

Von einer Hypernatriämie ist ab einer P_{Na} > 145 mmol/l die Rede. Sie entsteht aufgrund eines relativen oder absoluten Wassermangels im EZR und geht praktisch immer mit einer **Hyperosmolarität** einher ($P_{osm}\uparrow$).

- **Differentialdiagnose**

Hypovoläme Hypernatriämie Sie beruht auf einem relativ größeren Verlust von Wasser als von Na^+. Die Urinosmolalität ist erhöht aufgrund der gesteigerten Aktivität von ADH und Aldosteron ($U_{osm}\uparrow$). Bedeutende renale Ursache eines Verlustes an freiem Wasser ist der **Diabetes insipidus** ($U_{osm}\downarrow$). Im Rahmen des Diabetes insipidus liegt entweder eine mangelhafte ADH-Sekretion vor (**zentraler Diabetes inspidus**) oder eine verminderte Ansprechbarkeit der Tubuluszellen auf ADH (**nephrogener Diabetes insipidus**).

> **Beim Diabetes insipidus führt der absolute Mangel an ADH oder der ADH-Rezeptor-Defekt zu einer hypertonen Dehydratation.**

Hypervoläme Hypernatriämie Entsteht meist durch eine unkontrollierte Infusion von hypertonen Na^+-Lösungen (z. B. $Na^+HCO_3^-$ Gabe bei metabolischer Azidose), seltener beim primären Hyperaldosteronismus.

- **Klinik**

Neben Symptomen der zugrundeliegenden Störung tritt im Allgemeinen bei Hypernatriämie eine gesteigerte neuromuskuläre Erregbarkeit (Muskelzuckungen, gesteigerte Reflexe bis hin zu Krampfanfällen) auf.

- **Therapie**

Bei hypovolämischer Hypernatriämie ist die Infusion von 5%-iger Glukoselösung indiziert. Die Glukose wird verbraucht und das frei gebliebene Wasser verdünnt allmählich das im Überschuss vorhandene Na^+. Bei hypervolämischer Hypernatriämie sind zusätzlich Diuretika zu geben.

Tab. 6.2 Auswirkungen von Störungen des Wasserhaushaltes

	EZR	IZR	P_{osm}	Serum Na$^+$	Hkt	Häufigere Ursachen
Isotone Hyperhydratation	↑	–	–	–	↓	Herzinsuffizienz, Niereninsuffizienz
Isotone Dehydratation	↓	–	–	–	↓	Blutverlust (Anfangsphase)
Hypotone Hyperhydratation	↑	↑	↓	↓	↓	Übermäßiges Trinken ADH-Sekretion ↑ Glukoseinfusion
Hypotone Dehydratation	↓	↑	↓	↓	↑	Durchfall Erbrechen Aldosteronmangel (z. B. M. Addison)
Hypertone Hyperhydratation	↑	↓	↑	↑	↓	Hypertone Infusion Primärer Hyperaldosteronismus (M. Conn)
Hypertone Dehydratation	↓	↓	↑	↑	↑	Diabetes insipidus Diuretika Durchfall

EZR=Extrazellularraum, IZR=Intrazellularraum, P_{osm}=Osmotischer Plasmadruck, Hkt=Hämatokrit

6.2.3 Störungen des Wasserhaushalts

Zur Differentialdiagnose von Störungen des Wasserhaushaltes können mehrere Laborparameter herangezogen werden. Eine Übersicht zeigt ◘ Tab. 6.2.

 — Warum sollen Störungen der Na$^+$-Bilanz nicht zu schnell korrigiert werden?
— Welche Formen des Diabetes insipidus gibt es und was ist der jeweils zugrundeliegende Defekt?

6.3 Störungen des Kaliumhaushaltes

Trotz der Tatsache, dass lediglich etwa 2% des gesamten K$^+$ extrazellulär vorliegen, wird der K$^+$ Haushalt über die Plasmabestände reguliert. Dies erhöht die Empfindlichkeit der Regulation (dieselben Veränderungen haben größere Auswirkungen auf kleineren Mengen), eben weil die K$^+$-Konzentration streng kontrolliert werden muss. Der Grund dafür liegt darin, dass die meisten Zellen in Ruhe hauptsächlich für K$^+$ permeabel sind. Konstante Konzentrationen des Kaliums beidseits der Membran vorausgesetzt, stellt sich aufgrund von elektrischen und chemischen Triebkräften das K$^+$-Gleichgewichtspotenzial ein. Die Beschreibung erfolgt anhand der Nerst-Gleichung:

$$E_K = 61 \times \log\frac{K_a}{K_i}$$

Daraus errechnet sich ein K$^+$ Gleichgewichtspotenzial von ca. −90 mV nahe dem Ruhemembranpotenzial der meisten Zellen. Daher liegt nahe, dass kleinste Störungen der K$_a$ große **Auswirkungen auf die Zellerregung** haben können, besonders **im Nervensystem** und **am Herz.**

 Störungen des K$^+$-Haushaltes sind vor allem wegen möglichen Herzrhythmusstörungen lebensgefährlich.

6.3.1 Hypokaliämie

Eine Hypokaliämie liegt vor, wenn die Plasmakonzentration von K$^+$ **unter 3,5 mmol/l** sinkt (1). Dadurch erhöht sich der transzellulär nach außen gerichtete K$^+$-Gradient und der Membranpotenzial wird negativer (2):

$$E_K \downarrow^2 = 61 \times \log \frac{K_a \downarrow^1}{K_i}$$

■ Ursachen

Auch Störungen des K^+-Haushaltes können in **Bilanz- und Verteilungsstörungen** klassifiziert werden. Jedoch sind die auf dem K^+-Abfall zurückzuführenden Konsequenzen die gleichen, egal welche Art von Störung vorliegt.

Verteilungsstörungen Eine zentrale Rolle bei der **Verteilungshypokaliämie** spielt die ubiquitäre **Na^+/K^+-ATPase**. Unter dem Einfluss von Insulin oder Katecholaminen wird ihre Aktivität gesteigert und dadurch vermehrt K^+ **von extra- nach intrazellulär** verschoben. Bei einer Alkalose wird der membranständige Na^+/H^+-Austauscher aktiver. Dadurch steigt die intrazelluläre Na^+-Konzentration, was den Gradient für die Na^+/K^+-ATPase erhöht und somit zur vermehrten Verlagerung von K^+ nach intrazellulär führt.

Bilanzstörungen Bilanzstörungen können renale und extrarenale Ursachen haben. **Renale** Kaliumverluste ereignen sich meistens unter Therapie mit K^+-verlierenden Diuretika oder beim Hyperaldosteronismus. In diesen Fällen ist das Urin-K^+ hoch ($U_{Ka}\uparrow$). Anders ist die Lage bei **extrarenalen** K^+-Verlusten, denn die Hypokaliämie unterdrückt in diesem Fall die renale Ausscheidung von K^+ ($U_{Ka}\downarrow$). Hierzu kommt es vor allem dann, wenn K^+-reiche Körpersekrete verlorengehen, z. B. bei Durchfallerkrankungen oder beim starken Schwitzen.

■ Konsequenzen

Herz Würde man alleine die Nerst-Gleichung in die Rechnung einbeziehen, so müsste bei einer Hypokaliämie das Membranpotenzial von Kardiomyozyten negativer werden (Hyperpolarisation, s. Formel oben). Ganz im Gegenteil dazu **depolarisieren die Kardiomyozyten bei Hypokaliämie**, denn das Membranpotenzial hängt auch von der **K^+-Leitfähigkeit** (g_K) ab:

$$I_K = g_K \times (E_M - E_K)$$

I_K = transmembranärer K^+-Strom, g_K = Leitfähigkeit für K^+ (Kehrwert des Widerstandes), E_M = Ruhe-

membranpotenzial, E_K = Gleichgewichtspotenzial für K^+.

Der Grund, warum trotz Abnahme des K^+-Gleichgewichtspotenzials ($E_K\downarrow$) die Kardiomyozyten dennoch depolarisieren, liegt in der **Abnahme der K^+-Leitfähigkeit**. Dadurch nimmt die Leitfähigkeit für andere Kationen wie Na^+ und Ca^{2+} zu, sodass das Membranpotenzial in Richtung des Gleichgewichtspotenzials für Kationen (Na^+, Ca^{2+}) verschoben wird (Depolarisation). Dadurch kann der Schwellenwert für die Auslösung von Aktionspotenzialen leichter erreicht werden. Insofern können abnorme, spontane Erregungen leichter entstehen (Extrasystolen). Die abnehmende Leitfähigkeit verzögert die Repolarisation, was sich im EKG durch Abflachung der T-Welle und das Auftreten einer sog. U-Welle äußert (◘ Abb. 6.1).

ZNS und Skelettmuskel Möglicherweise aufgrund der Ausstattung mit unterschiedlichen Isoformen von K^+-Kanälen als im Myokard, sinkt die neuromuskuläre K^+-Leitfähigkeit nicht. Wie aus der Nerst-Gleichung zu erwarten wäre, kommt es zu einer Hyperpolarisation. Die elektrische Aktivität wird beeinträchtigt, sodass es zu einer verminderten nervalen Überleitung, abgeschwächten Muskeleigenreflexen (Hyporeflexie) bis hin zu Muskelschwäche (Parese) kommen kann.

Säure-Basen-Haushalt Eine Hypokaliämie führt zu einer metabolischen Alkalose (▶ Abschn. 4.3).

6.3.2 Hyperkaliämie

Eine Hyperkaliämie liegt vor, wenn die K^+-Konzentration im Plasma **über 5,5 mmol/l** ansteigt (1). So wie aus der Nerst-Gleichung zu erwarten ist, werden Zellen dadurch depolarisiert (2):

$$E_K \uparrow^2 = 61 \times \log \frac{K_a \uparrow^1}{K_i}$$

■ Ursachen

Verteilungsstörungen Auch bei der Verteilungshyperkaliämie spielt die **Na^+/K^+-ATPase** eine große Rolle. Bei Insulinmangel (Diabetes mellitus) oder Energiemangel ist ihre Aktivität vermindert.

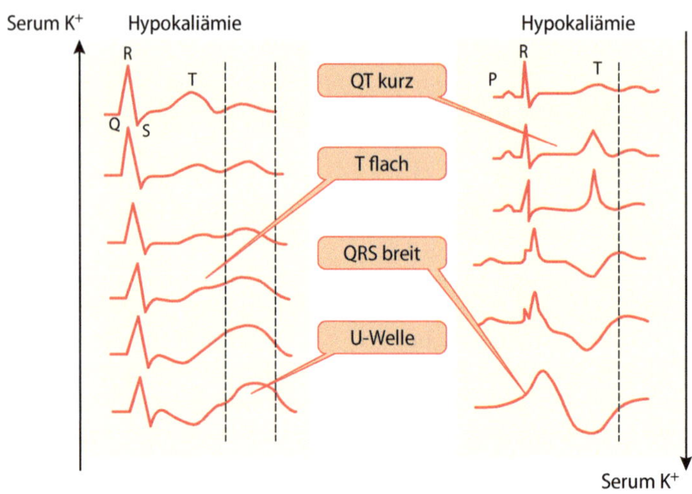

Abb. 6.1 Charakteristische Veränderungen im EKG bei Hypo- und Hyperkaliämie

Auch bei gesteigerter Muskelarbeit oder bei metabolischer Azidose tritt vermehrt K⁺ aus Zellen heraus.

Bilanzstörungen Bilanzstörungen sind wiederum auf renale und extrarenale Ursachen zurückzuführen. Eine renal verursachte Hyperkaliämie kommt meistens durch eine Niereninsuffizienz zustande, da normalerweise in den Nierentubuli die K⁺-Sekretion überwiegt. Andererseits können K⁺-sparende Diuretika oder ein Hypoaldosteronismus (z. B. bei Nebennierenrindeninsuffizienz) dafür verantwortlich sein. Auf jeden Fall ist dann das Urin-K⁺ niedrig ($U_K\downarrow$). Von den extrarenalen Ursachen kommt eine gesteigerte Zufuhr von K⁺, aber auch ein massiver Zelluntergang (Trauma, Verbrennung) infrage. Im letzten Fall beruht der K⁺-Anstieg auf dem Vorhandensein viel größerer intrazellulären Mengen an K⁺ als extrazellulär. Hier ist das Urin-K⁺ kompensatorisch erhöht ($U_K\uparrow$).

> **Tipp**
>
> Eine Hyperkaliämie kann durch zu langes Stauen im Rahmen der Blutentnahme vorgetäuscht werden. Das bei Hypoxie aus den Zellen austretende K⁺ (Na⁺/K⁺-ATPase weniger aktiv) kann wegen der Stauung nicht drainiert werden und akkumuliert vor der Entnahme.

■ **Konsequenzen**

Herz Die Hyperkaliämie **depolarisiert** die Zellen durch Reduktion des Gradienten für den K⁺-Austritt. Die **Dauer** und die **Anstiegssteilheit des Aktionspotenzials** nehmen ab. Da die Repolarisation nicht mehr bis auf einem so negativen Potenzial erfolgen muss, verläuft sie schneller und die **Refraktärperiode** ist verkürzt. Dementsprechend kommt es im EKG zu einer **Verbreiterung des QRS-Komplexes** (verlangsamte Depolarisation), einer **Verkürzung der QT-Strecke** (beschleunigte Repolarisation) und einer spitzen T-Welle (■ Abb. 6.1). Die Schwelle für die Auslösung eines Aktionspotenzials wird früher erreicht, sodass spontane Erregungen von Arbeitsmyokardzellen entstehen können. Die kürzere Refraktärperiode begünstigt **kreisende Erregungen** (▶ Abschn. 8.1) und kann je nach Schwere der Hyperkaliämie bis hin zum lebensbedrohlichen **Kammerflimmern** führen.

> ❯ Bei Hypo- wie auch bei Hyperkaliämie werden Kardiomyozyten depolarisiert.

ZNS und Skelettmuskel Die durch die Hyperkaliämie früher erreichbare Schwelle für eine Erregung bedingt mitunter abnorme Empfindungen, wie »Ameisenlaufen« oder »Kribbeln« (**Parästhesien**) oder ungewollte Muskelzuckungen (**Faszikulationen**). Die konstante Verschiebung des sarkolemmalen Membranpotenzials zu höheren Werten versetzt mehr Na^+-Kanäle in einen Zustand der Refraktarität, sodass insgesamt die Höhe und Frequenz der Endplattenpotenziale vermindert ist. Dies äußert sich als Muskelschwäche.

Säure-Basen-Haushalt Eine Hyperkaliämie ruft eine metabolische Azidose hervor (▶ Abschn.4.2).

- **Therapie**

Außer der Therapie der jeweils zugrundeliegenden Störung kann man sich bei Hyperkaliämie noch die Wirkung von Insulin zunutze machen. Bei Insulingabe wird Kalium durch die aktivierte Na^+/K^+-ATPase nach intrazellulär verschoben. Allerdings muss die Insulingabe zusammen mit Glukose erfolgen, um eine für das ZNS gefährliche Hypoglykämie zu vermeiden.

? — Warum kommt es sowohl bei einer Hypokaliämie als auch bei einer Hyperkaliämie zu einer Depolarisation von Kardiomyozyten?
— Was für Effekte haben eine Hypo- bzw. eine Hyperkaliämie auf die neuromuskuläre Erregbarkeit?

6.4   Störungen des Kalziumhaushaltes

Störungen der Ca^{2+}-Homöostase werden immer wichtiger aufgrund des häufigeren Auftretens von chronischer Niereninsuffizienz, Osteoporose oder Krebserkrankungen. Ca^{2+} spielt wichtige Rollen im Rahmen der **Zellerregung**, der intrazellulären **Signalübertragung**, der Regulation von **Enzymaktivitäten** und der **Exozytose**, aber auch in der Auslösung von **Apoptose**. Zu ca. 99% liegt Ca^{2+} im Knochen fixiert vor, in Form des Minerals Hydroxylapatit. Vom Plasma-Ca^{2+} liegt ca. 50% gebunden an Proteine (Albumin) und in Komplexen (mit Citrat, Bikarbonat, Phosphat) vor. Auskunft über den Status des Kalziumhaushalts liefern die übrigen 50%, die dem freien Ca^{2+} im Plasma entsprechen. Der Phosphathaushalt ist eng mit dem Kalziumhaushalt verbunden, denn sowohl Ca^{2+} als auch PO_4^{3-} sind Bestandteile von Hydroxylapatit im Knochen und außerdem werden beide durch PTH beeinflusst.

> **Tipp**
>
> Im Rahmen der labormedizinischen Diagnostik von Störungen des Kalziumstoffwechsels kann es daher sinnvoll sein, außer dem Gesamtkalzium im Plasma die Konzentration an freiem Ca^{2+} zu bestimmen.

6.4.1   Hypokalziämie

- **Ursachen**

Bei einer Abnahme des ionisierten Ca^{2+} im Plasma hilft die Bestimmung der Parathormonkonzentration (PTH) weiter.

PTH-Konzentration Beim sog. **primären Hypoparathyreoidismus** kommt es meist durch Schädigung der Nebenschilddrüsen (Operationen, Bestrahlung) zur insuffizienten PTH Sekretion (PTH↓). Ist dagegen der PTH erhöht (PTH↑), dann muss die Konzentration an Vitamin-D_3 im Plasma differenzialdiagnostisch herangezogen werden.

> Vit.-D_3 kann in der Haut bei Einwirkung von UV-Licht aus Cholesterin synthetisiert werden. Zwei Hydroxylierungen an den Positionen 25 (in der Leber) und 1 (in der Niere) wandeln es in die aktive Form, das Hormon Calcitriol, um.

Niedrige Vit.-D_3-Konzentration Die Vit.-D_3-Konzentration ist erniedrigt, wenn der Hypokalziämie entweder ein echter **Vitaminmangel** oder eine **unzureichende renale 1α-Hydroxylierung** von Calcidiol (25-OH-Vit. D_3) zugrundeliegt. Ein Vit.-D_3-Mangel kommt bei Resorptionsstörungen (meistens zusammen mit anderen lipophilen Vitaminen), mangelnder Exposition an UV-Licht oder durch den Verlust von Vit. D_3 zusammen mit Vit.-D_3-bindenden Proteinen beim nephrotischen Syndrom vor (▶ Abschn. 5.2.1). Die 1α-Hydroxylierung von 25-OH-Vit. D_3 findet normalerweise in der Niere statt. Beeinträchtigt ist sie entweder beim angeborenen Mangel an 1α-Hydroxylase (selten) oder bei chronischer Niereninsuffizienz (häufig).

Hohe Vit.-D3-Konzentration Die Vit. D_3-Konzentration ist dagegen erhöht, wenn der Grund für die Hypokalziämie in einer verminderten tubulären Kalziumresorption liegt. Eine häufige Ursache ist die Therapie mit Schleifendiuretika (▶ Abschn. 5.4.1).

■ **Konsequenzen**

Herz Für die Repolarisation sind in Kardiomyozyten u. a. **Ca²⁺-gesteuerte K⁺-Kanäle** verantwortlich. Bei Hypokalziämie ist die Aktivierung solcher Kanäle verzögert, sodass das **Aktionspotenzial verlängert** wird (verzögerte Repolarisation). Im EKG äußert sich dies in einer verlängerten ST-Strecke. Durch den reduzierten Ca^{2+}-Influx bei Erregung fällt auch die Ca^{2+}-Freisetzung aus dem sarkoplasmatischen Retikulum geringer aus. Es kommt zur **verminderten kardialen Kontraktilität** (negative Inotropie).

❯ **Die Repolarisation von Kardiomyozyten wird u. a. durch Ca²⁺-gesteuerte K⁺-Kanäle getragen.**

ZNS und Skelettmuskel Die bedeutsamste klinische Auswirkung einer Hypokalziämie ist die gesteigerte Erregbarkeit von Muskel- und Nervenzellen aufgrund des Verlustes an positiven Ladungen auf der extrazellulären Seite der Zellmembran. Es kommt zur Senkung der Aktivierungsschwelle von spannungsgesteuerten Na⁺-Kanälen. Dies äußert sich im Muskelsystem durch unwillkürliche Muskelspasmen (**Tetanie**) und abnorme Empfindungen (**Parästhesien**). Eine schwere Hypokalziämie begünstigt aus diesem Grund auch das Auftreten von Krampfanfällen (▶ Abschn. 13.6.1).

Nebenschilddrüse Der Kalziumrezeptor von Hauptzellen der Nebenschilddrüse vermittelt normalerweise bei Hypokalziämie den Anstieg der PTH-Sekretion. Solange keine Störung in der Nebenschilddrüse selber vorliegt, kann die Hypokalziämie zu einem **sekundären Hyperparathyreoidismus** (PTH↑) führen.

Knochen Falls ein sekundärer Hyperparathyreoidismus entsteht, kommt es zur Stimulation der Osteoklasten und zum **gesteigerten Knochenabbau**. Ein Korrelat davon ist eine Abnahme der Knochen-

dichte (messbar durch Röntgendiagnostik) bzw., wenn die Störung schon weit fortgeschritten ist, eine gesteigerte Rate an **Knochenfrakturen** nach Bagatelltraumen.

6.4.2 Hyperkalziämie

■ **Ursachen**

Auch bei der Hyperkalziämie hilft differentialdiagnostisch die Bestimmung der Konzentrationen von PTH und Vit.-D_3 weiter.

PTH-Konzentration Erhöhte PTH-Konzentrationen deuten möglicherweise auf einen **primären Hyperparathyreoidismus** als Ursache hin. Am häufigsten liegt dies an autonom-gewordene Arealen der Nebenschilddrüsen (Adenome), die PTH übermäßig produzieren, weil sie sich dem negativen Feedback durch die erhöhten Ca^{2+}-Konzentration entziehen. Ist das PTH erniedrigt, hilft die Bestimmung von Vit.-D_3 weiter.

Niedrige Vit.-D₃-Konzentration Eine Ursache dafür könnte die Therapie mit Thiaziddiuretika sein, die in den distalen Nierentubuli Ca^{2+}-sparend wirken (▶ Abschn. 5.4.2). Bei Frauen kommt es nach der Menopause zu einem **Abfall des Östrogenspiegels**. Fällt der anabole Einfluss von Östrogen auf dem Knochenstoffwechsel weg, dann nimmt auch der Knochenabbau zu. Die Hyperkalziämie hemmt die PTH-Freisetzung (PTH↓). Das verminderte PTH bedeutet weniger Aktivierung der 1α-Hydroxylierung von 25-(OH)-Vit. D_3 (Calcitriol↓).

❯ **Östrogen bei Frauen und Testosteron bei Männern wirken anabol auf den Knochenstoffwechsel.**

Hohe Vit.-D₃-Konzentration Manche soliden **Tumoren und ihre Metastasen** können selbst durch Sekretion eines mit PTH verwandten Proteins PTHrP (**PTH-related-Protein**) eine Hyperkalziämie herbeiführen. PTHrP hat ähnliche Wirkungen wie PTH, unterliegt aber keinem negativen Feedback-Mechanismus durch die Ca^{2+}-Konzentration im Plasma. Die Vit-D_3-/Calcitriol-Konzentration bleibt trotz der Hyperkalziämie aufgrund der Stimulation durch PTHrP hoch.

> **Tipp**
>
> Dass die Wirkungsweise von PTH auf den Knochen komplexer als gedacht ist, zeigt die paradoxe Effizienz einer PTH-Therapie bei Osteoporose (!). Man würde erwarten, dass eine Erhöhung von PTH noch mehr Knochen zur Auflösung bringen würde. Anscheinend wirkt aber eine intermittierend hohe PTH-Konzentration positiv auf der Knochenbilanz. Erst konstant erhöhte Konzentrationen wie beim primären Hyperparathyreoidismus führen erwartungsgemäß zu verstärkter Osteolyse.

▪ Konsequenzen

Herz Da Ca^{2+} auch bei der Herzerregung eine wichtige Rolle spielt, kann eine Hyperkalziämie zu Herzrhythmusstörungen führen. Die Ca^{2+}-gesteuerten K^+-Kanäle öffnen sich schneller, wodurch die **Repolarisation beschleunigt** und die **Refraktärperiode verkürzt** wird. Der gesteigerte Ca^{2+}-Influx im Rahmen der Erregung führt zu einer **erhöhten Kontraktilität** (positive Inotropie).

> **Tipp**
>
> Die Hyperkalziämie steigert die Empfindlichkeit der Kardiomyozyten gegenüber Digitalisglykosiden. Diese sind Hemmstoffe der Na^+/K^+-ATPase, die indirekt die intrazelluläre Ca^{2+}-Konzentration erhöhen. Treffen ihre Effekte zusammen mit denen einer Hyperkalziämie, so kann das intrazelluläre Ca^{2+} toxische Konzentrationen (Apoptoseauslösung) in den Kardiomyozyten erreichen. Deswegen sind Digitalisglykoside im Falle einer Hyperkalziämie kontraindiziert.

ZNS und Skelettmuskel Die Hyperkalziämie kann zentralnervöse Störungen hervorrufen: Antriebsmangel, Depressivität, Verwirrtheit. Die Schwelle der neuromuskulären Erregbarkeit ist durch Überschuss an positiver Ladung auf der extrazellulären Seite der Zellmembran erhöht. Dadurch kommt es zu verminderter Muskelaktivität (**Adynamie**) und -tonus, die sich u. a. noch in einer abgeschwächten Auslösbarkeit von Muskeleigenreflexen (**Hyporeflexie**) äußert.

Andere Organsysteme Wie die Skelettmuskulatur auch, ist die glatte Muskulatur des GI-Traktes ebenfalls von einer Adynamie betroffen. Folge kann eine **Obstipation** aufgrund herabgesetzter gastrointestinaler Peristaltik sein. In der Niere führt die Hyperkalziämie zu einem Verschluss der Tight-junctions zwischen den Tubuluszellen und dadurch zu einer verminderten parazellulären Wasser- und Elektrolytresorption. Folge ist eine gesteigerte Urinausscheidung (**Polyurie**). Kalziumablagerungen in den Lumina der Nierentubuli können außerdem zum Nephronenuntergang führen und dadurch den Verlauf einer chronischen Niereninsuffizienz verschlechtern. Interessanterweise kommt es bei chronischer Hyperkalziämie mitunter zu einer Kornealtrübung (**Bandkeratitis**). Der Grund dafür könnte eine Ablagerung von Kalziumphoshat in der Kornea sein. Begünstigend ist das alkalische Milieu der Kornea aufgrund der ständigen Exposition mit abgeatmeten CO_2.

❓ — Warum macht es Sinn, dass PTH für die Erzeugung eine Hyperkalziämie die Phosphatresorption in der Niere hemmt?
  — Welche Auswirkungen auf Organsysteme haben eine Hypo- bzw. eine Hyperkalziämie?

Literatur

Aktories K, Forth W (2013) Allgemeine und spezielle Pharmakologie und Toxikologie, 11. überarb. Aufl. München: Elsevier, Urban & Fischer

Battegay E, Aeschlimann A (2013) Siegenthalers Differentialdiagnose, 20. komplett überarb. u. aktualis. Aufl. Stuttgart, New York: Thieme

Fölsch UR, Kochsiek K, Schmidt RF (2000) Pathophysiologie. Berlin, Heidelberg: Springer

Halwachs-Baumann G (2011) Labormedizin, 2. aktual. u. erw. Aufl. Wien, New York: Springer

Herold G (2011) Innere Medizin. Köln: Herold

Koolman J, Röhm KH (2009) Taschenatlas Biochemie des Menschen, 4. vollst. überarb. u. erw. Aufl. Stuttgart, New York: Thieme

Löffler G, Petrides P, Heinrich PC, Graeve L (2014) Biochemie und Pathobiochemie, 9. vollst. überarb. Aufl. Berlin, Heidelberg: Springer

Lüllmann H, Mohr K, Hein L (2004) Taschenatlas der Pharmakologie, 5. vollständig überarb. und erw. Aufl. Stuttgart, New York: Thieme

Lüllmann-Rauch R (2012) Taschenlehrbuch Histologie, 4. vollst. überarb. Aufl. Stuttgart, New York: Thieme

Pfreundschuh M, Schölmerich J, Aepfelbacher M (2004) Pathophysiologie, Pathobiochemie, 2. Aufl. München: Elsevier, Urban & Fischer

Silbernagl S, Lang F (2009) Taschenatlas der Pathophysiologie, 3. vollst. überarb. und erw. Aufl. Stuttgart [u.a.]: Thieme

Siegenthaler W, Amann-Vesti B (2006) Klinische Pathophysiologie, 9. völlig neu bearb. Aufl. Stuttgart [u.a.]: Thieme

Wolfgang P (2013) Innere Medizin, 2. überarb. Aufl. Berlin, Heidelberg: Springer

Gastrointestinaltrakt

Mihai Ancău

M. Ancău, *Klinische Grundlagen fürs Physikum,*
DOI 10.1007/978-3-662-46714-5_7, © Springer-Verlag Berlin Heidelberg 2016

7.1   Mund

7.1.1   Störungen der Speichelsekretion

Eine insuffiziente Speichelproduktion und/oder -sekretion (Hyposalivation) ruft ein Gefühl der Mundtrockenheit hervor (**Xerostomie**). Für die Speichelproduktion sind in Ruhe hauptsächlich die Gll. submandibulares, während Mahlzeiten dagegen die Gll. parotideae verantwortlich.

■ **Ursachen**

Eine verminderte Speichelproduktion kommt bei Schädigung der Speicheldrüsen etwa infolge von Infektionen, Bestrahlungen, Autoimmunerkrankungen etc. vor oder kann eine Nebenwirkung von Medikamenten sein. Bei letzteren handelt es sich vorwiegend um Substanzen mit **anticholinergischen Effekten** (Parasympatholytika, trizyklische Antidepressiva etc.). Dabei wird der **intrazelluläre** Ca^{2+}**-Anstieg** in Azinuszellen (**M_1-Rezeptoren**) und in glattmuskulären Stromazellen (**M_3-Rezeptoren**) gehemmt, sodass Exozytose, Sekretion bzw. Kontraktion unterbleiben.

> **Die Speichelsekretion wird durch Aktivierung cholinerger M_1-Rezeptoren auf Azinuszellen stimuliert.**

■ **Konsequenzen**

Der Mangel an Speichel kann Schwierigkeiten beim Schlucken fester Nahrung (**Dysphagie**) oder beim Sprechen hervorrufen. Dazu vergesellschaften sich Geschmacksstörungen (unzureichende Auflösung von Nahrungsbestandteilen) und Halitosis (Mundgeruch), Karies oder Infektanfälligkeit der Mundschleimhaut (z. B. Candidiasis), da der Speichel auch Substanzen der Immunabwehr enthält (IgA, Defensine, Lysozym etc.).

■ **Sjögren-Syndrom**

Das Sjögren-Syndrom bezeichnet eine chronische zerstörende Entzündung von Speichel- und Tränendrüsen und zählt zu den häufigsten Autoimmunerkrankungen überhaupt. Es geht mit **Xerostomie** (**»trockener Mund«**) und **Keratoconjunctivitis sicca** (**»trockenes Auge«**) einher. Auf unklare Weise (womöglich infolge einer Virusinfektion) kommt

es zur Antigenpräsentation durch Azinuszellen und zur Aktivierung von T_H2-Zellen, die daraufhin vermehrt das Drüsengewebe infiltrieren. Diese aktivieren wiederum B-Zellen, die anschließend **Antikörper gegen das Drüsengewebe** herstellen (z. B. gegen M-Cholinorezeptoren). Der Titer dieser Antikörper wird zu diagnostischen Zwecken bestimmt. Die ständig angeregte Proliferation der Lymphozyten erhöht das Risiko für die Entwicklung eines **Lymphoms (Tumor des Lymphgewebes)**.

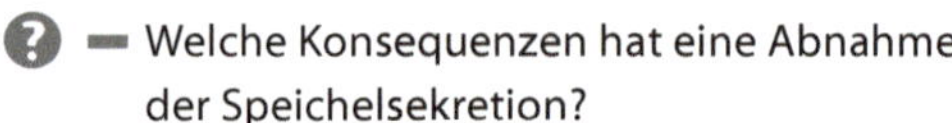

? ■ Welche Konsequenzen hat eine Abnahme der Speichelsekretion?

7.2   Ösophagus

7.2.1   Ösophageale Motilitätsstörungen

Erkrankungen, die das neuromuskuläre System des Ösophagus betreffen, rufen **Störungen der Peristaltik und der rezeptiven Relaxation** des unteren Ösophagussphinkters hervor.

■ **Achalasie**

Bei dieser relativ seltenen Krankheit besteht ein **zu hoher Tonus des unteren Ösophagussphinkters**, der die rezeptive Relaxation nicht mehr ausreichend durchführt. Ursache ist ein selektiver Untergang von **hemmenden NANC-Neuronen** (NANC = »nicht-adrenerg und nicht-cholinerg«) des Plexus myentericus (Auerbach). Die propulsive Peristaltik des tubulären Ösophagus ist vermindert und reicht nicht aus, um den Bolus durch den unteren Ösophagussphinkter in den Magen zu befördern. Nahrung staut sich im unteren Ösophagus an und dilatiert ihn mitunter in erheblichem Maße (**Megaösophagus**). Es kommt zu Schmerzen, Dysphagie, Völlegefühl und Regurgitation. Letztere bringt die Gefahr der Aspirationspneumonie, wenn Inhalt aus dem Ösophagus in die Atemwege gelangt (Nahrungsbrei enthält Bakterien und Säure).

> **Tipp**
>
> In Südamerika tritt die Achalasie gehäuft infolge einer Infektion mit dem Protozoon *Trypanosoma cruzi* auf. Die Übertragung geschieht durch blutsaugende Raubwanzen. Die Protozoen siedeln sich in glatten Muskelzellen und im Herzmuskel an. Folgen können u. a. eine Ausweitung und Schädigung des Kammermyokardes (dilatative Kardiomyopathie) und Organmegabildungen (im Ösophagus oder Kolon) sein.

■ **Progressive systemische Sklerose**

Sie ist eine Autoimmunerkrankung, die mit faseriger Durchsetzung und Degeneration mehrerer Organe einhergeht (Haut, Gelenke, Lunge, Herz etc.). Durch eine frühe **Schädigung sowohl erregender als auch hemmender Neurone** des Plexus myentericus kommt es zur Aufhebung der propulsiven Peristaltik und des Sphinktertonus. Folgen sind in diesem Kontext Schluckstörungen und ein **gastro-ösophagealer Reflux** (herabgesetzter Sphinktertonus).

7.2.2 Gastro-ösophageale Refluxkrankheit (GERD)

■ **Klinik**

Brennende, retrosternale oder epigastrische Schmerzen (sog. **Sodbrennen**) sind häufig das Leitsymptom der GERD und kommen bei ca. 20% der Erwachsenen vor. Sie treten **gehäuft im Liegen** und nach Alkoholkonsum oder Rauchen auf. Natürlich ist GERD dadurch eine wichtige **Differentialdiagnose** des akuten Koronarsyndroms (▶ Abschn. 8.12.1). Der brennende Charakter wird wahrscheinlich durch Reizung sensorischer Nervenendigungen in der Ösophagusmukosa durch Protonen des Magensaftes erzeugt (ähnlich wie eine Ätzung auf der Haut). In den Mund gelangte Protonen erniedrigen den physiologischen Mund-pH, erzeugen einen stark sauren Geschmack und begünstigen die Kariesentstehung.

■ **Pathophysiologie**

Ein gewisser Reflux von Mageninhalt ist physiologisch und tritt z. B. beim Aufstoßen im Rahmen von transienten **Erschlaffungsphasen** des unteren Ösophagussphinkters (uÖS) auf. Bei milderen Formen von GERD treten diese transienten Relaxationen vermehrt auf und dauern länger als normal. Bei schweren Formen verschwindet etwa aufgrund von anatomischen Veränderungen (z. B. Hiatushernie) oder Neuronenuntergang (z. B. bei Sklerodermie) der Ruhetonus des uÖS.

Normalerweise dienen vor allem 3 Mechanismen dem Schutz der Ösophagusmukosa vor dem aggressiven Mageninhalt (Protonen, Pepsin):

- **Volumenclearance:** Die normale Ösophagusperistaltik befördert den Rückfluss zurück in den Magen → beeinträchtigt bei Motilitätsstörungen (s. o.).
- **pH-Clearance:** Das Speichelbikarbonat neutralisiert die Magensäure und die Speichelmenge verdünnt sie → beeinträchtigt bei Hyposalivation (s. o.)
- **Epitheliale Barriere:** Das unverhornte mehrschichtige Plattenepithel der Ösophagusmukosa verfügt über Tight-junctions und verschiedene Schutzmechanismen (Muzine, Protonentransporter) gegen mechanische und chemische Schäden. Hochkonzentrierter Alkohol und Rauchbestandteile wirken sich negativ darauf.

■ **Konsequenzen**

Der aggressive Magensaft führt zu einer Entzündung (**Refluxösophagitis**), die in eine Epithelschädigung (Erosion) und anschließend sogar in eine Schädigung tieferer Gewebeschichten (Ulzeration) übergehen kann. In ca. 10% der Fällen kommt es zu einer Defektheilung: Das mehrschichtige Plattenepithel wird durch intestinales einschichtiges Zylinderepithel ersetzt (Metaplasie).

> **Die Veränderung heißt Barrett-Ösophagus. Diese Anpassung an die vermehrte Säureexposition geht aber mit einem erhöhten Entartungsrisiko einher (Adenokarzinom des Ösophagus).**

> **?**
> - Welche Neurone des Plexus myentericus setzen normalerweise den Tonus des unteren Ösophagussphinkters herab?
> - Welche Schutzmechanismen hat die Ösophagusmukosa gegen den Säurehaltigen Mageninhalt?

7.3   Magen

7.3.1   Erbrechen

Erbrechen ist ein komplexer, von der Medulla oblongata gesteuerter Reflex, der auch Begleitsymptom bei einer Vielzahl von Erkrankungen sein kann. Das Brechzentrum besteht aus der **Area postrema** am Boden des IV. Ventrikels, wo die Blut-Hirn-Schranke ausnahmsweise durchlässig ist (zirkumventrikuläres Organ), den angrenzenden Teilen der **Formatio reticularis** und dem **Ncl. tractus solitarii**. Die Area postrema reagiert empfindlich aufgrund der lokal durchlässigen Blut-Hirn-Schranke nicht nur auf Substanzen im Blut (z. B. Medikamente), sondern auch auf Erhöhungen des Hirn- und somit des Liquordrucks (z. B. bei intrakraniellen Blutungen oder Tumoren).

■ **Antiemetika**

Die Neuronen der Area postrema besitzen viele **Dopamin D_2-** und **Serotonin/5-HT_3-Rezeptoren**, sodass Dopaminantagonisten (z. B. Metoclopramid) und Serotoninantagonisten (z. B. Ondansetron) besonders effektive Antiemetika sind. Zytostatika induzieren Erbrechen u. a. durch Aktivierung enterochromaffiner Zellen der Dünndarmmukosa, die daraufhin durch Serotonin vagale afferente Neurone und somit den Ncl. tractus solitarii erregen. Eine wichtige neuromodulatorische Wirkung im Brechzentrum besitzt auch Substanz P, die an **NK_1-Rezeptoren** bindet. Antagonisten an diesem NK_1-Rezeptor (z. B. Aprepitant) verhindern daher das verzögerte Erbrechen nach Zytostatikatherapie. Im Falle der Kinetosen (z. B. Seekrankheit) wird das Brechzentrum vom Vestibularsystem aus u. a. durch **M_1-Cholinorezeptoren** und **Histamin H_1-Rezeptoren** erregt. Dagegen eignen sich somit Parasympatholytika wie Scopolamin bzw. Antihistaminika wie Dimenhydrinat.

> **Neurone des Brechzentrums besitzen eine Vielzahl von aktivierenden Rezeptoren für: Dopamin (D_2), Serotonin (5-HT_3), Histamin (H_1), Acethylcholin (M_1), Neurokinine (NK_1) etc.**

■ **Konsequenzen**

Chronisches Erbrechen, wie etwa bei psychosomatischen Erkrankungen (z. B. Bulimia nervosa) oder bei der Hyperemesis gravidarum (übermäßiges Schwangerschaftserbrechen), kann zu lebensbedrohlichen Stoffwechselentgleisungen führen. Kritisch sind dabei die Verluste von H^+, K^+ und Cl^- aus dem Magensaft. Es entsteht eine **hypokaliämische, hypochlorämische metabolische Alkalose** mit gefährlichen Folgen (▶ Abschn. 4.3).

7.3.2   Magen- und Duodenalulzera

Beim Ulkus handelt es sich um einen Schleimhautdefekt, der die **Muscularis mucosae** erreicht. Ist der Defekt auf das Mukosaepithel beschränkt, so spricht man von einer Erosion. Eine Erosion kann natürlich zu einem Ulkus fortschreiten. Magen- und Duodenalulzera sind pathogenetisch eng miteinander verknüpft, weswegen sie gemeinsam behandelt werden. Sie stellen ein häufiges Leiden dar: Etwa 10% der Bevölkerung erleben mindestens einmal im Leben eine Ulkuserkrankung.

■ **Pathophysiologie**

Ein Ulkus entsteht, wenn die aggressive Einwirkung des Magensaftes (HCl, Pepsin) die Schutzmechanismen der Magenmukosa überwindet. Normalerweise wird die Salzsäuresekretion der Belegzellen nerval, endokrin und parakrin gesteuert:

- **Nerval:** Stimulation durch Acetylcholin aus vagalen Efferenzen, Einwirkung auf M_1-Cholinorezeptoren der Belegzellen;
- **Endokrin:** Stimulation durch Gastrin aus G-Zellen der Antrummukosa. Die Gastrinsekretion wird in einer negativen Feedback-Schleife durch die luminale Protonenkonzentration inhibiert. Hemmend auf der Säuresekretion wirken Sekretin aus dem Duodenum und Somatostatin/SIH aus D-Zellen der Antrummukosa;
- **Parakrin:** Stimulierend wirkt Histamin aus ECL- und Mastzellen über H_2-Rezeptoren. Hemmend sind die Prostaglandine PGE_2 und Prostazyklin PGI_2.

Folgende Mechanismen tragen zum Schutz der Mukosa bei:
- Eine **Muzinschicht**, produziert von Nebenzellen der Magendrüsen und von Becherzellen im Duodenum.

- Die HCO_3^--**Sekretion** durch das Mukosaepithel des Magens. Das Hydrogenkarbonat neutralisiert die Salzsäure in Epithelnähe. Sie unterliegt einer wichtigen Stimulation durch Prostaglandine (PGE_2, PGI_2).
- Das **Epithel** selber bildet eine Barriere aus Tight-junctions. Außerdem werden intrazellulär eingedrungene Protonen durch Na^+/H^+-Austauscher basolateral ausgeschleust.
- Die **Mukosadurchblutung** erlaubt die Entfernung basolateral ausgeschleuster Protonen. Das bei der Salzsäureproduktion in Belegzellen entstandene Hydrogenkarbonat wird durch Mukosakapillaren zu den Epithelzellen zugeführt und somit indirekt rezirkuliert.

Helicobacter-pylori-Infektion Die Infektion mit dem *Helicobacter pylori* (HP), einem gramnegativen begeißeltem Bakterium, stellt die häufigste Ursache von Magen- und Duodenalulzera dar. HP überlebt in der sauren Mukusschicht an der Epitheloberfläche aufgrund einer speziellen **bakteriellen Urease**, die Harnstoff zu CO_2/HCO_3^- und NH_3 spaltet. Diese Base (NH_3) neutralisiert in der bakteriellen Mikroumgebung die Salzsäure und schützt somit HP. Die bakterielle Kolonisation löst eine Entzündungsreaktion aus (**HP-Gastritis**), die allerdings das Bakterium nicht eliminiert.

HP kolonisiert vorwiegend das **Antrum**, wo der Anstieg des luminalen pH ein Stimulus für eine gesteigerte Gastrinsekretion ist. Die dadurch gesteigerte Salzsäure- und Pepsinsekretion zusammen mit von Immunzellen freigesetzten O_2-Radikalen schädigen das Epithel und verursachen die Ulzera.

Die im Rahmen der Entzündung ständig angetriebene Lymphozytenproliferation (histologisches Korrelat: Lymphfollikel in der Submukosa) erhöht das Risiko für die Entwicklung eines **Mukosa-assoziierten Lymphoms**. Da Gastrin selber sowohl als Hormon als auch als Wachstumsfaktor auf die Magenmukosa einwirkt, erhöht die bei HP-Gastritis erhöhte Gastrinproduktion das Risiko für ein **Adenokarzinom des Magens**.

Therapeutisch werden Antibiotika in Kombination verabreicht, um Resistenzentwicklungen seitens von HP vorzubeugen.

NSAID-induzierter Ulkus Die wohlbekannte und gefürchtete Nebenwirkung von NSAIDs, Magen- und Duodenalulzera verursachen zu können, basiert auf der **Hemmung der Cyclooxygenase (COX)** in Stromazellen der Mukosa. Somit fällt die Synthese von PGE_2 und PGI_2 aus Arachidonsäure ab, dadurch auch die **Muzin- und Bikarbonatproduktion**. Daraufhin wird die **Säureproduktion enthemmt**. Die gleichzeitige Hemmung der Thrombozytenaggregation erhöht die Gefahr von Ulkusblutungen. Mitunter kann aufgrund der Unterdrückung der Schmerzempfindung durch COX-Hemmer das erste Symptom eines akuten Ulkus nach NSAID-Einnahme tatsächlich eine Blutung oder Perforation sein.

> **Tipp**
>
> Acetylsalicylsäure hemmt die COX durch irreversible Acetylierung eines Serinrestes im katalytischen Zentrum.

Stressulkus Nach größeren Traumen, Schock oder Operationen, aber auch einfach nach starker psychischer Belastung kann sich ein sog. »Stressulkus« entwickeln. Womöglich spielt hier eine **Drosselung der Mukosadurchblutung** eine wichtige Rolle, entweder infolge der Kreislaufzentralisation (Blutverluste, Schock) oder der **gesteigerten Kortisolausschüttung**.

Gastrinom Selten können Gastrin-produzierende Tumoren Ursache von rezidivierenden, therapierefraktären Ulzera sein. Solche Gastrinome entstehen meist im Pankreas im Rahmen eines sog. Zollinger-Ellison-Syndroms.

■ **Symptome**

Bei den häufigeren Duodenalulzera sind postprandiale Schmerzen 1,5 bis 3 Stunden nach Nahrungsaufnahme typisch (Entleerung des sauren Chymus in das Duodenum). Bei den Magenulzera werden die Schmerzen oft während des Essens stärker (Zunahme der Säuresekretion).

■ **Therapie**

Im Sinne des alten Satzes »Ohne Säure kein Ulkus!« besteht der Grundpfeiler der Ulkustherapie, aus der

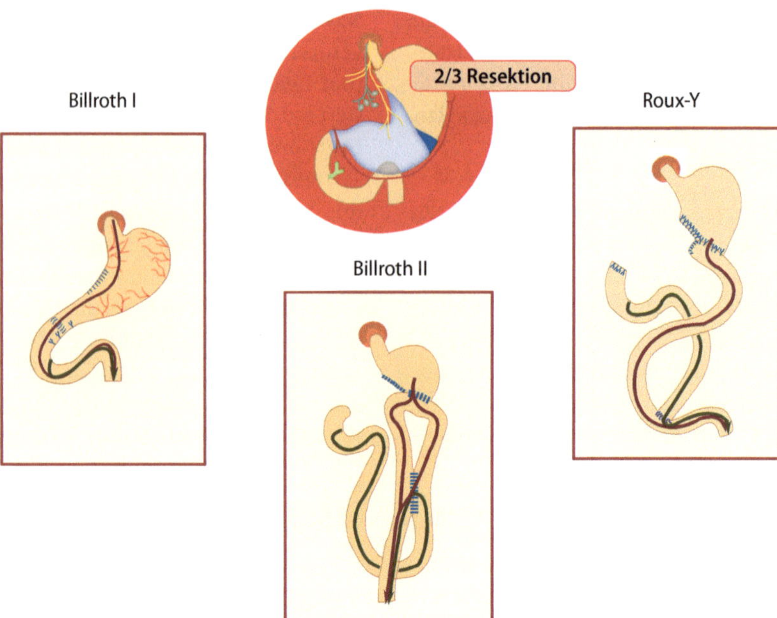

Abb. 7.1　Operative Therapie von Ulkuskomplikationen. Rote Linie = Nahrungspassage. Grüne Linie = Passage der Verdauungssekrete nach der Papilla vateri

Gabe von **Säuresekretionshemmern**. Die potentesten hierunter sind die Protonenpumpeninhibitoren (z. B. Omeprazol, Pantoprazol), die die apikale **H⁺/K⁺-ATPase der Belegzellen** irreversibel hemmen. Im Falle von Komplikationen (Perforation, multiple Ulzera, Verdacht auf maligner Entartung) wendet man sich der operativen Therapie, die auf der Resektion des distalen Teils des Magens nach unterschiedlichen Verfahren basiert (Abb. 7.1).

7.3.3　Störungen nach Magenoperationen

Totale oder partielle Resektionen des Magens bzw. die Denervierung des Magens (selektive Vagotomie) werden heutzutage vergleichsweise **seltener** durchgeführt als vorher. Früher waren sie Therapien der 1. Wahl für die Ulkuskrankheit. Gegenwärtig dienen sie eher der **Behandlung von Komplikationen** einer Ulkuskrankheit (Perforation, Malignitätsverdacht, Therapierefraktarität) oder onkologischen Zwecken (Tumorentfernung). Allerdings verdeutlichen die daraus resultierenden Störungen exemplarisch die Zusammenarbeit von enteralen Organen und Hormonen.

■ **Rekonstruktionsverfahren nach distaler Magenresektion**

Bei der operativen Therapie der Ulkuskrankheit werden distale Magenresektionen eingesetzt (inklusive Antrum und Pylorus), weil dadurch die **Gastrinausschüttung** und dadurch die Säuresekretion minimalisiert werden kann. Um die Verbindung des Magenstumpfes mit dem Dünndarm wiederherzustellen bedient man sich meist eines der folgenden rekonstruktiven Verfahren:

- **Billroth I**: Der Magenstumpf wird End-zu-End mit dem Duodenum zusammengenäht (anastomosiert).
- **Billroth II**: Das Duodenum wird blind verschlossen. Der Magenstumpf wird mit einer hochgezogenen Jejunumschlinge anastomosiert.
- **Roux-en-Y**: Eine Variante von Billroth II, im Rahmen derer die zuführende Schlinge vom Duodenalstumpf End-zu-Seit distal der Anastomose zwischen Magenstumpf und Jejunum eingenäht wird (Abb. 7.1).

Billroth I Vorteilhaft ist hier, dass die **physiologische Nahrungspassage** vom Magen in das Duodenum (wichtig für die **Neutralisierung des sauren Magenchymus, Enzymaktivierung** und **Inkretinsekretion**) erhalten bleibt. Ein wesentlicher Nachteil von Billroth I liegt bei einem aggressiven duodenogastralen Reflux, der u. a. Gallensäuren und Pankreasenzyme enthält. Diese können die Mukosa des Magenstumpfes schädigen.

Billroth II und Roux-en-Y Bei Billroth II und Roux-en-Y liegt das Duodenum aber **nicht mehr im Chymusstrom**. Somit können langkettige Fettsäuren, Aminosäuren und Oligopeptide nicht mehr die **CCK**-Sekretion und H^+ wiederum nicht mehr die **Sekretinsekretion** stimulieren. Die mangelhafte Gallensalz- und Pankreasenzymausschüttung (jetzt nur noch vagal stimuliert) sowie die unzureichende Enzymaktivierung (durch den Abfall des Duodenalen pH) bewirken eine **mangelhafte Aufarbeitung** des Chymus. Die beschleunigte Ankunft des Chymus in distalen Teilen des Dünndarms erhöht die Ausschüttung von Sattheitshormonen (z. B. Neuropeptid YY), die eine **vorzeitige Sättigung** auslösen.

- **Allgemeine Folgen der Gastrektomie oder Vagotomie (VT)**

Nach Magenresektion entfällt die Rolle des Magens als Reservoirorgan. Aufgrund einer mangelhaften Akkommodation nach Nahrungsaufnahme bzw. wegen des aufgehobenen Relaxationsreflexes (nach VT) kommt es früh postprandial zu Völlegefühl, Übelkeit und vorzeitiger Sättigung. An der Vermittlung der Sättigung ist u. a. der Abfall des orexigenen Magenhormons **Ghrelin** beteiligt. Mit der Zeit kommt es dadurch zum Gewichtsverlust. Die fehlende Portionierung des Chymus durch das Antrum bewirkt eine vorzeitige Entleerung in den Dünndarm. Dies ruft eine generelle **Störung der Resorption aller Nahrungsbestandteile** vor. Die unzureichende Zerkleinerung des Chymus und die mangelnde Azidität betreffen auch die Eisenresorption (besonders von Hämeisen), sodass eine **Eisenmangelanämie** entstehen kann.

Frühes Dumpingsyndrom Der rasche Einstrom des Speisebreis in den Dünndarm erzeugt eine übermäßige osmotische Wassersekretion, die zum Abfall des zirkulierenden Plasmavolumens (**Hypovolämie**) und **vasomotorischen Reaktionen** führen kann. Es kommt aufgrund der Freisetzung vasodilatatorischer Mediatoren zu einer **peripheren Vasodilatation** (sichtbar als Hautrötung, besonders im Gesicht), dadurch zu **Blutdruckabfall** und reaktiver Tachykardie. Die osmotische Wassersekretion im Dünndarm verdünnt Enzyme und erschwert die Verdauung noch mehr. Das Phänomen tritt 30–60 min postprandial auf und kann durch häufigere Einnahme kleinerer Mahlzeiten vermieden werden.

Spätes Dumpingsyndrom Bei einem hohen Gehalt an rasch resorbierbaren Monosacchariden in der Nahrung, kommt es aufgrund der beschleunigten Ankunft im Dünndarm zu einer **raschen Resorption von Glukose**. Da die Stimulation der Insulinsekretion durch Inkretine und die Freisetzung von Insulin erst mit gewisser Trägheit einsetzen, entsteht daraus eine **postprandiale Hyperglykämie**. Daraufhin reagieren die pankreatischen β-Zellen mit einer übermäßigen Insulinsekretion, sodass die initiale Hyperglykämie ausgeglichen wird, danach aber in eine **Hypoglykämie** umkehrt. Die Hypoglykämie äußert sich durch Verwirrtheit, Schwäche, Kaltschweißigkeit und Tachykardie (**reaktive Cathecolaminausschüttung**). Prophylaktisch sollten statt niedermolekularen lieber hochmolekulare Kohlenhydrate (z. B. Stärke) aufgenommen werden.

Exkurs: Bariatrische Chirurgie des Typ II Diabetes mellitus Operative Verfahren wie z. B. der Magenbypass (Kurzschaltung eines Teils der Magens) mit Roux-en-Y-Anastomose gehörten initial zu der sog. **Adipositaschirurgie**, nehmen aber mittlerweile auch in der Behandlung des **Diabetes mellitus Typ II** an Bedeutung zu. Die Umgehung des Magens und proximalen Duodenums kann bessere therapeutische Effekte als die medikamentöse Therapie erzielen, sofern β-Inselzellen im Pankreas noch vorhanden sind. Der Effekt hängt mit dem Gewichtsverlust zusammen, letzteres scheint aber nicht der entscheidende Punkt zu sein.

Gemeinsame Nenner solcher Operationsverfahren sind:

- Die Ausschaltung des proximalen Duodenums von der Nahrungspassage.

- Ankunft des unvollständig verdauten, sauren Speisebreis aus dem Magen direkt in das Jejunum.
- Zusammenführung der Verdauungssäfte mit dem Speisebrei erst im Jejunum.

Die Mechanismen, die zu der verbesserten Insulinempfindlichkeit beitragen, sind noch nicht vollständig geklärt. Möglicherweise tragen mehrere enteroendokrine Vorgänge dazu bei, u. a.:

- Eine **verminderte Ghrelinsekretion** durch den Magen. Ghrelin fungiert als Hungerhormon und 80% seiner Rezeptoren befinden sich im Magen. Wird der Magen verkleinert (im Rahmen einer Resektion), dann werden auch zentral weniger orexigene Signale durch Ghrelin vermittelt
- Eine **verstärkte Ausschüttung von Inkretinen** (wie GLP-1), die die Insulinsekretion stimulieren, aus dem distalen Dünndarm. Stimulus dafür sind die beschleunigt entleerten Kohlenhydrate des Chymus.

> ? — Bei welchen Hormonen steigt die Sekretion infolge einer Magenresektion? Bei welchen sinkt es dagegen?
> — Welche Verfahren existieren zur Rekonstruktion nach Magenresektion und wie unterscheiden sie sich?

7.4   Dünn- und Dickdarm

7.4.1   Durchfall

■ Dünndarm oder Dickdarm?

Durchfall kann sowohl bei Dünndarm- als auch bei Dickdarmerkrankungen auftreten. Weil der Dickdarm normalerweise bis zu ca. 5,7 l Wasser pro Tag zu resorbieren vermag, müssen Dünndarmerkrankungen mit Wasserverlusten über diese Menge hinaus einhergehen, um die Resorptionskapazität des Dickdarmes zu überwinden und somit als Diarrhoe zu imponieren.

In den meisten Fällen liegen ein oder mehrere der folgenden 4 Pathogenesen zugrunde:

- **Malabsorption** von Nahrungsbestandteilen (**osmotische Diarrhoe**),
- gesteigerte **Sekretion** von Wasser- und Elektrolyten (**sekretorische Diarrhoe**),
- gesteigerte propulsive **Peristaltik** (z. B. bei Hyperthyreose),
- gesteigerte intestinale **Permeabilität** mit Plasmaexsudation (meist im Rahmen von Entzündungen).

■ Osmotische Diarrhoe

Diese Form entsteht nach oraler Aufnahme von unverdaulichen und **nicht-resorbierbaren Substanzen**, bei Malabsorption oder nach Schädigung der bakteriellen Flora, die zur Verdauung beiträgt (meist durch Antibiotika). Beispiele solcher Substanzen wären Kohlenhydrate (Laktose bei Laktoseintoleranz) oder Laxantien (Magensiumsalze, Natriumsulfat). Sie entziehen dem hochpermeablen oberen Dünndarm solange Flüssigkeit, bis sich der Osmolalitätsunterschied zwischen Plasma und dem Darmlumen ausgleicht. Im Dickdarm wird ein Teil der Flüssigkeit und der Elektrolyte wieder resorbiert, der Stuhl bleibt also annähernd **isoton**. Die Osmolalität machen aber zum erheblichen Teil nicht-resorbierbare Substanzen aus und nicht mehr nur Na^+, K^+ und deren entsprechenden Anionen. Der Unterschied (**osmotische Lücke**) ist charakteristisch für eine osmotische Diarrhoe und kann diagnostisch bestimmt werden. Typisch ist außerdem auch das **Sistieren** einer osmotischen Diarrhoe bei oraler Nahrungskarenz.

■ Sekretorische Diarrhoe

Die Ursache dafür liegt meist in einer abnorm gesteigerten Cl^--Sekretion durch luminale **Cl^--Kanäle** (z. B. CFTR-Kanäle). Für die basolaterale Aufnahme von Cl^- in Enterozyten sorgen basolaterale sekundär-aktive **Na^+-K^+-$2Cl^-$-Cotransporter**. Eine Aktivierung der Cl^--Kanäle findet meist durch *Second messenger* statt, wie cAMP, Ca^{2+} oder cGMP. Kausal dafür sind bestimmte Laxantien, aber auch **Bakterientoxinen** (von Choleravibrionen, E. coli etc.) oder von enteroendokrinen Tumoren sezernierte **Enterohormonen** (VIP, Serotonin).

Choleravibrionen rufen die Cholera hervor, eine mit besonders schwere Durchfällen von bis zu ca. 1 l/h einhergehende Erkrankung, die wegen dem Verlust von Wasser und Elektrolyten (Cl^-, **HCO_3^-**, K^+) schnell lebensbedrohlich werden kann

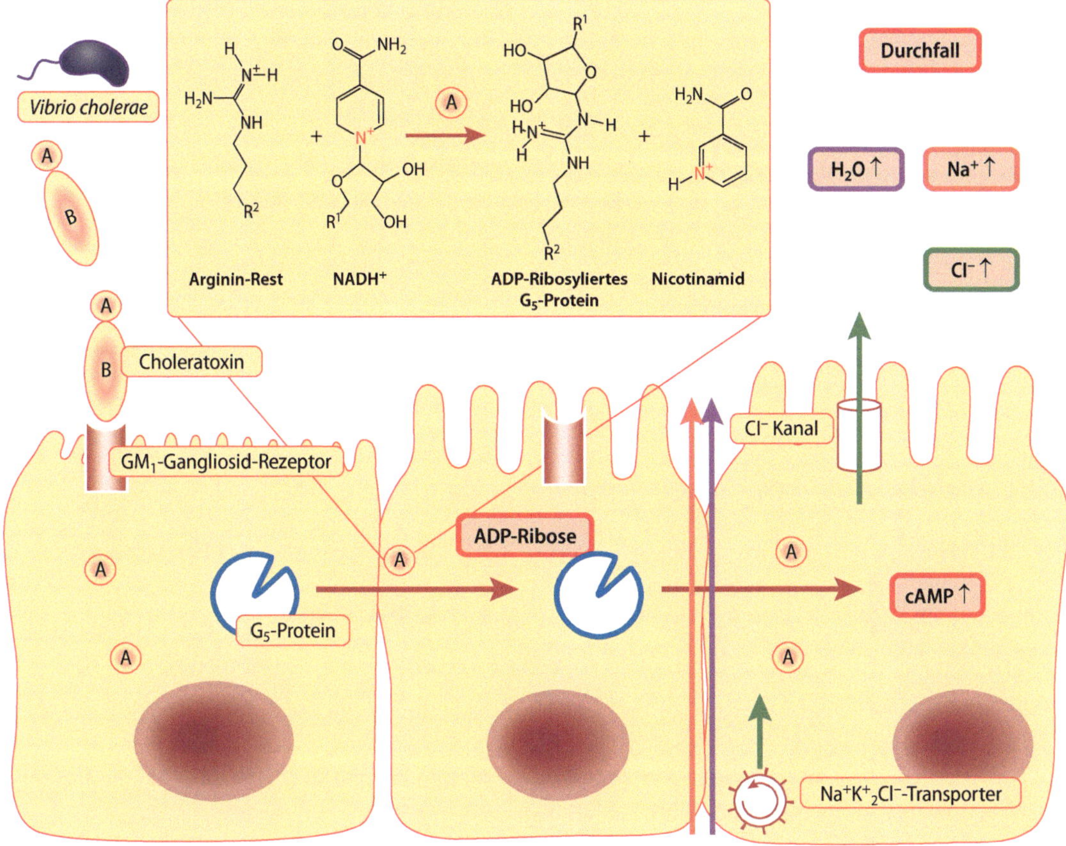

■ Abb. 7.2 Pathogenese des Durchfalls bei Cholera

(■ Abb. 7.2). Dadurch besteht vor allem die Gefahr eines **hypovolämischen Schockes**. Der Verlust an HCO_3^-, Cl^- und K^+ ruft eine Entgleisung des Elektrolyt- und Säure-Basen-Haushaltes hervor: die Folge sind eine **metabolische hypochlorämische Azidose** und **Hypokaliämie**. Die Diarrhoe kommt durch ein bakterielles Toxin vom Typ AB zustande. Das Toxin ist ein Protein, welches aus einer A- und mehreren B-Untereinheiten besteht. Die B-Untereinheiten (»**B**indung«) haften das Protein an dem Gangliosid GM₁ der apikalen Enterozytenmembran und schleusen die A-Untereinheit (»**A**ktiv«) in die Zelle hinein. Die A-Untereinheit katalysiert eine irreversible **ADP-Ribosylierung eines G₅-Proteins**, wodurch die Adenylatzyklase konstitutiv aktiv wird. Dadurch bleibt der intrazelluläre **cAMP**-Spiegel ständig erhöht und lässt Cl^--Kanäle kontinuierlich aktiv sein.

Tipp

Eine Überfunktion von Cl^--Kanälen (z. B. CFTR) ist klinisch ebenso bedeutsam wie ihre Unterfunktion. Letztere ist der Fall bei der autosomal-rezessiv vererbten **Mukoviszidose** (zystische Fibrose, CF) (▶ Abschn. 3.4.2). Die fehlende Sekretion von Cl^- und in dessen Gefolge von Na^+ und Wasser ruft eine Eindickung des Darminhaltes vor, die bei Säuglingen mit CF schon früh als **Malabsorption** oder als **Ileus** (Darmverschluss) imponieren kann. Es wird vermutet, dass die Heterozygotenfrequenz bei der CF deswegen so hoch ist, weil dadurch Anlageträger einen gewissen Schutz vor Durchfallseuchen wie Cholera in der Vergangenheit erfahren haben.

■ **Therapie**

Vielleicht das wirksamste therapeutische Prinzip bei Durchfallerkrankungen ist die **orale Rehydratationstherapie**. Sie dient dem Ersatz des verlorenen Wassers und der Elektrolyte. Am effizientesten dabei ist neben Wasser der Zusatz von Na^+ und Glukose (»Cola und Salzstangen«), da sie gekoppelt resorbiert werden und Wasser osmotisch mit in das Plasma hineinziehen.

> **Bei Durchfallerkrankungen kommt es aufgrund des Bikarbonatverlustes zu einer metabolischen Azidose.**

7.4.2 Maldigestion und Malabsorption

Als Maldigestion bezeichnet man einen Defekt der enzymatischen Verdauung, wohingegen mit Malabsorption die Resorptionsstörung verdauter Nahrungsbestandteile gemeint wird. Beide werden unter dem Oberbegriff **Malassimilation** zusammengefasst. Man unterscheidet eine globale von einer partiellen Malassimilation. Eine globale Malassimilation tritt z. B. nach **starker Reduktion der Resorptionsfläche** im Dünndarm, etwa bei der Sprue oder nach operativen Resektionen, auf. Partielle Malassimilationen betreffen nur einige der Nahrungsbestandteile, wie Kohlenhydrate, Fette, Proteine, Vitamine, Ca^{2+}, Fe^{2+}, Spurenelemente oder die Gallensäurenrezirkulation.

■ **Mangel an Pankreasenzymen**

Pankreaserkrankungen (chronische Pankreatitis), aber auch Stenosen des Ductus choledocus (Pankreaskopftumore) verhindern die Beimischung von Gallensalzen, HCO_3^- und Pankreasenzymen zu dem Nahrungsbrei im Duodenum. Es kommt zu **Malassimilation aller Nahrungsbestandteile**, insbesondere der Lipide und der fettlöslichen Vitamine (A, D, E, K). Folgen sind Gewichtsverlust, Vitaminmangelerscheinungen und Fettstühle.

■ **Mangel an Enterozytenenzymen**

Der Mangel an der Bürstensaumdisaccharidase Laktase ist die häufigste Ursache einer Kohlenhydratmalabsorption. Grund ist meist eine genetisch bedingte Unterdrückung der Laktaseexpression in Dünndarmenterozyten. Dadurch kann Laktose nicht mehr zu Glukose und Galaktose gespalten werden und verbleibt im Dickdarm unverändert. Die Dickdarmbakterien verstoffwechseln den Überschuss an Laktose zu kurzkettigen Fettsäuren und Gasen, was sich als **Blähungen und Flatulenz** äußert. Laktose und bakterielle Stoffwechselendprodukte rufen eine **osmotische Diarrhoe** hervor. Die Unverträglichkeit wird unter dem Begriff **Laktoseintoleranz** gefasst.

> ❓ ▬ Erklären Sie die Entstehung einer osmotischen Diarrhoe.
> ▬ Welches Coenzym ist an der von Choleratoxin katalysierten Reaktion beteiligt?

7.5 Gallenblase und Gallenwege

7.5.1 Labordiagnostik

Routinemäßig bestimmt man beim Verdacht auf Erkrankungen der Gallenwege zwei Enzyme, deren Plasmaaktivitäten mit dem Ausmaß einer Gallenstauung (Cholestase) korrelieren: **γ-Glutamyl-Transferase (γGT)** und **alkalische Phosphatase (AP)**.

■ **γ-Glutamyl-Transferase**

Sie wird vor allem von Epithelzellen der Gallengänge exprimiert, in die Zellmembran eingelagert und dient der **Abspaltung von Glutamat** aus mit Glutathion-konjugierten Gallenbestandteile. Somit können die Aminosäuren des Glutathions (γGlu-Cys-Gly) wiederverwendet werden. Bei Cholestase üben amphiphile Gallensäuren eine Detergenzienwirkung auf die Membranen der Gallengangsepithelien aus, sodass die Membranen aufgelöst werden. Somit tritt vermehrt γGT in das Plasma über und ihre Serumaktivität steigt.

■ **Alkalische Phosphatase**

Sie wird zusätzlich zur Leber auch in anderen Organen gebildet: **Knochen** (v. a. durch Osteoblasten), **Plazenta** (erhöht bei Schwangerschaft). Aus diesem Grund ist eine Erhöhung der AP erst dann hinweisend auf einer Erkrankung der Gallenwege, wenn sie **gemeinsam mit γGT** erhöht ist.

7.5.2 Ikterus und Cholestase

Als Ikterus bezeichnet man die Gelbverfärbung von Skleren, Haut und sichtbaren Schleimhäuten durch eine Zunahme der Konzentration des gallepflichtigen **Bilirubins** im Blut (normalerweise < 1 mg/dl) und folglich auch in Geweben. Als erstes bei einem Plasmagehalt von über 2 mg/dl an Bilirubin verfärben sich die (sonst weißen) Skleren, ab ca. 3 mg/dl auch die Haut. Beim Ikterus ist immer das Gesamtbilirubin erhöht.

Differenzialdiagnostisch wichtig ist die Unterscheidung zwischen dem **prä-, intra-** und **posthepatischen Ikterus**. Hierfür ist es hilfreich, zwischen Erhöhungen des **indirekten/unkonjugierten** und des **direkten/konjugierten** Bilirubins zu unterscheiden (◘ Tab. 7.1).

❯ Welche Art von Bilirubin als direkt oder indirekt bezeichnet wird, kann man sich eventuell so merken: »Konjugiertes Bilirubin kann *direkt* ausgeschieden werden«.

■ **Prähepatischer Ikterus**

Die Ursache der Bilirubinerhöhung ist **vor der hepatischen Aufnahme** von Bilirubin lokalisiert. Daher ist hier immer das **unkonjugierte Bilirubin** erhöht.

Diese Ikterusform tritt entweder durch **gesteigerte Bilirubinproduktion** oder durch Verdrängung des Bilirubins von der Albuminbindung durch bestimmte lipophile Substanzen (z. B. Sulfonamidantibiotika) auf. Die häufigste Ursache ist allerdings ein vermehrter Anfall von Bilirubin bei gesteigerter **Hämolyse** (etwa bei Autoimmunhämolysen, ineffizienter Erythropoese oder nach massiver Bluttransfusion). Erhöht ist hier das **unkonjugierte Bilirubin** und dementsprechend auch das **Gesamtbilirubin**. Da die Konjugierung nicht betroffen ist, fällt auch nicht mehr Urobilinogen als normal an, sodass der Urin eine normale Farbe aufweist. Auch Stercobilinogen wird von den Darmbakterien in normaler Menge produziert, sodass beim prähepatischen Ikterus der Stuhl nicht entfärbt ist. Differenzialdiagnostisch wichtige Laborhinweise auf das Vorliegen einer Hämolyse sind neben das Bilirubin auch noch die Erhöhung der **Retikulozyten** (gesteigerte kompensatorische Erythropoese)

und der **LDH** (aus zerstörten Erythrozyten) sowie die Erniedrigung von **Haptoglobin** und **Hämopexin**.

❯ Das indirekte Bilirubin ist vor allem infolge übermäßiger Hämolyse erhöht.

■ **Intrahepatischer Ikterus**

Die Ursache liegt zwischen der Aufnahme von Bilirubin und dem Abtransport mit der Gallenflüssigkeit durch die Gallengänge. Je nachdem, ob die Störung vor oder nach der Konjugierung stattfindet, ist das **unkonjugierte bzw. konjugierte Bilirubin** erhöht.

Verminderte Bilirubinaufnahme Die häufigste Ursache hierfür ist eine reduzierte Durchblutung der hepatischen Sinusoide. Gemäß dem Ohm'schen Gesetz sinkt der hepatische Blutfluss, falls der Druckgradient erniedrigt ist (etwa bei Stauung vor dem rechten Vorhof im Rahmen einer Rechtsherzinsuffizienz) oder wenn der portale Widerstand erhöht ist (Kompression durch Tumoren oder bei Leberfibrose). Hier ist vor allem das **unkonjugierte Bilirubin** erhöht. Bei einer Rechtsherzinsuffizienz können **Beinödeme** entstehen, die aufgrund der Schwerkraft- und Stauungs-bedingten Erhöhung des hydrostatischen Druckes in Beinkapillaren auftreten. Bei Erhöhungen des portalen Widerstandes bilden sich häufig **portokavale Umgehungskreisläufe** im Bereich der Abdominalwand (Caput medusae), des Ösophagus (Ösophagusvarizen) oder des Rektums (Hämorrhoiden).

Störung der Bilirubinkonjugierung Verantwortlich für die Bilirubinkonjugierung ist eine **UDP-Glukuronyltransferase** (UDP-GT). Erworbene Störungen ihrer Aktivität treten dann auf, wenn Medikamente oder Hormone (z. B. Schilddrüsenhormone bei Hyperthyreose) mit Bilirubin um das Enzym konkurrieren. Selten können genetische Störungen (z. B. beim Gilbert-Syndrom) mit verminderter Enzymaktivität einhergehen. Erhöht ist auf jedem Fall das **unkonjugierte Bilirubin**.

◘ Tab. 7.1 Formen des Ikterus

Form	Indirektes Bilirubin	Direktes Bilirubin	Häufigere Ursachen
Prähepatisch	↑	–	Hämolyse
Intrahepatisch	↑	↑	Leberschädigung (Hepatitis, Zirrhose)
			Angeborene Hyperbilirubinämiesyndrome
Posthepatisch	–	↑	Obstruktion des D. choledocus (z. B. durch Tumore, Gallensteine)

> **Tipp**
>
> Postnatal tritt bisweilen ein physiologischer sog. Neugeborenenikterus auf. Unmittelbar postnatal werden Erythrozyten aufgrund der Transition von fetalem ($\alpha_2\delta_2$) zum adulten ($\alpha_2\beta_2$) Hämoglobin schneller abgebaut (kürzere Halbwertszeit). Die Hepatozyten und ihre noch unreifen Bestände an UDP-GT werden mit einem vermehrten Bilirubinanfall konfrontiert. Wenn die Konjugierung noch nicht ausreichend schnell erfolgt, tritt ein intrahepatischer Ikterus auf. Unkonjugiertes Bilirubin ändert seine Konformation bei Stimulation mit blauem Licht und wird dabei wasserlöslich, sodass es über die Nieren ausgeschieden werden kann. Dies ist die Grundlage der Phototherapie beim Neugeborenenikterus.

Störung der Bilirubinexkretion in Gallenkanälchen Die ATP-vermittelte Ausscheidung von Bilirubin durch Multi-drug-Resistance-Proteinen (MRP) der basolateralen Hepatozytenmembran stellt den Schlüsselschritt der Bilirubinelimination dar. Tritt eine Hepatozytenschädigung auf (etwa bei Hepatitis), ist daher die Exkretion eher als die Konjugierung von Bilirubin betroffen. Es entsteht ein intrahepatischer Ikterus mit überwiegender Erhöhung von **konjugiertem** Bilirubin auf. Das im Blut erhöhte direkte Bilirubin wird renal in Urobilinogen umgewandelt und ruft eine bierbraune Verfärbung des Urins auf. Was dem Urin an Farbe zukommt, fehlt aber dem Stuhl. Die verminderte Bilirubinexkretion bewirkt einen Abfall des Sterkobilinogengehaltes des Stuhls: je ausgeprägter die Hepatozytenschädigung ist, desto entfärbter erscheint auch der Stuhl.

> **❯ Die Sekretion von direktem Bilirubin in den Gallenkanälchen läuft ATP-abhängig ab.**

■ Posthepatischer Ikterus
Hier liegt eine Blockierung der extrahepatischen Gallenwege zugrunde. Kausal hierfür können Gallensteine, Tumore (z. B. Pankreaskopfkarzinom), Cholangitiden (Entzündungen der Gallenwege) etc. sein. Vor allem das **konjugierte Bilirubin** ist erhöht. Der Urin ist bierbraun verfärbt, der Stuhl acholisch und entfärbt. Es kommt zu einer ausgeprägten **Störung der Fettverdauung**: Fettstühle, Gewichtsverlust und begleitend Vitaminmangelerscheinungen.

7.5.3 Gallensteine

Gallensteine (Cholelithiasis) stellen ein relativ häufiges Leiden dar. Meistens werden hiervon Frauen im gebärfähigen Alter betroffen. Sofern Gallensteine in der Gallenblase auftreten, bezeichnet man den Zustand als Cholecystolithiasis. Wichtig ist, dass Gallensteine erst dann therapiebedürftig sind, wenn sie Symptome hervorrufen, beispielsweise durch Verlegung des Ductus cysticus/choledocus oder durch Entzündung der Gallenblase (Cholecystitis). In den meisten Fällen (75%) sind sie asymptomatisch und stellen daher einen harmlosen Nebenbefund in der Gallenblase dar.

Die Entstehung von Gallensteinen ist meist auf mindestens eins von zwei pathogenetischen Konstellationen zurückzuführen: **Veränderungen der Gallenzusammensetzung** und **Verminderung des**

Gallenflusses. Die meisten Gallensteine sind **Cholesterinsteine (75%)**, den Rest machen Pigmentsteine aus Bilirubin (25%) aus.

Cholesterinsteine

Cholesterin ist bekanntermaßen lipophil. Um es in der wässrigen Galle ausscheiden zu können, wird es innerhalb von **Mizellen** verpackt. Wie bei den Darmmizellen auch, bilden die Oberfläche der Gallenmizellen amphiphile Substanzen wie **Gallensäuren** und **Phosphatidylcholin** (Lecithin) aus. Das Verhältnis der Konzentrationen dieser mizellären Bestandteile ist entscheidend dafür, ob Cholesterin ausfällt (■ Abb. 7.3). Bei Erhöhungen des Anteils an Cholesterin oder bei Erniedrigung des Anteils von Gallensäuren und/oder Phosphatidylcholin lagern sich Cholesterinmoleküle zu Kristallisationskernen zusammen, welche die Vorstufe der Steinbildung repräsentieren.

> Wichtige Bestandteile der Gallenmizellen sind außer Cholesterin noch amphiphile Substanzen wie Phospholipide und Gallensäuren.

Erhöhte Cholesterinsekretion Ursache dafür ist eine gesteigerte Cholesterinsynthese, ein reduzierter Einsatz von Cholesterin in anderen Stoffwechselwegen oder eine gesteigerte Cholesterinaufnahme in den Hepatozyten.

Eine gesteigerte Cholesterinsynthese ist auf eine intensivierte Aktivität des Schlüsselenzyms der Cholesterinsynthese, der **HMG-CoA-Reduktase**, zurückzuführen. Die Aktivität des Enzyms kann bei Fettsucht oder beim Mangel an Gallensäuren (durch insuffiziente enterohepatische Rezirkulation oder Medikamente) enthemmt werden.

Im Rahmen der Schwangerschaft hemmen hohe Progesteronkonzentrationen die **Acyl-CoA-Cholesterin-Acyltransferase (ACAT)**, welche u. a. für die intrazelluläre Speicherung des Cholesterins verantwortlich ist. Dadurch kann mehr Cholesterin in die Galle ausgeschieden werden.

Östrogene regulieren die **LDL-Rezeptoren** der Hepatozyten hoch und erhöhen somit die Cholesterinaufnahme, was möglicherweise einer der Gründe darstellt, warum Frauen eher als Männer für Cholelithiasis prädisponiert sind.

Verminderte Gallensäuresekretion Ursachen für eine verminderte Gallensäuresekretion ist weniger eine verminderte Aktivität des Schlüsselenzyms der Gallensäuresynthese (**7α-Hydroxylase**) wie vielmehr die Abnahme der Gallensäurenreserve. Der tägliche Umsatz an Gallensäuren im Rahmen der Verdauung übersteigt deren hepatische Produktion auf das 20- bis 50-fache. Daher kann eine **Störung der enterohepatischen Rezirkulation** (z. B. im Rahmen einer Ileitis terminalis bei Morbus Crohn) leicht zu einer signifikanten Abnahme der Gallensäurenreserve führen.

Östrogene induzieren nicht nur eine vermehrte Cholesterinaufnahme, sondern auch das Enzym **12-Hydroxylase**, was die Synthese von Cholsäure (OH-Gruppen an C3, 7, 12) aus Chenodesoxycholsäure (OH-Gruppen an C3, 7) katalysiert. Dies begünstigt die Steinbildung insofern, als die Cholesterinsekretion in der Galle positiv mit dem Verhältnis von Cholsäure zu Chenodesoxycholsäure korreliert. Ein erhöhtes Risiko für Gallensteine beobachtet man daher auch unter Hormonersatztherapie mit Östrogenen.

Pigmentsteine

Sie treten auf, wenn der Gehalt der Galle am wasserunlöslichen **unkonjugierten Bilirubin** übermäßig ansteigt.

Vermehrter Hämoglobinabbau Ein weit gesteigerter **Hämoglobinabbau** tritt bei Hämolysen auf. Die Reservekapazität der UDP-GT reicht nicht aus, um all das anfällige Bilirubin zu glukuronidieren, sodass es vermehrt in unlöslicher Form biliär ausgeschieden wird. Die wasserunlösliche Bilirubinmoleküle lagern sich zusammen und können Krystale und letztendlich Steine bilden.

Bilirubindekonjugierung in der Galle Bei bakteriellen Entzündungen der Gallenwege (Cholangitiden) können Bakterien Bilirubin (und Gallensäuren) dekonjugieren, um Glukuronsäure zu verstoffwechseln. Dadurch steigt auch die Konzentration am wasserunlöslichen Bilirubin in den Gallenwegen.

Verzögerte Gallenblasenentleerung

Beim Fasten oder während parenteraler Ernährung fehlen die normalen **enteroendokrinen und nerva-**

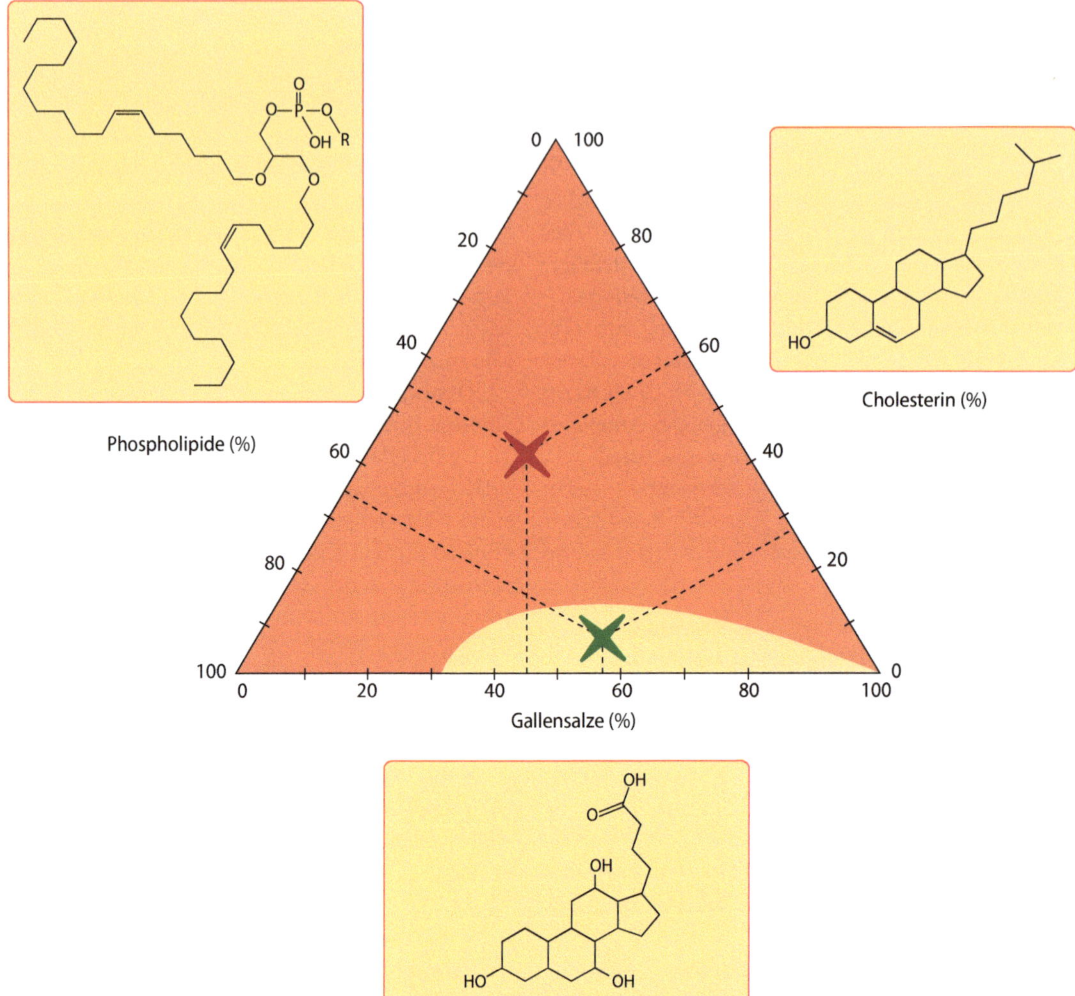

Abb. 7.3 Konzentrationsverhältnisse in der Galle bei der Entstehung von Cholesterinsteinen. Die gelbe Fläche innerhalb des Dreiecks umfasst den physiologischen Bereich, wo bei relativ niedriger Cholesterinkonzentration kaum Cholesterinkristalle entstehen. Die rote Fläche bezeichnet den Bereich, wo die Entstehung von Cholesterinsteinen möglich ist. Bei Gallensalzen ist die chemische Formel von Cholsäure angegeben

len Stimuli (**z. B. CCK**) für die Gallenblasenentleerung, sodass der Inhalt auf das 10- bis 20-fache konzentriert werden kann. Bei mangelnder Freisetzung von Fettsäuren im Dünndarm (z. B. durch Lipasemangel infolge einer Pankreasinsuffizienz) fehlt die CCK-Ausschüttung, die die Kontraktion der Gallenblasenwand auslöst.

■ Konsequenzen

Gallensteine können eine akute Gallenblasenentzündung auslösen (**akute Cholezystitis**), die von einem Ödem der Gallenblasenwand bis hin zur Ruptur (Perforation) der Gallenblase führen kann. Wenn Gallensteine die Gallenwege verstopfen, kommt es je nach Höhe der Stenose zu typischen Begleitsymptomen. Ist der Stein unterhalb der Einmündung des Ductus pancreaticus in den Ductus choledochus gelegen, kommt es zusätzlich zu dem **Stauungsikterus** auch noch zu einer **Stauungspankreatitis**. Grund dafür ist die Druckerhöhung in den Pankreasgängen und die vorzeitige Pankreasenzymaktivierung aufgrund der Stase.

 — Was sind die wichtigsten Ikterusformen und was gehört jeweils zu ihren Ursachen?
— Wie verhalten sich das indirekte und das direkte Bilirubin bei den verschiedenen Ikterusformen?

7.6 Leber

7.6.1 Labordiagnostik

■ **Parameter der Leberzellschädigung**

Die klassischen Parameter der Leberzellschädigung sind die zwei Transaminasen GOT und GPT. Im Prinzip deuten Erhöhungen ihrer Plasmaaktivitäten darauf hin, dass die Enzyme nach Hepatozytenschädigung aus den Zellen heraus und in das Blut übergetreten sind.

GOT/AST Die **Glutamat-Oxalacetat-Transaminase (GOT)** bzw. **Aspartat-Aminotransferase (AST)** katalysiert die Umwandlung von Glutamat und Oxalacetat in α-Ketoglutarat und Aspartat. Sie spielt eine wichtige Rolle besonders in Geweben mit einem hohen Aminosäureumsatz, wie der Leber, dem Herz- und Skelettmuskel etc. Da α-Ketoglutarat direkt in den **Zitratzyklus** eingeschleust werden kann, befindet sich das Enzym in Hepatozyten zu **80% mitochondrial** (wo auch der Zitratzyklus stattfindet) und nur zu 20% zytoplasmatisch.

> GOT ist vorwiegend mitOchondrial, GPT agegen eher zytoPlasmatisch lokalisiert.

> **Tipp**
>
> Eine Methode der laborchemischen Bestimmung der Plasmaaktivität von GOT basiert auf einem enzymatisch-optischen Test. Das durch GOT produzierte Oxalacetat wird mithilfe des Indikatorenzyms Malat-Dehydrogenase umgekehrt wie im Zitratzyklus zu Malat überführt. Dabei wird NADH/H⁺ verbraucht und somit sinkt die spezifische Lichtabsorption des Reaktionsansatzes bei 340 nm Wellenlänge. Anhand des Lambert-Beer-Gesetzes kann man auf die Konzentrationsveränderung und dadurch indirekt auf die Enzymaktivität zurückschließen.

GPT/ALT Als Ausdruck der Rolle der Leber in dem **Alanin-Zyklus** wird vor allem in der Leber die Glutamat-Pyruvat-Transaminase bzw. Alanin-Aminotransferase exprimiert. Das aus der Glykolyse stammende Laktat wird im Muskel zu Pyruvat oxidiert, zu Alanin transaminiert und in dieser Form zur Leber überführt. Hier übernimmt die GPT die Wiederherstellung von Pyruvat, welches anschließend der hepatischen Glukoneogenese dienen kann und danach in Form von Glukose wieder zu den Muskeln zurückkehrt. GPT befindet sich vornehmlich (zu 85%) im **Zytoplasma** der Hepatozyten, den Rest decken die Mitochondrien ab.

Transaminasenerhöhung Bei leichter Leberzellschädigung steigt die Plasmaaktivität von GPT mehr als diejenige von GOT an. Erst bei schweren Leberschäden kehrt das Verhältnis um. Möglicherweise liegt es daran, dass bei leichten Schäden die Zellmembranen permeabler werden und u. a. zytoplasmatische Proteine wie die GPT austreten können. Sobald die Zellschädigung zu Nekrose führt, werden auch Mitochondrien zerstört, sodass GOT ungehindert austreten kann (❏ Abb. 7.4).

> **Tipp**
>
> Das Verhältnis der Enzymaktivitäten GOT/GPT im Plasma heißt **De-Ritis-Quotient** und wird diagnostisch bei Lebererkrankungen bestimmt, um zusammen mit anderen Parametern Hinweise zu dem Schweregrad zu liefern. Je höher der Quotient, desto ernster soll auch die Hepatozytenschädigung sein.

■ **Parameter der Leberzellfunktion**

Cholinesterase II Außer der membranständigen spezifischen Acetylcholinesterase, die auf Nerven- und Muskelzellen vorkommt (**Cholinesterase I**), existiert noch ein verwandtes, von Hepatozyten in das Plasma sezerniertes Enzym, die unspezifische Acethylcholinesterase (**Cholinesterase II**). Man hat empirisch herausgefunden, dass ihre Plasmaaktivität gut mit der **Syntheseleistung der Leberzellen** korreliert.

Das Enzym spielt eine wichtige Rolle beim **Abbau depolarisierender Muskelrelaxanzien** (wie Succinylcholin), die normalerweise nicht von der spezifischen Cholinesterase I gespalten werden

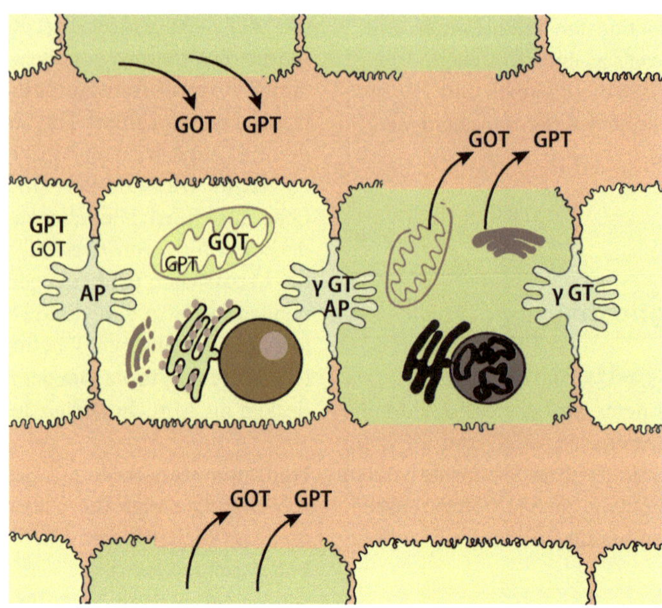

Abb. 7.4 Leberenyzme. In grün dargestellt sind nekrotische Zellen mit geschädigten Organellen (schwarz). Dabei treten GOT und GPT heraus. Zwischen den Hepatozyten sind Gallenkanälchen eingeschlossen. Für Schädigungen der Gallenwege sind AP und γGT charakteristisch

können. Solche Muskelrelaxanzien werden z. B. für kurze Eingriffe oder schnelle Intubationen verwendet. Tritt aber ein **genetisch bedingter Mangel an Cholinesterase II**, kommt es zum beträchtlich verzögertem Abbau solcher Muskelrelaxantien, was eine prolongierte Apnoe (Lähmung der Atemmuskulatur) und damit die Notwendigkeit einer künstlichen Beatmung mit sich bringt.

Andere Parameter Weitere gute Indikatoren für die Syntheseleistung der Leber sind der **Quick/INR-Wert und die aPTT**, da sie von der Synthese vieler hepatischen Gerinnungsfaktoren abhängen (auch Vitamin-K-unabhängig). Ein Abfall des Albumins alleine ist weniger spezifisch für eine Leberfunktionsstörung, da **Albumin** bei Nierenerkrankungen (▶ Abschn. 5.2) im Rahmen der Proteinurie verloren gehen kann bzw. bei Akut-Phase-Zuständen unter dem Einfluss von u. a. IL-6 in geringerem Maß synthetisiert wird. Außer dem erhöhten **Gesamtbilirubin** zeigt ein erhöhter **Ammoniakspiegel** im Plasma, dass der hepatische Harnstoffzyklus bzw. der Ammoniakeinbau in Glutamin aufgrund einer Leberfunktionsstörung nicht ausreichend ablaufen kann.

7.6.2 Leberzirrhose

Die Leberzirrhose stellt eine **chronische Reaktion** des Leberparenchyms auf verschiedenste Formen der **Hepatozytenschädigung** dar. Das Leberparenchym wird mit Kollagen-reichen **bindegewebigen Septen** durchsetzt und die Anzahl funktionsfähiger Hepatozyten nimmt ab. Kausal dafür sind meist Alkoholschäden (ca. 50%), virale und autoimmune Hepatitiden, seltener auch Stoffwechselerkrankungen (z. B. Hämochromatose, M. Wilson) oder Obstruktionen des Blutabflusses der Leber (z. B. Stauungsleber bei Rechtsherzinsuffizienz).

▪ Pathophysiologie

Hepatozytenuntergang Ungeachtet des kausalen Agens kommt es in Hepatozyten aufgrund der Schädigung zu **ATP-Depletion**, Mangel an Antioxidantien (z. B. Glutathion↓), vermehrter Bildung reaktiver O_2-Radikalen und dadurch zu peroxidativen Schäden der ungesättigten Fettsäuren in Membranlipiden. Dadurch werden die Zellmembranen **permeabel für Ca^{2+}**, welches beim Eintritt in höheren Konzentrationen die Apoptose auslösen kann. Verläuft die Schädigung rasch, dann sterben Zellen durch Nekrose ab, so dass lysosomale Enzyme unkontrolliert heraustreten und Zytokine aus der Extrazellulärmatrix freisetzen können.

Entzündung Sezernierte **Zytokine** und parakrin aktive **Wachstumsfaktoren** (z. B. PDGF) aktivieren Entzündungszellen (z. B. **Kupffer-Zellen**), die ihrerseits durch Zytokine (TGFβ) die **Stern-/Ito-Zellen** der Lebersinuoiden, die normalerweise Retinoide speichern, zur **Umwandlung in Myofibroblasten** anregen (◘ Abb. 7.5). Diese Aktivierung der Ito-Zellen stellt den Drehpunkt des ganzen Fibrosierungsprozesses.

Fibrosierung Die entstandenen Myofibroblasten legen u. a. Kollagen Typ I und III in Form von **Bindegewebssepten** an, die ausgehend von den Periportalfeldern die Leberläppchen in **Pseudoläppchen** (keine Zentralvene) unterteilen. In einem Nebeneinander von Regeneration und knotiger Neubildung verändert sich das Leberparenchym auch makroskopisch. Es kommt zu einem nodulären Aspekt mit **knotigem Umbau** und Leberschrumpfung im Endstadium.

■ **Konsequenzen**

Die Hepatozytenschädigung ruft wegen des umfangreichen Funktionsspektrums der Leber eine Vielfalt von Komplikationen hervor. U. a. tritt aufgrund der Einschränkung der sekretorischen Funktion der Hepatozyten eine **intrahepatische Cholestase** auf. Da die Hepatozyten auch beim **Abbau der Östrogene** beteiligt sind, kommt es beim Mann zu Gynäkomastie, einem weiblichen Behaarungstyp und Impotenz. Die Fibrosierung der Sinusoide erhöht den portalen Widerstand und ruft eine **portale Hypertension** hervor (◘ Abb. 7.5). Größere Bedeutung kommt aber einigen der unten dargestellten Folgen der **metabolischen Leberinsuffizienz** zu.

❯ Eine Leberzirrhose führt zur Entstehung einer portalen Hypertension.

Hepatische Enzephalopathie Der Ausfall der hepatischen Entgiftungsfunktion manifestiert sich u. a. in einem pathologisch erhöhten Plasmaspiegel des **neurotoxischen Ammoniaks**. Dafür verantwortlich ist einerseits die **Hepatozytenunterfunktion**, an-

dererseits die vermehrt ausgebildeten **porto-systemischen Shunts** aufgrund der portalen Hypertension. Sie führen u. a. Blut mit toxischen **bakteriellen Stoffwechselendprodukten** (z. B. Ammoniak) aus dem Kolon vermehrt an der Leber vorbei. Ammoniak bewirkt Veränderungen des Aminosäurentransportes über die Blut-Hirn-Schranke und eine **ATP-Depletion** von Nervenzellen. Grund dafür ist u. a. die vermehrte **Glutamin-Synthese** aus Glutamat und Ammoniak, die Nervenzellen an Glutamat verarmt. Glutamat muss wiederum aus α-Ketoglutarat resynthetisiert werden, was in kurzer Zeit den **Zitratzyklus** und damit die Energielieferung durch aerobe Glykolyse zum Erliegen bringen kann.

❯ Ammoniak ist neurotoxisch!

Die hepatische Enzephalopathie manifestiert sich je nach Schweregrad in einer zunehmenden Bewusstseinstrübung und motorischen Störungen (z. B. »flapping tremor«).

> **Tipp**
>
> Eine medikamentöse Möglichkeit der Senkung des Ammoniakspiegels bei fortgeschrittener Leberinsuffizienz besteht in der oralen Gabe des nicht resorbierbaren Disaccharids Laktulose (aus D-Galaktose und Fruktose). Kolonbakterien verstoffwechseln es zu Milch- und Essigsäure, die den pH im Darmlumen senken. Dadurch wird vermehrt Ammoniak (NH_3) zu Ammonium-Ionen (NH_4^+) protoniert, welche wegen der Polarität nicht resorbierbar sind. Somit begrenzt man zumindest den Einfluss von bakteriellem Ammoniak an dem erhöhten plasmatischen Spiegel.

Hepatorenales Syndrom Im Rahmen eines Leberversagens aufgrund von Zirrhose kommt es nicht selten zu einem **Nierenversagen**, dessen Pathogenese auf einer **Minderperfusion der Nieren** beruht (▶ Abschn. 5.6). Ursache ist ein Blutdruckabfall, aufgrund von einerseits einem **relativen intravasalen Volumenmangel**, andererseits einer **peripheren Vasodilatation**. Der Volumenmangel tritt aufgrund des Plasmawasserverlustes durch Aszites und eventuell in peripheren Ödemen (bei Hypoalbuminämie) auf. Erwartungsgemäß sollte hier zur Auf-

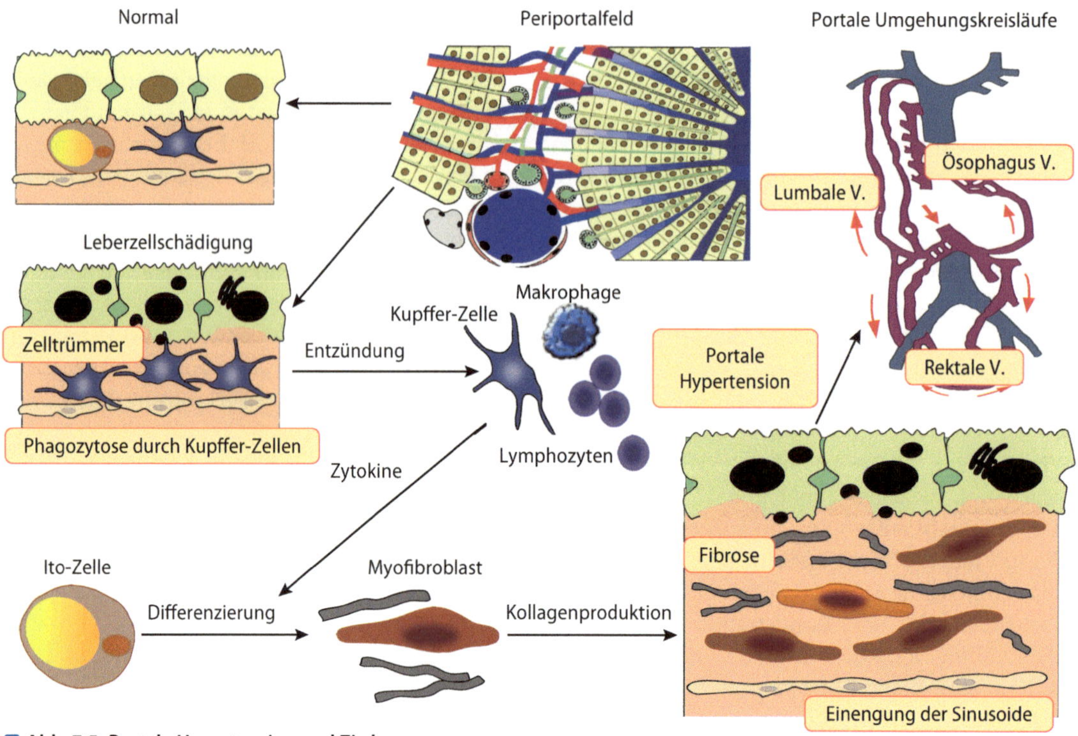

Abb. 7.5 Portale Hypertension und Zirrhose

rechterhaltung des Blutdrucks eine Kreislaufzentralisation stattfinden. Im Gegensatz dazu stellt sich eine Vasodilatation ein. Vermutlich liegt sie daran, dass im Darm gebildete **vasodilatatorische Mediatoren** (wie Substanz P) und **bakterielle Toxine** aufgrund der portosystemischen Umgehungskreisläufe nicht ausreichend von der Leber entgiftet werden. Bakterielle Toxine induzieren die NO-Synthase in Zellen des Immunsystems. Der Anstieg des plasmatischen NO-Spiegels, der allerdings nicht in der Abwehr von Bakterien verbraucht wird, bewirkt eine systemische Vasodilatation.

> **Tipp**
>
> Therapeutisch wirksam beim hepatorenalen Syndrom sind α-adrenerge Agonisten und Vasopressin-Analoga. Sie bewirken einen Anstieg des peripheren Widerstandes und (durch adrenerge Agonisten) eine positive Inotropie mit Steigerung des Blutdruckes und dadurch verbesserter Nierenperfusion.

7.6.3 Portale Hypertension und Aszites

Von einer portalen Hypertension ist die Rede, wenn der Druck in der V. portae chronisch auf über 10 mmHg erhöht ist (Normwert 6–10 mmHg). Ursachen dafür sind Erhöhungen des **portalen Widerstandes** (bei Zirrhose, Thrombose der V. portae etc.) oder eine **Kreislaufstauung vor dem rechten Vorhof** (bei Rechtsherzinsufffizienz).

Der venöse Abfluss der von der V. portae drainierten Organe des gastrointestinalen Traktes wird beeinträchtigt. Folge ist u. a. **Malabsorption**. Setzt sich die Kreislaufstauung flussaufwärts bis in die V. splenica fort, dann kommt es zu einer **Splenomegalie**.

Portokavale Anastomosen Folgenreich ist die Ausbildung von portokavalen Umgehungskreisläufen, die Blut auf dem Weg des niedrigeren Widerstandes an der Leber vorbeiführen. Der eindrucksvolle **Caput medusae** als Shunt über die Vv. paraumbilicales bildet sich eigentlich nur selten aus, sofern die V. umbilicalis postnatal offen bleibt (ca. 1% der Fälle). Von den portokavalen Anastomosen über die **rektalen** (Hämorrhoiden) und **ösophagealen Venen** sind letztere klinisch am wichtigsten. Denn dilatierte **Ösophagusvarizen** sind besonders Ruptur-gefährdet und können letale Verblutungen verursachen (Vorbote ist blutiges Erbrechen: Hämatemesis). Zudem erhöhen die Synthese von Gerinnungsfaktoren und Thrombopoetin durch die Leber sowie die Sequestrierung eines Teils des Thrombozytenpools in der vergrößerten Milz zusammen die Blutungsneigung stark.

> **Tipp**
>
> Somatostatin (SIH) senkt die portale Durchblutung. Man macht sich dies dann zunutze, wenn Ösophagusvarizen Ruptur-bedroht sind, indem man SIH-Analoga verabreicht (z. B. Octreotid).

Aszites Die portale Hypertension zusammen mit dem erniedrigten kolloidosmotischen Druck des Plasmas (Hypoalbuminämie) bewirken die Transsudation von mitunter großen Mengen an proteinverarmter **Plasmaflüssigkeit in die Peritonealhöhle**. Die Flüssigkeitsansammlung nennt sich Aszites und ihre Entstehung kann wichtige Komplikationen erzeugen.

Das Transsudat beim Aszites entnimmt dem Kreislauf Plasmavolumen, sodass das **Renin-Angiotensin-Aldosteron-System** trotz Volumenüberladung des Körpers wie bei einem Volumenmangel vermehrt aktiv ist. Dadurch steigen sekundär die Aldosteron- und ADH-Aktivität. In den distalen Nierentubuli bewirken sie zusammen eine **gesteigerte Natrium-** und vor allem **Wasserresorption**, die der peritonealen Flüssigkeitsansammlung wie in einem Teufelskreis Nachschub liefern. Trotz gesteigerter Natriumresorption besteht aufgrund des Verdünnungseffektes des massenhaft resorbierten Wassers eine **Hyponatriämie**.

> **Tipp**
>
> Um den Teufelskreis der Volumenretention bei Aszites zu durchbrechen, gibt man Aldosteron-Antagonisten (z. B. Spironolacton) und limitiert die Na⁺ und Wasserzufuhr.

7.6.4 Hämochromatose

Die Hämochromatose bezeichnet eine **chronische Eisenüberladung** des Körpers, welche sich in allen Geweben manifestiert und konsekutiv zu multiplen Organdysfunktionen führt. Die Mechanismen, die dazu führen, verdeutlichen die Rollen verschiedener Elemente des Eisenstoffwechsels.

Grundlagen Die Aufnahme des Nahrungseisens erfolgt im Duodenum über Villusenterozyten und wird durch das hepatische Hormon **Hepcidin** gesteuert. Hepcidin bremst die Eisenaufnahme. Auf molekularer Ebene unterdrückt es u. a. die Expression von **DMT1** (Eisentransport über die apikale Enterozytenmembran) und von **Ferroportin** (Eisenfreisetzung aus Enterozyten und Makrophagen des retikulo-endothelialen Systems). Ein Mechanismus der aktiven Eisenausscheidung existiert sonst nicht, nur die (passive) Desquamation Eisen-haltiger Enterozyten und, bei Frauen, die Menstruation. Daher führt eine **pathologisch erhöhte Eisenaufnahme** immer zu einer **positiven Eisenbilanz**.

Hereditäre Hämochromatose Diese Form ist eine autosomal-rezessiv vererbte Erkrankung mit niedriger Penetranz. Aufgrund des physiologischen Blutverlustes werden Frauen seltener, milder und wenn überhaupt, dann später als die Männer davon betroffen. Die Eisenüberladung ist aufgrund des Redoxpotenzials von Eisen toxisch für die Zellen. In der Leber entwickelt sich eine **Zirrhose**. Der Pankreas wird derart geschädigt, dass sich ein **sekundärer Diabetes mellitus** einstellen kann. Außerdem beteiligen sich noch Herz (Kardiomyopathie), Gelenke (Arthropathie) und Haut (Braunfärbung: »Bronzediabetes«) daran.

■ **Pathogenese**

Am häufigsten weisen Patienten mit hereditärer Hämochromatose inaktivierende Mutationen im **HFE-Gen** auf. Das HFE-Protein wird analog wie die HLA-I Komplexe zusammen mit β_2-Mikroglobulin an der Oberfläche kernhaltiger Zellen eingebaut. Es spielt eine Rolle bei der **Signaltransduktion vom Transferrin-Rezeptor**. Bei Hämochromatose kann das HFE-Gen meistens aufgrund von Punktmutationen nicht korrekt gefaltet werden und übt daher ihre Funktion nicht aus. Zwei Mechanismen tragen dazu bei, dass es dadurch zur Eisenüberladung kommt.

Signale der Kryptenenterozyten Enterozyten aus den Dünndarmkrypten sind nicht so viel wie die **Villusenterozyten** auf Resorption, sondern eher auf regulatorischen Zwecken eingestellt. Im Kontext des Eisenstoffwechsels nehmen sie Eisen mittels Transferrin-Rezeptoren auf und regulieren die Eisenaufnahme der Villusenterozyten durch DMT1 oder Ferroportin herab. Bei einem HFE-Defekt registrieren Villusenterozyten unzureichende plasmatische Eisenvorräte und wie beim Eisenmangel **enthemmen sie die Eisenaufnahme** durch Villusenterozyten.

Hepcidinmangel Hepatozyten sezernieren aufgrund des HFE-Gendefektes zu wenig Hepcidin. Dies könnte u. a. daran liegen, dass die beeinträchtigte **Signaltransduktion vom Transferrin-Rezeptor** ein Eisenmangel vortäuscht, was sich hemmend auf der Hepcidinexpression auswirkt.

> **Hepcidin ist ein Akut-Phase-Protein. Im Rahmen chronischer Entzündungen wird es daher vermehrt exprimiert und ruft eine Eisenmangelanämie hervor (*anemia of chronic disease*).**

Die Variabilität der Manifestationsformen (Schwere, Zeitpunkt des Erkrankungseintrittes) bei der hereditären Hämochromatose beruht darauf, dass nicht nur HFE-Gendefekte kausal sein können. Auch **Hepcidin-Defekte, Mutationen des Hämojuvelin-Gens** (Rolle in der Signaltransduktion vom Transferrin-Rezeptor), ja sogar bestimmte **Mutationen des Transferrin-Rezeptors** selber können dabei eine Rolle spielen.

> **Tipp**
>
> Die Hämochromatose ist wahrscheinlich die einzige Erkrankung, bei der die im Mittelalter ubiquitär angewendete Aderlasstherapie tatsächlich eine wissenschaftliche Rechtfertigung besitzt.

7.6.5 Morbus Wilson

Morbus Wilson, auch **hepatolentikuläre Degeneration** genannt, beruht auf einer übermäßigen Akkumulation von **Kupfer** im Körper.

> **Tipp**
>
> Kupfer ist ein wichtiger Kofaktor für Enzyme, die als Oxidasen wirken: z. B. Coeruloplasmin (oder Ferrooxidase, oxidiert im Plasma Fe^{2+} zum chemisch inerteren Fe^{3+}), Lysyloxidase (posttranslationale Kollagenmodifizierung), Cytochrom-C-Oxidase (Komplex IV der Atmungskette) oder Superoxiddismutase (antioxidativ).

■ Pathogenese

Zugrunde liegt ein autosomal-rezessiv vererbter Defekt einer **ATP-betriebenen Kupfer-Pumpe**, ATP7B, die besonders in den Hepatozyten exprimiert wird und zwei Aufgaben erfüllt. Erstens sezerniert es Kupfer in die Gallenflüssigkeit und dient somit seiner aktiven Ausscheidung. Zweitens belädt es das Kupfer-Transportprotein **Apo-Coeruloplasmin** im Golgi-Apparat, sodass es mit dem daran gebundenem Kupfer dann exozytiert und anderen Geweben durch das Plasma zugeführt werden kann.

Inaktivierende Mutationen des ATP7B verhindern die Kupferexkretion und die Beladung von Caeruloplasmin. Die mit Kupfer »auslaufenden« Hepatozyten setzen trotzdem Kupfer frei, welches dann anderem Gewebe als freies Ion oder an alternativen Plasmaproteinen (Albumin, Transcuprein) gebunden zugeführt wird. Im Vergleich zum Normalfall ist aber der **Gesamtkupfergehalt des Plasmas erniedrigt**. Caeruloplasmin hat in ungeladener Form eine so kurze Halbwertszeit, dass es auch erniedrigt ist (**Caeruloplasmin** ↓). Was gegenüber dem Normalfall erhöht ist, ist der Anteil des freien, ungebundenen Kupfers im Plasma (**freies Kupfer** ↑). Dieses Kupfer kann jetzt, ungeschützt durch die Bindung an dem hochmolekularen Caeruloplasmin, ungehindert glomerulär filtriert werden, so dass seine erhöhte Konzentration im Urin diagnostisch bestimmt werden kann.

> **Veränderungen der Kupfer-Parameter beim M. Wilson: Gesamt-Cu²⁺↓, Caeruloplasmin ↓, freies Cu²⁺ ↑.**

■ **Symptome**

Hepatozyten gehen aufgrund der Kupferüberladung zugrunde. Es entsteht eine **Leberzirrhose**. Kupferablagerungen im **Corpus striatum** (bes. im Nucleus lenticularis) und im **Zerebellum** (Nucleus dentatus) verursachen eine Parkinson-ähnliche Symptomatik (Rigor, Tremor, Akinesie) mit zerebellärer Begleitsymptomatik (Dysarthrie, Ataxie) (▶ Abschn. 13.3.1, ▶ Abschn. 13.4). Pathognomonisch (d. h. sicher auf die Diagnose hinweisend) ist eine Kupferablagerung in der Descemet-Membran der Kornea, die sich als bräunlicher Ring bei der Augeninspektion darstellt (sog. **Kayser-Fleischer-Kornealring**).

? — Welche physiologischen Rollen spielen GOT, GPT und die unspezifische Cholinesterase?
— Welche hepatischen Zellen führen zu der faserigen Durchsetzung der Leberläppchen bei der Leberzirrhose? Aus welchen Zellen entstehen sie?
— Warum ist das Blutungsrisiko bei Leberzirrhose erhöht? Was sind die Prädilektionsstellen für Blutungen, sofern eine portale Hypertension besteht?
— Erklären Sie die Pathophysiologie der Hämochromatose!
— Warum ist beim M. Wilson der Gesamtkupfergehalt des Plasmas erniedrigt, wenn trotzdem eine Kupferüberladung besteht?

7.7 Pankreas

7.7.1 Pankreatitis

Die Pankreatitis, sei sie akut oder chronisch, geht mit einer **Entzündung des Pankreas** einher, die aufgrund von **vorzeitiger Pankreasenzymaktivierung** zur mehr oder minder schnellen Selbstandauung des Organs führt. Dies ist leicht nachvollziehbar, wenn man berücksichtigt, dass das exokrine Pankreas Enzyme zur Verdauung aller assimilierbaren Nahrungsbestandteile sezerniert.

■ **Pathogenese**

Ursache ist in den meisten Fällen eine **vorzeitige Trypsinaktivierung**. Normalerweise wird Trypsin erst im Duodenum bei alkalischem pH durch die Enteropeptidase der Enterozytenmembran durch Spaltung aus der inaktiven Form Trypsinogen aktiviert. Durch Alkoholkonsum oder bei Rückstauung von Gallenflüssigkeit entlang des Ductus pancreaticus (bei Cholelithiasis) kann es zur Aktivierung von Trypsin in den Pankreasgängen oder sogar innerhalb der Azinuszellen selber kommen.

> **Tipp**
>
> Eine intrazelluläre Trypsinaktivierung ließ sich in tierexperimentellen Studien beweisen. Hier bewirken Schäden (z. B. durch Alkohol oder Gallensäuren) eine intrazelluläre Kolokalisation von Zymogenen und lysosomalen Proteasen, die ihrerseits Trypsin aktivieren.

■ **Labordiagnostik**

Eine Erhöhung der Aktivität der **Pankreaslipase** im Serum über das 3-fache der Norm gilt als beweisend für das Vorliegen einer akuten Pankreatitis. Die α-Amylase ist weniger spezifisch, da sie ja auch von den Speicheldrüsen (v. a. Gl. parotideae) produziert wird und bei Erkrankungen der Speicheldrüsen (z. B. Mumps) auch erhöhte Serumwerte erreichen kann.

■ **Konsequenzen der akuten Pankreatitis**

Unspezifische Proteolyse Die Aktivierung von Trypsin löst am falschen Ort die physiologische proteolytische Aktivierungskaskade anderer potenziell gewebsandauenden Enzyme aus: **Lipase** (durch Aktivierung der Colipase, begünstigt in Anwesenheit von Gallensäuren), **Carboxypeptidase**, **Elastase** etc. Es kommt zur lokalen Zellnekrose, im Rahmen deren eine Entzündung des Pankreasparenchyms ausgelöst wird. Die Entzündung erhöht die Kapillarpermeabilität und begünstigt somit weiterhin die Passage von aktivierten Enzymen, was den Fortschritt unterhält.

Im Blut vermag Trypsin die **Gerinnungskaskade** zu aktivieren. Gerinnsel stören die Mikrozirkulation von Organen und führen letztendlich zum multiplen Organversagen (disseminierte intravaskuläre Koagulopathie). Infolge des Verbrauches an Gerinnungsfaktoren steigt auch die Blutungsneigung stark an.

Respiratorisches Versagen Aktivierte **Phospholipase A$_2$** und durch Lipase freigesetzten **Fettsäuren** aus Zellmembranen können die **Surfactantschicht** in den Alveolen zerstören. Aufgrund der reduzierten Oberflächenspannung kollabieren Teile des Alveolarsystems und rufen eine arterielle Hypoxie oder sogar ein respiratorisches Versagen hervor.

Hypokalziämie Freigesetzte Fettsäuren **komplexieren freie Kalziumionen**, sodass sich eine Hypokalziämie entwickeln kann. Sie gilt in der Labordiagnostik als ein wichtiger prognostischer Indikator für den weiteren Verlauf. Je ausgeprägter sie ist, desto weniger Chancen auf eine Restitution der Organfunktion bestehen.

■ **Konsequenzen der chronischen Pankreatitis**

Die Organzerstörung verläuft hier wesentlich milder und langsamer als im Falle der akuten Pankreatitis. Die chronische Zerstörung löst aber über ähnliche Mechanismen wie bei der Leberzirrhose (diesmal über **pankreatische Sternzellen**) eine **Fibrosierung** des Organs aus. Folgen sind Pankreasinsuffizienz (mit der Folge Malassimilation), Diabetes mellitus (durch Zerstörung der Inselzellen) und sogar Tumoren (Adenokarzinome des Pankreas). Die fibrotischen Veränderungen sind nicht reversibel.

 ▬ Welche Pankreasenzyme sind besonders im Rahmen der akuten Pankreatitis involviert und welche Rollen spielen sie dabei?

Literatur

Aktories K, Forth W (2013) Allgemeine und spezielle Pharmakologie und Toxikologie, 11. überarb. Aufl. München: Elsevier, Urban & Fischer

Battegay E, Aeschlimann A (2013) Siegenthalers Differentialdiagnose, 20. komplett überarb. u. aktualis. Aufl. Stuttgart, New York: Thieme

Fölsch UR, Kochsiek K, Schmidt RF (2000) Pathophysiologie. Berlin, Heidelberg: Springer

Goldfine AB, Sholeson SE, Aguirre V (2009) Expansion and contraction: Treating diabetes with bariatric surgery. Nature Medicine 15(6), 616–617

Halwachs-Baumann G (2011) Labormedizin, 2. aktual. u. erw. Aufl. Wien, New York: Springer

Herold G (2011) Innere Medizin. Köln: Herold

Koolman J, Röhm KH (2009) Taschenatlas Biochemie des Menschen, 4. vollst. überarb. u. erw. Aufl. Stuttgart, New York: Thieme

Löffler G, Petrides P, Heinrich PC, Graeve L (2014) Biochemie und Pathobiochemie, 9. vollst. überarb. Aufl. Berlin, Heidelberg: Springer

Lüllmann H, Mohr K, Hein L (2004) Taschenatlas der Pharmakologie, 5. vollständig überarb. und erw. Aufl. Stuttgart, New York: Thieme

Lüllmann-Rauch R (2012) Taschenlehrbuch Histologie, 4. vollst. überarb. Aufl. Stuttgart, New York: Thieme

Pfreundschuh M, Schölmerich J, Aepfelbacher M (2004) Pathophysiologie, Pathobiochemie, 2. Aufl. München: Elsevier, Urban & Fischer

Silbernagl S, Lang F (2009) Taschenatlas der Pathophysiologie, 3. vollst. überarb. und erw. Aufl. Stuttgart [u.a.]: Thieme

Siegenthaler W, Amann-Vesti B (2006) Klinische Pathophysiologie, 9. völlig neu bearb. Aufl. Stuttgart [u.a.]: Thieme

Siewert JR, Stein HJ (2012) Chirurgie, 9. überarb. Aufl. Berlin, Heidelberg: Springer

Thaler JP, Cummings DE (2009) Minireview: Hormonal and metabolic mechanisms of diabetes remission after gastrointestinal surgery. Endocrinology, 150(6): 2518–2525

Wolfgang P (2013) Innere Medizin, 2. überarb. Aufl. Berlin, Heidelberg: Springer

Herz und Kreislauf

Mihai Ancău

M. Ancău, *Klinische Grundlagen fürs Physikum*,
DOI 10.1007/978-3-662-46714-5_8, © Springer-Verlag Berlin Heidelberg 2016

8.1 Tachykarde Herzrhythmusstörungen

Eine Herzrhythmusstörung betrifft die Frequenz der Herzerregung und/oder deren regelmäßigen Überleitung von Schrittmacherzentren auf das gesamte Myokard.

Tachykarde Herzrhythmusstörungen gehen mit einer Herzfrequenz in Ruhe von **über 100 Schlägen pro Minute** einher.

8.1.1 Supraventrikulär

■ **Sinustachykardie**

Bei der Sinustachykardie besteht ein genauso regelmäßiger Sinusrhythmus wie im Normalfall, nur dass die Herzfrequenz konstant über 100 Schläge/min beträgt.

❯ Beim Sinusrhythmus besteht definitionsgemäß eine regelmäßige Abfolge von P-Wellen, gefolgt von Q-,R-,S-,T-Wellen, die normal konfiguriert sind, bei einer Herzfrequenz von 60–100 Schlägen/min.

Außer der physiologischen Tachykardie bei körperlicher Anstrengung oder psychischer Erregung kann eine Sinustachykardie auch unter pathologischen Zuständen auftreten. Bei **Fieber** steigt in der Regel die Herzfrequenz mit ca. 10 Schlägen pro Minute pro Grad der Temperaturerhöhung. Ein gesteigerter **Sympathikotonus** (Medikamente, Koffein) oder eine gesteigerte **Sensibilisierung gegenüber Katecholaminen** (Hyperthyreose, Cushing-Syndrom) kann via β_1-Rezeptoren zu einem Anstieg der intrazellulären cAMP-Konzentration führen, welche wiederum die Leitfähigkeit der **HCN-Kanäle** erhöht. Dadurch wird der diastolisch depolarisierende I_f-**Strom** in den Sinusknotenzellen beschleunigt, was mit einer positiven Chronotropie einhergeht.

❯ Die spontane Depolarisation im Sinusknoten wird von cAMP-sensitiven HCN-Kanälen getragen.

■ **Vorhofflimmern (VHF)**

Beim VHF schlagen die Vorhöfe **unregelmäßig und mit hoher Frequenz** (über 350 Schlägen/min). Weil die schnellen Kontraktionen unkoordiniert ablaufen und jeweils nur einen Teil der Vorhofmyozyten erfassen, erzeugen sie nur wenig an kontraktiler Kraft. Die Kardiomyozyten des Vorhofs stellen dann kein funktionelles Synzytium mehr dar.

Pathophysiologie Die elektrische Erregungsfront geht normalerweise vom Sinusknoten aus und durchläuft alle Vorhofmyozyten, bis sie schließlich den AV-Knoten erreicht, ohne während des Erregungszyklus ein Vorhofareal zweimal erregt zu haben. Voraussetzung dafür ist die genaue Abstimmung der **Aktionspotenzialdauer** und der **Leitungsgeschwindigkeit** (*gap junctions*) in den Vorhofmyozyten.

Sind das Aktionspotenzial (damit auch die **Refraktärphase**) oder die Leitungsgeschwindigkeit verringert, so kann die Erregungsfront auf wieder erregbares Vorhofmyokard eintreffen und somit eine kreisende Erregung auslösen (sog. **Reentry-Mechanismus**).

Die **Anstiegssteilheit des Aktionspotenzials** in Vorhofmyozyten wird von den schnellen Na_v^+-Kanälen, dagegen die **Dauer der Refraktär- und Plateauphase** von den Ca_v^{2+}- bzw. von den K_v^+-Kanälen bestimmt. Aufgrund von insuffizienter Durchblutung (z. B. Ischämie bei KHK, ▶ Abschn. 8.12) steht u. a. in den Vorhofmyozyten weniger Energie für die Tätigkeit der Na^+/K^+-ATPase zur Verfügung. Dadurch depolarisieren die Zellen (Ruhemembranpotenzial weniger negativ), was Spannungs-sensitive Na^+- und Ca^{2+}-Kanäle mit der Zeit in einen inaktivierbaren Zustand versetzt. Auch eine **Digitalisintoxikation** (Digitalis hemmt die Na^+/K^+-ATPase) oder eine **Hypo-/Hyperkaliämie** (▶ Abschn. 6.3) können ähnliche Effekte auslösen. Auf jedem Fall wird dann der Aufstrich des Aktionspotenzials von langsamen Ca_v^{2+}-Kanälen übernommen und die Refraktärphase wird kürzer.

❯ Eine beeinträchtigte Aktivität der Na^+/K^+-ATPase in Kardiomyozyten (Ischämie, Digitalis) kann zu Herzrhythmusstörungen führen.

Die mit Ischämie einhergehende Azidose verhindert auch die Leitung über *Gap junctions* zwischen den Vorhofmyozyten (**Connexine** sind pH-sensibel), wodurch die Leitungsgeschwindigkeit noch weiter abnimmt. Somit wird eine wichtige Voraussetzung für kreisende Erregungen geschaffen.

Vorhofflimmern

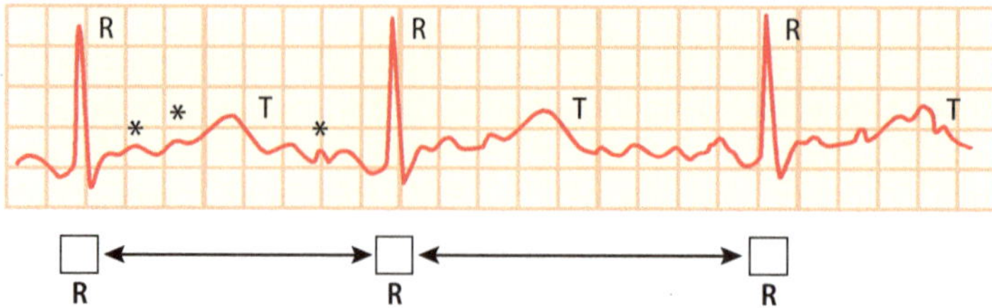

Kammerflimmern

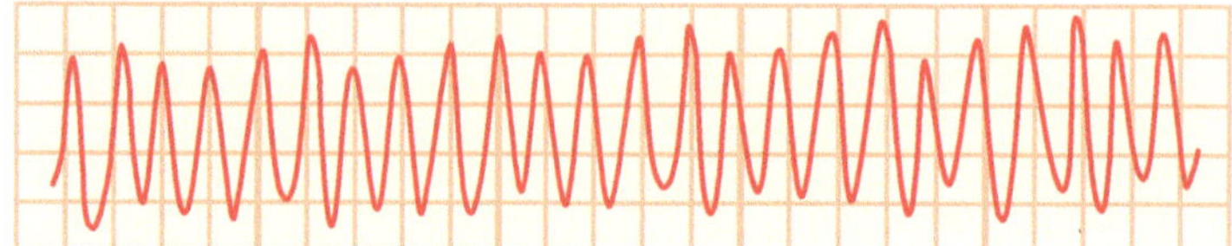

Abb. 8.1 Vorhof- und Kammerflimmern

> **Tipp**
>
> Die eben dargestellten Vorgänge stellen nur einen Bruchteil der komplexen pathophysiologischen Prozesse im Rahmen verschiedener Störungen. Unter den vielfältigen Veränderungen, die auftreten, ist z. B. auch die Tatsache, dass Vorhofmyozyten nach Schädigung unterschiedliche Isoformen von Ionenkanälen exprimieren, die ihrerseits die Erregungsleitung beeinflussen.

Voraussetzung für die Entstehung von VHF ist noch das Vorhandensein von **ektopen Erregungsfoci.** Diese stellen Vorhofareale dar, die unabhängig vom Sinusknoten selber eigene Erregungsfronten auslösen, sodass die Geometrie der Erregungspropagierung sich insgesamt verändert. Solche Foci befinden sich am häufigsten im linken Vorhof in der Nähe des Einmündungsbereichs der Venae pulmonales.

EKG Auch flimmernde Erregungen erreichen den AV-Knoten, können ihn aber aufgrund der **langen Refraktärphase** seiner Kardiomyozyten (Frequenzfilterfunktion) nicht immer erregen, sodass die letztendliche Erregungsüberleitung auf die Ventrikel mit relativ normaler Frequenz (70–100 Schlägen/min) stattfindet. Allerdings werden die unrhythmischen Vorhoferregungen ebenso irregulär auch vom AV-Knoten übergeleitet, sodass die Abstände zwischen den Systolen im Gegensatz zum Sinusrhythmus unregelmäßig werden (**absolute Arrhythmie**). Im EKG äußern sich die Vorhoferregungen anstatt von P-Wellen durch kleinamplitudige, hochfrequente **Flimmerwellen**. Die absolute Arrhythmie zeigt sich in **unregelmäßigen RR-Abständen** (Abb. 8.1).

Konsequenzen Trotz der unregelmäßigen Abfolge der Systolen ist das Herzzeitvolumen (HZV) nur mäßig eingeschränkt. Dies liegt daran, dass die Vorhofkontraktion selbst im Normalfall nur einen geringen Beitrag zur diastolischen Ventrikelfüllung leistet (ca. 30%). Der kritische Punkt beim VHF ist die Entstehung von **lebensgefährlichen Thromboembolien**, die zu Organinfarkten, besonders im Gehirn (Schlaganfall) führen können. Die Thromben entstehen in den flimmernden Vorhöfen. Die unkoordinierten Kontraktionen bewegen das Blut in den Vorhöfen nicht mehr auf laminarer Weise, sodass Turbulenzen entstehen. Bei turbulenter Strömung wird die durch Schubspannung bedingte **endokardiale NO-Sekretion** vermindert. Mit dem NO-Spiegel fällt also ein wichtiger antikoagulatorischer Faktor aus.

> **Endothelial freigesetztes NO wirkt antikoagulatorisch v. a. durch Hemmung der Gerinnungskaskade.**

> **Tipp**
>
> VHF stellt eine klassische Indikation für Gerinnungshemmer (z. B. Vitamin-K-Antagonisten, Heparin) dar, da die Thrombusentstehung ähnlich der Bildung im venösen System bei Blutstase ist. Die Thrombusentstehung unterscheidet sich insofern von derjenigen bei Atherosklerose, dass hier eher die Thrombozytenaktivierung auslösend wirkt und Thrombozytenaggregationshemmer stärker wirksam sind. Eine Gerinnungshemmung ist auch für einige Zeit nach elektrischer Restitution des Sinusrhythmus (Konversion) erforderlich, weil eventuell bestehende Thromben durch die verbesserte Vorhofkontraktion leichter herausbefördert werden können.

8.1.2 Ventrikulär

■ Ventrikuläre Tachykardie (VT)

Die VT zeichnet sich im EKG durch eine **schnelle, regelmäßige** Abfolge von **verbreiterten QRS Komplexen** (über 120 ms) ohne vorausgehende Vorhoferregung (**fehlende P-Wellen**) aus. Nicht selten geht ihr eine ventrikuläre Extrasystole voraus (◘ Abb. 8.3), die unter bestimmten Voraussetzungen eine kreisende Erregung innerhalb des Ventrikelmyokardes auslöst.

Pathophysiologie Eine VT entsteht meist aufgrund von innerhalb der Ventrikel ablaufenden Reentry-Schleifen (▶ Abschn. 8.1.1). Die häufigste Ursache von Reentry-Mechanismen stellt die Vernarbung und Fibrosierung des Myokardes in **Regionen abgelaufener Infarkte** dar. Die plastischen Vernarbungsvorgänge erzeugen **elektrisch inertes Gewebe**, welches von der Erregungsfront umgangen werden muss. Somit verringert sich die Leitungsgeschwindigkeit, was wiederum das Eintreffen der Erregungsfront nach Ablauf der Refraktärphase auf erneut erregbare Kardiomyozyten erlaubt. Wird dieselbe Geometrie von der intraventrikulär aberrant propagierenden Erregungsschleife eingehalten, sehen die QRS-Komplexe gleichmäßig aus (**monomorphe VT**).

Außerdem verfügen Zellen in angrenzenden Zonen eines Infarktareals meist über eine unzureichende Durchblutung, sodass spontane Erregungen (**heterotope Automatie**) gemäß den in Abschn. 8.1.1 dargestellten Mechanismen entstehen können. Bei VT durch heterotope Automatie verändert sich die durchgelaufene Erregungsschleife je nachdem, wie die Zentren spontaner Erregung nacheinander als Auslöser der Erregung zum Tragen kommen. Hier sehen also die QRS-Komplexen meist unterschiedlich aus (**polymorphe VT**).

Torsade-de-pointes-Tachykardie Eine Sonderform polymorpher VT ist die sog. Torsade-de-pointes-Tachykardie. Hierbei wechseln die verformten QRS-Komplexe periodisch ihre Ausschlagrichtung, entsprechend einer fortwährenden Drehung der elektrischen Herzachse.

Die Torsade-de-pointes-Tachykardie ist meist durch eine angeborene oder erworbene **Verlängerung des QT-Intervalls** (Long-QT-Syndrom) bedingt. Damit ist gemeint, dass innerhalb des QT-Intervalls die ST-Strecke und T-Welle verlängert sind, bei normaler Dauer des QRS-Komplexes. Es liegt also eine **verlängerte Ventrikelrepolarisation** vor.

> ❯ Die QT-Zeit ist frequenzabhängig. Bei gesteigerter Herzfrequenz wird sie kürzer, u. a. weil der Sympathikus eine positiv lusitrope Wirkung durch PKA-abhängige Phosphorylierung von Phospholamban im Ventrikelmyokard hat.

Genetischen Störungen, die zum Long-QT-Syndrom führen, liegen **Mutationen der spannungsabhängigen K⁺-Kanälen**, die den repolarisierenden I_K-Strom tragen, zugrunde. Defekte vermindern die Leitfähigkeit des Kanals, sodass der Strom reduziert ist. Andererseits können viele Medikamente (Antibiotika, Antimykotika) bei genetischer Veranlagung durch Verlängerung der QT-Zeit lebensgefährliche VT auslösen.

Konsequenzen Hämodynamisch gesehen ist eine VT genauso gefährlich wie eine Asystolie, weil **keine Zeit für eine ausreichende diastolische Ventrikelfüllung** besteht und damit das HZV nahezu gegen Null geht. Aus diesem Grund besteht bei der

VT (besonders wenn kein Puls mehr fühlbar ist) die Indikation zu einer umgehenden Defibrillierung.

> **Tipp**
>
> Der Zweck der Defibrillierung besteht darin, alle sich nicht gerade in der Refraktärphase befindenden Myokardzellen gleichzeitig zu depolarisieren. Nach einem solchen *Reset* repolarisieren alle Zellen. Unmittelbar danach repolarisieren am schnellsten die Sinusknotenzellen, sodass der normale Rhythmus wiederhergestellt wird. Zur Defibrillierung werden zwei großflächige Elektroden auf dem Thorax angebracht, die sich wie zwei Kondensatorplatten verhalten, mit dem elektrisch leitenden Thoraxgewebe dazwischen. Der starke Stromstoß bei der Kondensatorentladung durch den Thorax lässt die Kardiomyozyten dann depolarisieren.

■ **Kammerflimmern (KF)**

Im Gegensatz zu der VT, besteht beim KF im EKG keine regelmäßige Abfolge von QRS-Komplexen mehr, sondern **Flimmerwellen** mit einer Frequenz von über 320/min.

Pathophysiologie Strukturelle Veränderungen des Ventrikelmyokardes (infolge von Ischämie bei KHK oder von Herzinsuffizienz) oder schwere Elektrolytentgleisungen (besonders von K^+) unterliegen dem KF. Der Unterschied, der den Übergang von VT zum gefährlicheren KF ermöglicht, liegt womöglich in der bei KF auftretenden **Depolarisation der Purkinje-Fasern**. Dadurch verringert sich die Aufstrichsteilheit des Aktionspotenzials in den Purkinje-Fasern (mehr refraktäre Na^+-Kanäle), sodass die Erregungsweiterleitung noch weiter verlangsamt wird. Dies ermöglicht die Entstehung lokaler Reentry-Schleifen, die noch weniger Ventrikelmyokard umfassen als dies bei VT der Fall ist (asynchrone Erregung von ventrikulären Arealen).

Konsequenzen KF stellt die häufigste Ursache des plötzlichen Herztodes dar. Dabei besteht ein funktioneller (nicht aber anatomischer) Herzstillstand. KF ist auch eine Indikation zur Defibrillierung.

> **Tipp**
>
> Häufig wird in Filmszenen bei einer Asystolie (Null-Linie im EKG) eine Defibrillierung eingesetzt. Ungeachtet des umwerfenden Effektes ist der Einsatz der Defibrillierung in diesem Fall wenig sinnvoll. Denn bei einer Null-Linie im EKG besteht keine spontane Herzaktivität: Alle Zellen sind sowieso schon depolarisiert und elektrisch inaktiv und stehen auf einem nahezu gleichen Potenzial. Eine weitere Depolarisation durch Defibrillierung würde also von keiner spontanen Herstellung des Sinusrhythmus gefolgt werden. Effektiver ist hier der Einsatz von hochdosiertem Adrenalin, welches u. a. die Leitfähigkeit der HCN-Kanäle verbessert (cAMP↑, Phosphorylierung durch PKA) und das Einsetzen eines spontanen Sinusrhythmus wahrscheinlicher macht.

? — Ab welcher Herzfrequenz besteht eine Tachykardie?
— Was sind die wichtigsten Determinanten für die Entstehung kreisender Erregungen (von Reentry-Schleifen)?
— Warum sind Gerinnungshemmer eher als Thrombozytenaggregationshemmer für die Verhinderung von Thromboembolien bei VHF wirksam?
— Was liegt dem Long-QT-Syndrom zugrunde? Warum ist es gefährlich?

8.2   Bradykarde Herzrhythmusstörungen

8.2.1   Atrioventrikulärer Block (AV-Block)

AV-Blöcke sind Störungen der **Erregungsweiterleitung durch den AV-Knoten**. Das EKG-Korrelat der AV-Knoten-Überleitung besteht in der PQ-Zeit, die normalerweise unterhalb von 200ms bei einer Herzfrequenz von 60/min betragen soll. Die Haupttypen von AV-Blöcken werden in Abb. 8.2 dargestellt.

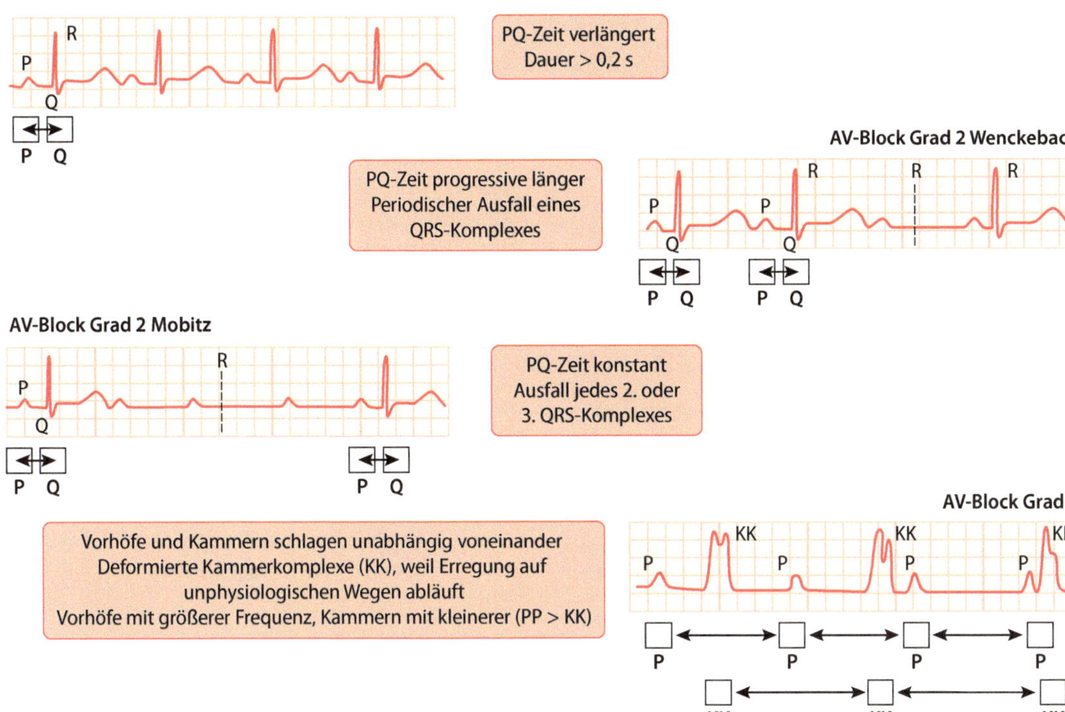

◘ Abb. 8.2 AV-Block. KK = Kammerkomplex. *Gestrichene schwarze Linie* = Zeitpunkt der erwarteten R-Zacke beim Sinus-rhythmus

▪ AV-Block Grad 1

Beim AV-Block Grad 1 ist lediglich die **PQ-Zeit mit über 200 ms verlängert.** Jedoch wird jede P-Welle von einem (verspäteten) QRS-Komplex gefolgt. Bei Sportlern kann ein AV-Block physiologisch in Ruhe aufgrund des erhöhten Vagotonus auftreten. Acetylcholin übt dabei eine negativ dromotrope Wirkung am AV-Knoten über M_2-Cholinorezeptoren aus, die über ein inhibitorisches G_i-Protein die intrazelluläre cAMP-Konzentration verringern und repolarisierende K^+-Ströme aktivieren.

▪ AV-Block Grad 2

In diesem Fall kommt es zusätzlich zur über 200 ms verlängerten PQ-Zeit zum periodischen Ausfall eines QRS-Komplexes und dadurch einer Systole. Je nachdem, wie die Ausfallperiodizität gestaltet ist, werden 2 Typen von AV-Blöcken differenziert.

Typ Wenckebach/Mobitz I Hier **verlängert sich die PQ-Zeit** mit jeder Herzaktion, bis schließlich ein QRS-Komplex komplett ausfällt. Nach dem aussetzenden QRS-Komplex fängt der Zyklus der PQ-Verlängerung wieder an.

Der Wenckebach-Periodik soll eine reversible »Ermüdung« der Überleitung in den Vorhof-nahen Teilen des AV-Knotens unterliegen.

Typ Mobitz II Ohne dass sich die PQ-Zeit verändert, fällt hier meistens **jeder 2. oder 3. QRS-Komplex** aus.

Die Störung liegt hier eher in den Ventrikel-nahen Teilen des AV-Knotens. Die Zellen dort neigen dazu, eher plötzlich als progressiv eine Erregungsüberleitung ausfallen zu lassen.

▪ AV-Block Grad 3

Hier besteht eine **totale Blockade der Erregungsüberleitung im AV-Knoten**. Ein AV-Block Grad 3 führt zur Asystolie, es sei denn die Ventrikelerregung wird von Teilen des Ventrikels mit Schrittmacherfunktion (z. B. im His-Bündel oder in den

Purkinje-Fasern) übernommen. Allerdings erzeugen diese untergeordneten Zentren spontane Aktionspotenziale mit einer Frequenz von lediglich ca. 30–40/min. Da die Vorhöfe von sich aus noch mit normaler Frequenz schlagen, zeigt sich im EKG eine komplette Dissoziation der P-Wellen von den QRS-Komplexen.

> **Beim AV-Block Grad 3 besteht eine absolute Indikation zur Anlage eines Herzschrittmachers. Das implantierbare Gerät erzeugt selber Kammererregungen, sofern sie durch den AV-Block ausfallen.**

Adam-Stokes-Anfall Steigen die ventrikulären Schrittmacherzentren nach Ausfall der AV-Überleitung erst mit einiger Verzögerung ein, so entwickelt sich für diese Zeitspanne eine **Asystolie**. Es kann dabei zum Blutdruckabfall und sogar zum kurzzeitigen Bewusstseinsverlust (**Synkope**) kommen.

? — Wie lang ist die normale PQ-Zeit?
— Stellen Sie kurz die wichtigsten Charakteristika der verschiedenen AV-Blöcke dar!

8.3   Extrasystolen

Extrasystolen (ES) kommen vor, wenn das Ventrikelmyokard von einer **nicht im Sinusrhythmus passenden Erregung** erfasst wird. Die Erregung wird in Zellen des Arbeitsmyokardes erzeugt, die normalerweise nicht spontan depolarisieren. Sie kommen oft bei Herzgesunden vor und werden i. d. R. keinen besonderen Krankheitswert zugerechnet. Allerdings existieren auch Krankheitszustände, die die Entstehung von ES begünstigen können (KHK, Herzinsuffizienz, Hyperthyreose usw.).

Entsprechend dem Ort ihrer Entstehung und dem dadurch charakteristischen EKG-Bild werden ES in supraventrikulären (sv) und ventrikulären (v) ES klassifiziert.

> **Das wichtigste Unterscheidungskriterium zwischen svES und vES betrifft die Form des QRS-Komplexes. Stellt sich der QRS-Komplex normal dar, handelt es sich um eine svES. Ist er hingegen verbreitert und verformt, handelt es sich um eine vES.**

8.3.1   Supraventrikulär

Wenn die spontane Erregung von Vorhofmyozyten stammt, propagiert sie sich anterograd über den AV-Knoten und retrograd über den Vorhof bis zum Sinusknoten. Aus der ersten Überleitung resultiert eine verfrüht einsetzende Ventrikelerregung (**RR-Abstand** ↓). Aus der zweiten kann u. U. eine **negative P-Welle** (durch Umkehr der Erregungsgeometrie) entstehen, die nach dem QRS-Komplex im EKG sichtbar sein kann.

Die normale Erregung vom Sinusknoten unmittelbar nach der svES fällt aus, weil sie auf das durch die ES refraktär gewordenes Vorhofmyokard trifft. Oft wird aber der Sinusknoten selber von der svES miterfasst und depolarisiert, meist schneller als normal. Dann beträgt die Summe der Abstände zwischen einerseits der letzten regulären R-Zacke und der extrasystolischen R-Zacke (RR_{ES}) und andererseits der extrasystolischen R-Zacke und der nächsten, normal ausgelösten R-Zacke ($R_{ES}R$) weniger als zwei normale RR-Abstände: $R\text{-}R_{ES} + R_{ES}\text{-}R < 2\,RR$.

8.3.2   Ventrikulär

Aufgrund der abnorm ablaufenden Ventrikelerregung bei einer vES stellt sich der QRS-Komplex **unregelmäßig** und **verbreitert** (auf über 120 ms), dar (**Kammerkomplex**, KK). Trifft die vom Sinusknoten ausgehende, der vES unmittelbar nachfolgende Erregung auf noch refraktäres Ventrikelmyokard, so folgt der vES eine sog. **kompensatorische Pause** bis zur nächsten regulären Sinusknotenerregung. Im Unterschied zu den svES besteht hier meist die Relation: $R\text{-}R_{ES} + R_{ES}\text{-}R = 2\,RR$, da der Sinusknoten nicht von der vES mitentladen wird.

? — Wie kann man im EKG eine supraventrikuläre von einer ventrikulären Extrasystole unterscheiden?

8.4   Antiarrhythmika

Die spannungsabhängigen Ionenkanäle, die wichtige Rollen bei der Generierung des Aktionspotenzials in Ventrikelmyozyten spielen, stellen gleichzei-

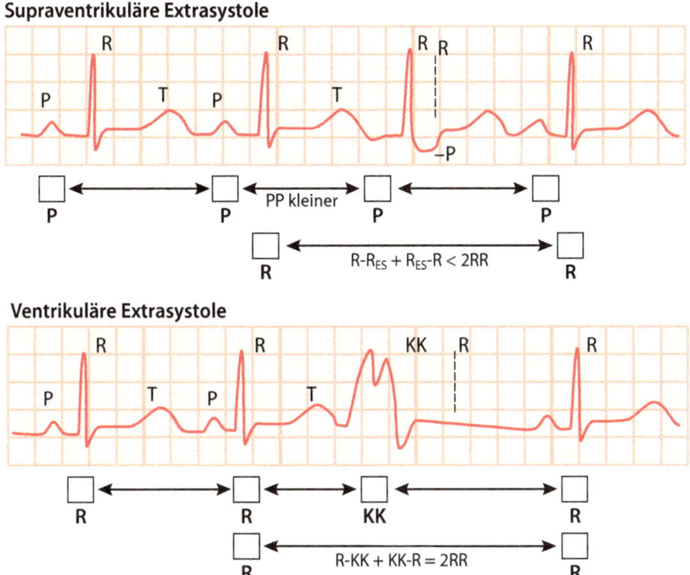

◘ Abb. 8.3 Extrasystolen. -P = negative P-Welle. KK = Kammerkomplex. *Gestrichene schwarze Linie* = Zeitpunkt der erwarteten R-Zacke beim Sinusrhythmus

tig Zielmoleküle für eine Gruppe von Medikamenten, sog. **Antiarrhythmika** dar.

Im Allgemeinen wird durch Antiarrhythmika versucht, tachykarden Herzrhythmusstörungen durch **Verlängerung des Aktionspotenzials** (und damit der Refraktärphase) und **Reduktion der Herzfrequenz** vorzubeugen. Welche Wirkungen Antiarrhythmika auf die einzelnen Ionenkanäle ausüben, lässt sich anhand folgender Prinzipien nachvollziehen.

Antiarrhythmika

- **hemmen Na$^+$-Kanäle**, wodurch der Aufstrich des Aktionspotenzials weniger steil wird.
- **blockieren K$^+$-Kanäle**, wodurch Repolarisationsströme abnehmen, sodass die Plateauphase verkürzt wird.
- **hemmen L-Typ-Ca^{2+}-Kanäle**, wodurch die Depolarisationsgeschwindigkeit in spontandepolarisierenden Zellen verringert wird.
- **hemmen den Schrittmacherkanal HCN** (v. a. im Sinusknoten), wodurch die Herzfrequenz gesenkt wirkt.

8.5 Herzinsuffizienz

Eine Herzinsuffizienz (HI) besteht dann, wenn selbst bei ausreichendem venösen Blutangebot und maximaler neuroendokriner Kompensation, das Herz-Zeit-Volumen (HZV) eine unzureichende Blutversorgung des Körpers gewährleistet. Die Abnahme des HZV manifestiert sich zuerst nur bei körperlicher Belastung (fehlende Steigerbarkeit des HZV), im weiteren Verlauf dann sogar in Ruhe.

8.5.1 Systolische vs diastolische Dysfunktion

Die HI ist durch eine ventrikuläre Dysfunktion charakterisiert. Es wird zwischen zwei Arten von ventrikulärer Dysfunktion unterschieden, deren gemeinsame Nenner die **Abnahme des Schlagvolumens (SV $\downarrow$)** ist: eine systolische und eine diastolische Dysfunktion. Die Idee hierbei ist, dass eine Abnahme des SV theoretisch entweder aus einer Abnahme der **myokardialen Kontraktilität (systolisch)** oder aus einer erschwerten **ventrikulären Füllung (diastolisch)** resultieren kann.

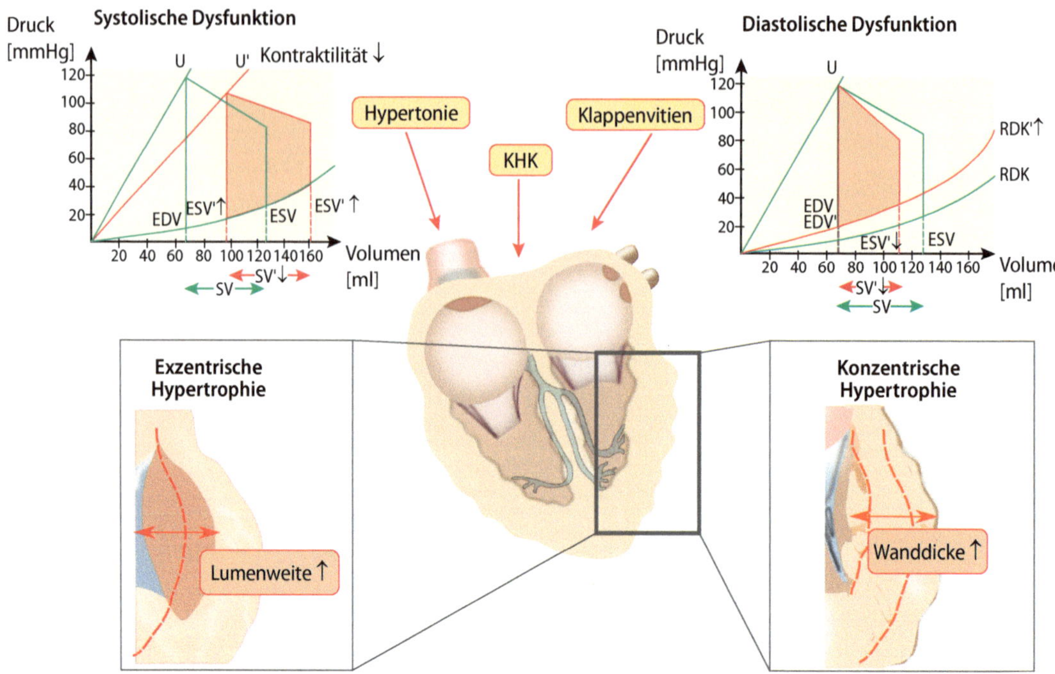

◘ Abb. 8.4 Herzinsuffizienz U = Kurve der Unterstützungsmaxima, RDK = Ruhedehnungskurve, EDV = Enddiastolisches Volumen, ESV = Endsystolisches Volumen.

> **Das strenge Auseinanderhalten einer reinen systolischen und diastolischen Dysfunktion ist theoretisch sinnvoll, praktisch aber nicht ganz zutreffend. Des Öfteren kommen kombinierte Störungen mit entweder überwiegender systolischer oder diastolischer Dysfunktion vor.**

Die beste Darstellung der Voraussetzungen und Auswirkungen beider Arten einer ventrikulären Funktionsstörung gelingt im **Druck-Volumen-Diagramm**. Die Verhältnisse treffen auf unterschiedlichen Skalenniveaus natürlich für beide Ventrikel zu. Aus Übersichtlichkeitsgründen werden aber die Verhältnisse im Folgenden stets für den linken Ventrikel gezeigt (◘ Abb. 8.4).

■ Systolische Dysfunktion

Definition und Ursachen Ihr liegt eine **Reduktion der myokardialen Kontraktilität**, d. h. der maximal möglichen Kraftentwicklung bei vorgegebener Vordehnung des Herzmuskels, zugrunde. Sie kann unterschiedliche Ursachen haben, z. B.:

- **Myokardischämie im Rahmen von KHK:** Störungen der Energieversorgung und dadurch Untergang von Kardiomyozyten;
- **Zustand nach chronischer arterieller Hypertonie oder Herzvitien:** Chronische Veränderungen wie eine Myokardfibrose (Durchsetzung mit Kollagenfasern);
- **Erregungsleitungsstörungen:** Unkoordinierte Kontraktion von Herzmuskelfasern.

Da alle diese Störungen letztendlich zu Umbauprozessen mit Minderung der ventrikulären Dehnbarkeit führen (s. u.), kommt eine reine systolische Dysfunktion selten alleine vor.

Druck-Volumen Diagramm Ausdruck der Kontraktilitätsminderung ist zuerst eine Abflachung der Kurve der Unterstützungsmaxima (**U'**↓). Das SV ist also vermindert (**SV'**↓). Dadurch steigen das endsystolische Volumen (**ESV'**↑) und bei erhaltener Ventrikelfüllung das enddiastolische Volumen (**EDV'**↑) an. Die Ejektionsfraktion sinkt (**EF**↓=SV↓/EDV↑) und damit auch das HZV (**HZV**↓). Die

Druck-Volumen-Kurve geht auf der Ruhedehnungskurve (RDK) von einem größeren EDV aus. Die dadurch erhöhte Vorspannung unterstützt die aktive Druckentwicklung zum Teil durch passive Druckentwicklung (Vordehnung der Sarkomere).

■ **Diastolische Dysfunktion**

Definition und Ursachen Hier liegt primär keine Beeinträchtigung der Kraftentwicklung vor, sondern vielmehr eine Einschränkung der **ventrikulären Dehnbarkeit (Compliance↓)**. Ihr können auch mehrere Ursachen zugrunde liegen, z. B.:

- **Myokardischämie i. R. einer KHK**: Relaxationsstörung (reduzierte Rückführung von Ca^{2+} in das sarkoplasmatische Retikulum) und mit der Zeit versteifende Fibrosierung nach ischämischem Zelluntergang;
- **Chronische Herzvitien**: Eine Wandverdickung des Ventrikels nach kompensatorischer Hypertrophie.

Druck-Volumen-Diagramm Die verminderte diastolische Dehnbarkeit spiegelt sich in einer Verlagerung der RDK nach auf höheren Werten (**RDK′↑**) wider. Ein gewisser intraventrikulärer Füllungsdruck wird daher mit einem geringeren EDV erreicht bzw. bei gleichbleibendem Füllungsdruck sinkt das EDV. Das SV sinkt somit auch (**SV′↓**) und die Auswurffraktion verschlechtert sich (**EF↓**), was sich in der Reduktion des HZV (**HZV↓**) niederschlägt.

8.5.2 Pathomechanismen der chronischen Herzinsuffizienz

Erklärungsmodelle, die sich in effizientere Therapien niederschlagen, erklären die HI nicht nur als myokardiale Pathologie, sondern als eine **Systemerkrankung**, die neben plastischen und funktionellen Veränderungen am Herzen auch noch mit komplexen Störungen der vegetativen, renalen und endokrinen Regulation einhergeht.

■ **Myokardiale Veränderungen**

Elektrophysiologie Herzmuskelzellen aus insuffizienten Herzen zeigen einen **verlängerten Aktionspotenzial** (Plateauphase↑) infolge einer Limitierung des repolarisierenden K^+-Ausstroms durch einwärtsgleichrichtende K^+-Kanäle. Das Ruhemembranpotenzial ist durch den verminderten Einfluss der K^+-Leitfähigkeit in Arbeitsmyokardzellen zu positiveren Werten hin verschoben (**Depolarisation**). Dies vermindert insgesamt die Ausbreitungsgeschwindigkeit der Erregungsschleife, sodass kreisende Erregungen begünstigt werden. Eine bedeutende Todesursache bei HI Patienten ist der plötzliche Herztod (v. a. durch KF).

Elektromechanische Kopplung Grund für die elektrophysiologischen Veränderungen könnte eine **Störung des intrazellulären Ca^{2+}-Stoffwechsels** sein. Im Normalfall steigt frühsystolisch die intrazelluläre Ca^{2+}-Konzentration an, um gegen Ende der Diastole kontinuierlich abzufallen. Bei HI weisen Kardiomyozyten durchgehend mittelwertigen intrazellulären Ca^{2+}-Konzentrationen: nicht hoch genug, um eine ausreichende Kontraktion zu ermöglichen, aber auch nicht niedrig genug, um eine vollständige Relaxation zu erlauben. Dies liegt u. a. an einer **verminderten Aktivität der SERCA** (Ca^{2+}-Pumpe des sarkoplasmatischen Retikulums) bzw. an einem **verminderten Phosphorylierungsgrad von Phospholamban (PLB)**.

❯ Als positive Inotropika verwendet man z. B. Digitalisglykoside, ursprünglich Giftstoffe der *Digitalis purpurea*. Sie hemmen die Na^+/K^+-ATPase in allen Zellen. Im Herzmuskel sinkt dies den Na^+-Gradient für den sekundär-aktiven Na^+/Ca^{2+}-Austauscher (NCX, 3:1 Verhältnis), sodass die intrazelluläre Ca^{2+}-Konzentration und dadurch auch die Kontraktionskraft ansteigt.

Kontraktionsmechanik Bei einer vermehrten Volumenfüllung des Herzens greift normalerweise der **Frank-Starling-Mechanismus** ein, sodass der Kontraktionsablauf effizienter wird und die zusätzliche Füllungsmenge ausgepumpt werden kann. Bei Herzinsuffizienz geht eine erhöhte Vordehnung mit einer geringen Zunahme, sogar mit einer Abnahme der myokardialen Kontraktilität einher. Möglicherweise liegt ihr eine Störung der Ca^{2+}-Empfindlichkeit der kontraktilen Proteine (Myofilamente) zugrunde. Dies ist auch ersichtlich beim Nachlassen der Wirkung des **Bowditch-Effektes**: Eine kompensatorische Tachykardie lässt bei HI die Kontraktilität nicht ansteigen, sondern sogar abnehmen, was noch ein Grund für die verminderte Belastbarkeit darstellt.

Hypertrophie Chronische **Druck-** oder **Volumenbelastung** führt zu Adaptationsvorgängen des Myokardes in Form einer Hypertrophie. Je nachdem, ob vorwiegend eine Druckbelastung oder eine Volumenbelastung besteht, nimmt die Hypertrophie eine von zwei Formen an: konzentrisch bzw. exzentrisch.

Konzentrische Hypertrophie. Die Druckbelastung (z. B. bei chronischer arterieller Hypertonie oder bei Aortenklappenstenose) erfordert einen Anstieg der vom Ventrikel entwickelten Kontraktionskraft (**Wandspannung** ↑). Sie kann am besten anhand von der Laplace-Beziehung nachvollzogen werden:

$$W = P * \frac{r}{2d}$$

Die Wandspannung (W) nimmt proportional mit dem linksventrikulären Druck (P) und dem Radius eines idealisierten sphärischen linken Ventrikels (r) zu, sowie mit der Wanddicke (d) ab. Eine erhöhte Wandspannung beeinträchtigt die ventrikuläre Durchblutung bei gleichzeitiger Erhöhung des O_2-Bedarfes. Kardiomyozyten antworten nach längerer Dauer darauf mit einer sog. konzentrischen Hypertrophie, also mit einer Zunahme der linksventrikulären Wanddicke (**d**↑) durch Anstieg des Muskelfaserquerschnittes (nicht durch Zunahme der Zellzahl!), sodass letztendlich auch die Wandspannung ansteigt (**W** ↓) ◻ Abb. 8.4.

Exzentrische Hypertrophie. Nimmt die Volumenbelastung ein höheres Ausmaß an (z. B. bei Aorteninsuffizienz), zwingt die damit verbundene Erhöhung des intraventrikulären Volumens den linken Ventrikel zu einer Dilatation (**r** ↑), sodass die Volumenzunahme mit weniger Druckzunahme

(**P**↑) einhergeht (Laplace). Der Vorgang nennt sich exzentrische Hypertrophie. Die Erhöhung des Ventrikelradius geht mit einer größeren Wandspannung (**W** ↑) einher. Dagegen antwortet der Ventrikel nach längerer Zeit mit einer Wandverdickung (**d** ↑). Insgesamt hat also die Störung zu einer Volumenzunahme und später auch zu einer Wandverdickung des Ventrikels geführt.

Die Gefäßneubildung (Angiogenese) im hypertrophen Herz hält nur bis zu einer **kritischen Grenze** des Herzgewichtes (ca. 500 g) mit dem Zellzuwachs Schritt. Über diesen Ausmaß hinaus kommt es zu einer relativen Insuffizienz der Blutversorgung (**relative Koronarinsuffizienz**), wodurch der Zelluntergang weiterhin fortschreitet. Aufgrund dessen wird das hypertrophe Myokard vermehrt von interstitiellen Fibroblasten mit **Kollagen** durchsetzt. Die Fibroblasten ihrerseits werden dazu über **β-, AT II-** oder **Endothelin-Rezeptoren** aktiviert. Die Gesamtheit der zellulären, molekularen und (epi)genetischen Veränderungen im insuffizienten Herz werden *Remodelling* genannt und korrelieren mit einer verkürzten Überlebenswahrscheinlichkeit. Denn das *Remodelling* schränkt in einem Teufelskreis die ventrikuläre Auswurfsleistung weiter ein, sodass noch mehr Anreiz für *Remodelling* besteht usw.

β-adrenerge Stimulation Der abfallende O_2-Partialdruck und mittlerer arterieller Blutdruck führen bei HI zu einer dauerhaften **Sympathikusaktivierung**, die sich beim Herz in einer erhöhten β-adrenergen Stimulation niederschlägt. Zwar erhöht dies zuerst die kardiale Kontraktilität und die Herzfrequenz (beides günstige Effekte), allerdings mit der Folge der **Rezeptordesensibilisierung**. Das heißt, dass bei vermehrter Besetzung von $β_1$-Rezeptoren ihre Expression auf der Zelloberfläche reduziert wird, sodass nur noch höhere Konzentrationen von Adrenalin/Noradrenalin den initialen Effekt hervorrufen können. Auf molekularer Ebene werden u. a. **antagonistische G_i-Proteine (cAMP↓)** und **inaktivierende β-Rezeptor-Kinasen (BARK)** hochreguliert. Es kommt zur Abnahme der positiv-inotropen Stimulierbarkeit. Darüber hinaus steigert die β-adrenerge Stimulation auch noch die Kollagenproduktion interstitieller Fibroblasten.

> **Tipp**
>
> Diese Erkenntnisse führten dazu, dass β-Rezeptorantagonisten (z. B. Metoprolol) in einschleichender Dosierung trotz ihrer negativ-inotropen und -chronotropen Effekte zu einigen der wirksamsten Therapeutika der HI geworden sind.

■ **Systemische Veränderungen**

Renin-Angiotensin-Aldosteron-System Aufgrund der Abnahme des HZV und der Zunahme des Sympathikotonus kommt es bei chronischer HI zu einer dauerhaften **Kreislaufzentralisation**, wobei größere Blutmengen aufgrund der Vasokonstriktion peripherer Arteriolen (besonders in der Haut und in der Niere, $α_1$-Rezeptor-vermittelt) in Richtung Körperstamm und Kopf (nach zentral) verlagert werden. Die Drosselung der renalen Durchblutung (**RBF↓**) führt über Abnahme der GFR (**GFR↓**) und des Cl⁻-Angebots an der Macula densa zu einer **gesteigerten Renin-Sekretion**. Dadurch nimmt die Aktivität von Angiotensin II und Aldosteron im Plasma zu. Zusammen mit einer Erhöhung der ADH-Freisetzung (arterielle Hypotonie als Stimulus) führen diese endokrinen Veränderungen zu einer **gesteigerten Na⁺- und Wasserretention**. Somit erhöht sich der hydrostatische Druck im venösen Schenkel der kapillären Strombahn. Überschreitet es den kolloidosmotischen Druck, so kommt es zu den bei HI

charakteristischen Ödemen. Bei **Linksherzinsuffizienz** kommen sie im unmittelbar dem linken Ventrikel vorgeschaltetem Kapillargebiet, der Lungenstrombahn, vor (**Lungenödem**). Bei **Rechtsherzinsuffizienz** eher dort, wo Schwerkraft-bedingt der hydrostatische Kapillardruck am größten ist: v. a. **Beinödeme**. Aber auch eine Kreislaufstauung in den Venae hepaticae mit Hepatomegalie und gestauten Halsvenen können Folgen davon sein.

Natriuretische Peptide Gesteigerte Vorhoffüllung (z. B. bei Mitralinsuffizienz) und eine gesteigerte ventrikuläre Wandspannung (bei allen Formen der HI) bewirken eine vermehrte kardiale Ausschüttung vom **atrialen natriuretischen Peptid (ANP)** bzw. vom **Brain-Natriuretic-Peptide (BNP)**. Sie dienen sozusagen als Ausgleichsmechanismen gegen die vermehrte Aktivierung des RAA-Systems und ihr Plasmaspiegel kann diagnostisch ausgewertet werden.

> **Tipp**
>
> Diagnostisch am aussagekräftigsten erwies sich BNP. Es wird als pro-BNP-Molekül vorwiegend in den Ventrikeln produziert (in kleinerem Ausmaß im Gehirn). Anschließend wird es zum N-terminalen-Peptid (NT-BNP) und dem aktiven BNP gespalten. Die längere Plasmahalbwertszeit und die positive Korrelation mit dem BNP-Spiegel führten dazu, dass vorwiegend der NT-BNP im Plasma gemessen wird. Seine Plasmakonzentration liefert Auskunft über dem Vorhandensein und dem Schweregrad einer HI.

❓ — Nennen Sie einige wichtige myokardiale Veränderungen im Rahmen einer Herzinsuffizienz!
— Wodurch wird eine systolische bzw. eine diastolische Dysfunktion gekennzeichnet?
— Nennen Sie einige systemische Auswirkungen der HI!

8.6   Aortenklappenstenose

8.6.1   Definition und Ursachen

Bei der Aortenklappenstenose (**AoSt**) liegt eine signifikante Einschränkung der Aortenklappenöffnung (normalerweise 2–4 cm^2) vor. Gründe dafür sind meistens eine angeborene bikuspidale Fehlbildung, eine kalzifizierende Degeneration oder sie ist die Folge des rheumatischen Fiebers.

8.6.2   Pathophysiologie

■ Prästenotische Druckbelastung

Die AoSt erhöht den Widerstand der Ausflussbahn des linken Ventrikels (LV). Aufgrund der Adaptationsmechanismen des linken Ventrikels kann die Störung durch Erhöhung des linksventrikulären systolischen Druckes (**verstärkte Kammerkontraktion**) lange Zeit kompensiert werden und sich nur durch eine sinkende körperliche Belastbarkeit manifestieren. Ausdruck des erschwerten Auswurfes ist der mitunter beträchtlich erhöhte systolische Druckgradient zwischen dem LV und der Aorta (Ao). Beträgt die maximale Druckdifferenz P_{LK}-P_{Ao} im Normalfall nur wenig mmHg, so kann sie bei AoSt weit über 100 mmHg erreichen (**P_{LK}-P_{Ao}** ↑) (■ Abb. 8.5).

Infolge der Adaptationsvorgänge treten eine **konzentrische Linksherzhypertrophie** und eine **sekundäre pulmonale Hypertonie** auf.

■ Sekundäre pulmonale Hypertonie

Besteht für lange Zeit keine oder kaum eine systolische Dysfunktion, so entsteht aber relativ früh eine **diastolische Dysfunktion (RDK'**↑**)** des LV aufgrund der konzentrischen Hypertrophie (**d**↑). Aufgrund des erschwerten Auswurfs und der konzentrischen Hypertrophie steigt der enddiastolische Druck im LV. Dagegen muss der linke Vorhof (LA) mit einer kräftigeren Kontraktion gegen Ende der ventrikulären Diastole aufkommen.

Es entwickelt sich daher vor allem bei körperlicher Belastung (**P_{LV}**↑) eine Kreislaufstauung vor dem LA in der Lungenstrombahn, wodurch eine sekundäre pulmonale Hypertonie entsteht. Aufgrund der dadurch vermehrten Plasmafiltration in den Lungenkapillaren kann bei körperlicher Belastung ein **Lungenödem** auftreten, welches sich durch Dyspnoe und Leistungsabbruch äußert.

> **Jede Art von Obstruktion des Ausflusstraktes der linken Herzhälfte ruft eine pulmonale Hypertonie durch Kreislaufstauung in der Lungenstrombahn (»flussaufwärts«) hervor.**

■ Poststenotischer Druckabfall

Gemäß dem Ohm'schen Gesetz sinkt bei Erhöhung des Ausflusswiderstandes der poststenotische Blutdruck, vorausgesetzt, dass der Druckgradient konstant bleibt. Am zeitlichen Verlauf der linksventrikulären Druckkurve (■ Abb. 8.5) ist ersichtlich, dass der **LV-Auswurf verlangsamt** und erschwert ist sowie, dass der maximale **systolische Druck in der Aorta verringert** ist. Körperlich ist dies an einem trägen und schwachen Puls fühlbar (*Pulsus parvus et tardus*). Der reduzierte Blutdruck ruft eine Kreislaufzentralisation (Erhöhung des peripheren Widerstandes mit Blässe) hervor. Bei körperlicher Arbeit kann es aufgrund der muskulären und peripheren Vasodilatation zum abrupten Blutdruckabfall mit **Synkope** kommen. Letztlich erzeugt die Stenose Turbulenzen in der ausgeworfenen Blutsäule, die auskultatorisch als ein **spindelförmiges, systolisches Herzgeräusch** mit **Punctum maximum im 2. ICR rechts parasternal** imponieren.

■ Koronarinsuffizienz

Die Aortenstenose ist eine wichtige Differentialdiagnose der KHK, weil sie auch mit dem Leitsymptom **Angina pectoris** einhergeht. Angina pectoris ist hier auch Ausdruck der Sauerstoffunterversorgung des Ventrikelmyokardes, die aus mehreren Gründen entsteht:

- Der für die Koronarperfusion wichtige transmurale Druck ist aufgrund des erhöhten diastolischen P_{LK} verringert. Die Koronarperfusion findet überwiegend während der ventrikulären Diastole statt. Die Herzhypertrophie und damit einhergehenden fibrotischen Veränderungen des Myokardes verringern seine Compliance und erhöhen damit den Koronarwiderstand.

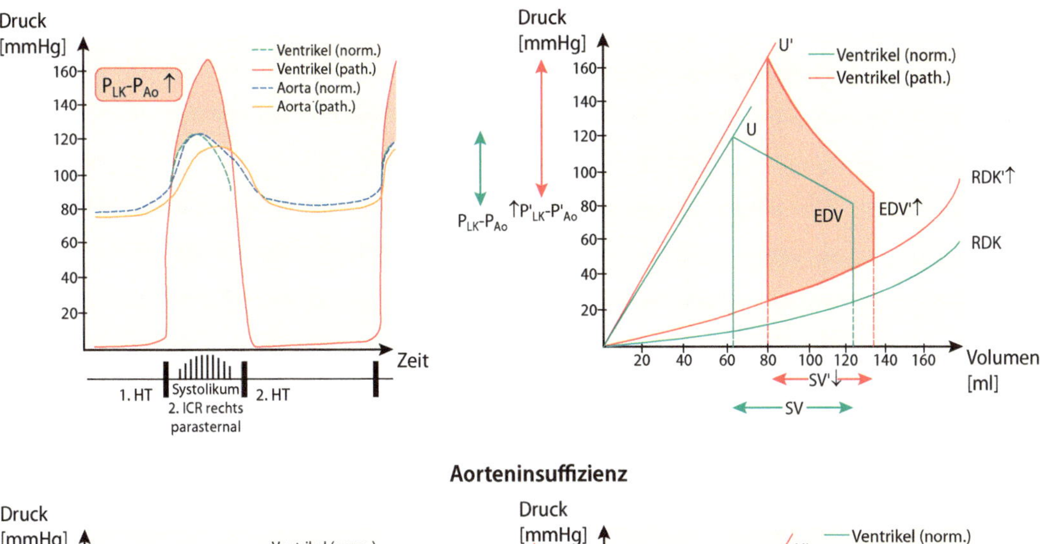

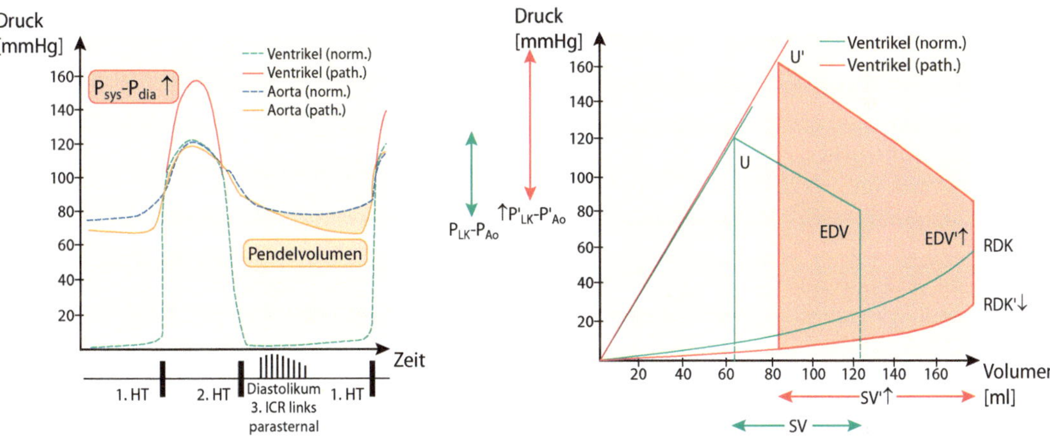

Abb. 8.5 Erkrankungen der Aortenklappe. P_{sys} = systolischer arterieller Blutdruck, P_{dia} = diastolischer arterieller Blutdruck, norm. = normal, path. = pathologisch, P_{LA} = Linksatrialer Druck, P_{LV} = Linksventrikulärer Druck, P_{Ao} = Aortendruck, 1.HT = 1. Herzton, 2.HT = 2. Herzton, ICR = Interkostalraum, SV = Schlagvolumen (norm.), EDV = Enddiastolisches Volumen, U = Unterstützungskurve der Kontraktionsmaxima, RDK = Ruhedehnungskurve; das ' bezeichnet pathologische Parameter

---

- Der poststenotische Blutdruckabfall betrifft natürlich auch den Perfusionsdruck der Koronarien.
- Ab einer kritischen Grenze der Herzhypertrophie resultiert eine relative Koronarinsuffizienz.

> **Die Blutversorgung des Myokardes erfolgt hauptsächlich während der Diastole.**

❓ — Erklären Sie die Auswirkungen der Aortenklappenstenose auf den Kreislauf!

8.7 Aortenklappeninsuffizienz

8.7.1 Definition und Ursachen

Bei der Aortenklappeninsuffizienz (**AoI**) kann die Aortenklappe endsystolisch nicht dicht genug schließen, sodass ein Blutrückfluss in Richtung des sich entspannenden linken Ventrikels entsteht. Die AoI kann angeboren oder erworben sein, beispielsweise durch Entzündungen, degenerative Veränderungen oder infolge einer Dilatation der Aortenwurzel (Hypertonie oder Marfan-Syndrom).

8.7.2 Pathophysiologie

■ **Pendelvolumen**

Das durch die undichte Aortenklappe regurgitierte und bei der nächsten Systole wieder ausgeworfene Blutvolumen wird als »**Pendelvolumen**« (PV) bezeichnet und kann einen beträchtlichen Anteil am Schlagvolumen (SV) ausmachen (mehr als 50%). Es addiert sich zum normalen enddiastolischen Volumen und erhöht ihn (**EDV'**$\uparrow$). Aufgrund der Volumenbelastung entsteht eine **exzentrische linksventrikuläre Hypertrophie.**

■ **Akute AoI**

Tritt die AoI akut auf, so kann der linke Ventrikel die Blutmenge nur mit **starker Erhöhung des intraventrikulären Druckes** ($P_{LV}\uparrow$) aufnehmen. Der Frank-Starling-Mechanismus greift hier nur bis zu einem gewissen Punkt ein, weil die Ventrikelcompliance noch nicht am erhöhten intraventrikulären Blutvolumen angepasst ist. Die kompensatorische Tachykardie geht mit einer Verkürzung der Diastole einher und reduziert dadurch die Zeitspanne, während deren der Rückfluss erfolgen kann. Allerdings kann es trotz dieser Mechanismen schnell zur Reduktion des Schlagvolumens und damit zum **kardiogenen Schock** kommen (▶ Abschn. 8.13).

■ **Chronische AoI**

Bei schleichender Progression der AoI kommen Adaptationsmechanismen zum Tragen, die der Sicherstellung eines ausreichenden effektiven Schlagvolumens (eSV= SV-PV) dienen. Also muss hier der linke Ventrikel im Gegensatz zur AoSt initial gegen eine **erhöhte Vorlast** arbeiten: Die **Volumenarbeit** ist erhöht.

■ **Hohe Blutdruckamplitude**

Das dem SV entnommene PV mindert den Auswurf und den diastolischen Blutdruck. Zur Aufrechterhaltung eines ausreichend großen mittleren arteriellen Druckes muss der systolische Druck umso mehr ansteigen. Dafür nimmt bei AoI die Blutdruckamplitude erheblich zu (P_{sys}-$P_{dia}\uparrow$). Dies manifestiert sich in einem schnellen und hohen Pulsschlag (*Pulsus celer et altus*). Das PV erzeugt beim Rückfluss durch die Aortenklappe Turbulenzen, die

als **diastolisches Descrescendo-Geräusch** mit **Punctum maximum über den 3. ICR links parasternal** (gemäß der Rückflussrichtung des PV) hörbar werden.

> **Tipp**
>
> Körperliche Zeichen der hohen Blutdruckamplitude bei der Aorteninsuffizienz sind z. B. Pulsationen des Kapillarbettes, die sichtbar an den Fingernägeln sind (Quincke-Zeichen), und pulssynchrones Kopfnicken (Musset-Zeichen).

■ **Koronarinsuffizienz**

So wie bei der AoSt auch kommt es aufgrund der enddiastolischen Druckerhöhung im linken Ventrikel und aufgrund der Herzhypertrophie zu einer relativen Insuffizienz der Koronardurchblutung. Sie kann sich auch durch Angina pectoris äußern.

■ **Dekompensation**

Die AoI kann für lange Zeit durch eine **verstärkte Ventrikelkontraktion** und eine **exzentrische Hypertrophie** kompensiert werden. Sie manifestiert sich weniger häufig durch Beschwerden bei Belastung, weil die Belastungs-induzierte Tachykardie und die periphere Vasodilatation das PV verringern. Allerdings können Umstände, die mit peripherer Vasokonstriktion einhergehen (z. B. Kälteexposition), das SV stark mindern und zu Angina pectoris führen.

Aus chronischer Sicht kommt es durch die Hypertrophie und damit verbundenen Hypoxie zum fibrosierenden Myokardumbau, wodurch die Ventrikelcompliance abnimmt. Der enddiastolische Ventrikeldruck kann plötzlich ansteigen, die Auswurfleistung (EF) verschlechtert sich, es kommt zur Kreislaufstauung in der Lungenstrombahn und zum raschen systemischen Blutdruckabfall. Die AoI ist dann dekompensiert.

❓ — Erklären Sie die Auswirkungen der Aortenklappeninsuffizienz auf den Kreislauf!

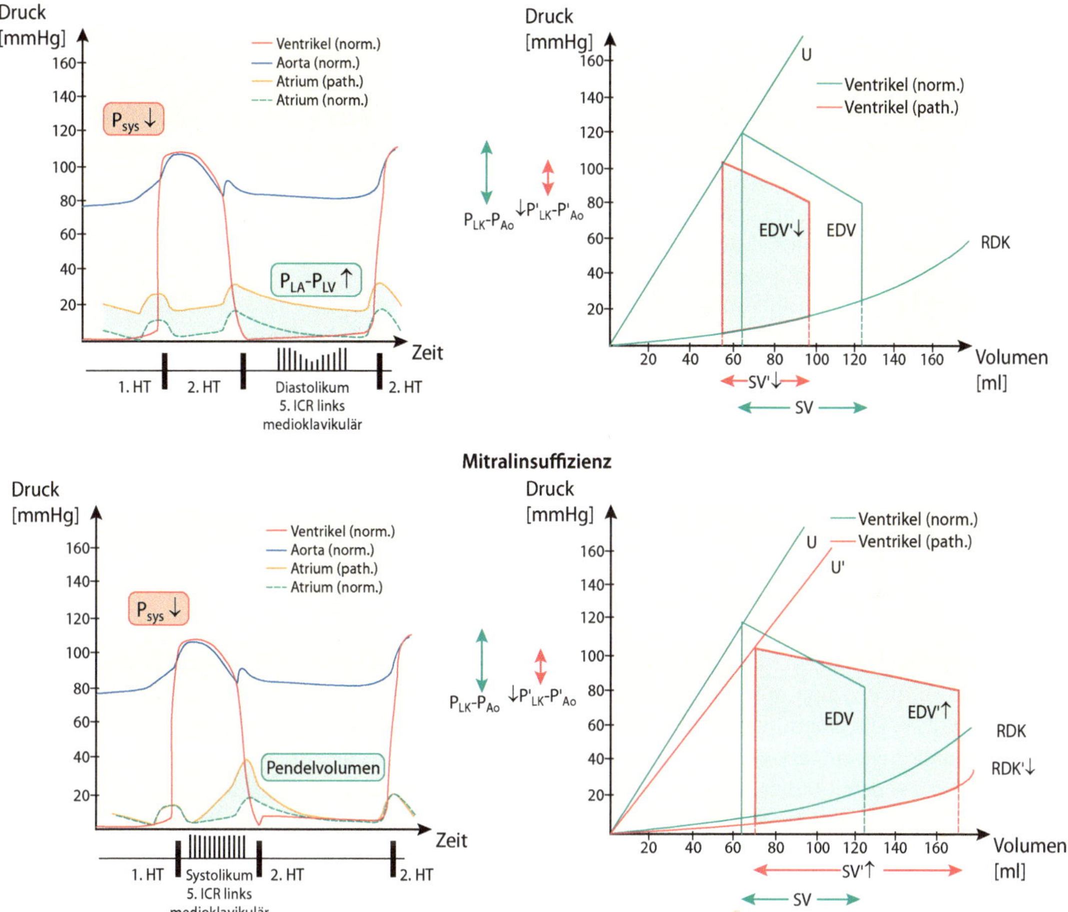

Abb. 8.6 Erkrankungen der Mitralklappe. RR$_{sys}$ = systolischer arterieller Blutdruck, norm. = normal, path. = pathologisch, P$_{LA}$ = linksatrialer Druck, P$_{LV}$ = linksventrikulärer Druck, P$_{Ao}$ = Aortendruck, 1.HT = 1. Herzton, 2.HT = 2. Herzton, ICR = Interkostalraum, SV = Schlagvolumen (norm.), EDV = enddiastolisches Volumen, U = Unterstützungskurve der Kontraktionsmaxima, RDK = Ruhedehnungskurve; das ' bezeichnet pathologische Parameter

8.8 Mitralklappenstenose

8.8.1 Definition und Ursachen

Bei der Mitralklappenstenose (**MSt**) öffnet sich die Mitralklappe während der diastolischen Füllungsphase des linken Ventrikels nicht weit genug. Dadurch kommt es zur unzureichenden Füllung des linken Ventrikels (**EDV'**↓) (■ Abb. 8.6). Gründe dafür sind meist Schädigungen des Klappenapparates nach rheumatischem Fieber oder degenerative Verkalkungen der Klappensegel.

8.8.2 Pathophysiologie

Trägt die normale Öffnungsfläche der Mitralklappe 4–5 cm², so kann sie bei schwerer MSt Werte unter 1 cm² erreichen. Da der Widerstand mit dem Quadrat der Radiusabnahme ansteigt, kann hierdurch bei konstantem Druckgradient der transmitrale Fluss sogar 25-fach gegenüber dem normalen reduziert sein. Um das diastolisch zurückbleibende Volumen aufzunehmen und gleichzeitig eine unzureichende Ventrikelfüllung zu verhindern, muss sich also der linke Vorhof (LA) sowohl dilatieren (**r**↑) als auch verstärkt kontrahieren (**W**↑).

Die verstärkte Vorhofkontraktion gegen die insuffizient geöffneten Mitralsegeln ruft ein **enddiastolisches Geräusch** mit **Punctum maximum über den 5. ICR links medioklavikulär** hervor.

■ **Dilatation des linken Vorhofes**

Würde sich der LA nur verstärkt kontrahieren (W↑), so würde gemäß dem Laplace-Gesetz der intraatriale Druck proportional ansteigen. Um den Druckanstieg und die damit einhergehende Hypoxie und pulmonale Hypertonie zu verhindern, muss sich also die atriale Compliance erhöhen: Der LA muss dilatieren (r↑). Bis zu einem gewissen Punkt verhindert diese Dilatation, dass das erhöhte diastolische Vorhofvolumen zu einem intolerabel hohen Vorhofdruck (P_{LA}↑) führt.

■ **Sekundäre pulmonale Hypertonie**

Der erhöhte Vorhofdruck setzt sich flussaufwärts bis hin in die Lungenstrombahn fort, wo er eine sekundäre pulmonare Hypertonie mit der Gefahr eines Lungenödems hervorruft. Mit der Zeit fibrosieren und verdicken sich die Wände der Lungengefäße, was zwar die Ödemneigung durch Permeabilitätsreduktion verringert, die pulmonale Hypertonie aber irreversibel fixiert. Es kommt zu einer Überbelastung des rechten Ventrikels und zu einer **Rechtsherzinsuffizienz.**

■ **Dekompensation**

Zu Symptomen eines Lungenödems kommt es initial vor allem bei Belastung. Der Anteil der Diastole am Herzzyklus nimmt mit zunehmender Herzfrequenz ab, sodass weniger Zeit für die sowieso unzureichende Ventrikelfüllung zur Verfügung steht. Das dem Körperkreislauf (SV'↓) entnommene Volumen staut sich in den Lungengefäßen und führt zu Dyspnoe, Orthopnoe (▶ Abschn. 3.2.1) und Leistungseinbruch.

> ● Eine hohe Herzfrequenz ist ungünstig bei der Mitralklappenstenose, weil sie die Diastole verkürzt und dadurch die Ventrikelfüllung stark beeinträchtigen kann.

❓ ▬ Erklären Sie die Auswirkungen der Mitralklappenstenose auf den Kreislauf!

8.9 Mitralklappeninsuffizienz

8.9.1 Definition und Ursache

Bei der Mitralklappeninsuffizienz (**MIf**) liegt entweder eine Dilatation des Anulus fibrosus vor, wodurch die Mitralsegeln nicht mehr dicht schließen können (relative Insuffizienz), oder ein Mitralklappenprolaps.

8.9.2 Pathophysiologie

Bei der MIf kommt es zum systolischen Rückfluss eines **Pendelvolumens (PV)** in den linken Vorhof. Bei akutem Auftritt kann der linke Vorhof das erhöhte Volumen nicht ohne starke Druckzunahme und dadurch lebensbedrohliche pulmonale Stauung aufnehmen.

Exzentrische Hypertrophie des linken Ventrikels Durch das PV erfahren sowohl der linke Ventrikel als auch der linke Vorhof eine **chronische Volumenbelastung**. Es kommt zur **exzentrischen Hypertrophie** des linken Ventrikels, die es initial erlaubt, ein erhöhtes EDV aufzunehmen und dabei gemäß dem Frank-Starling Mechanismus das absolute SV zu erhöhen (**SV'**↑). Die Ejektionsfraktion (**EF'=SV'/EDV'**) ist aber aufgrund des PV erniedrigt. Die Regurgitation des PV erzeugt Turbulenzen, die ein **systolisches Geräusch** mit **Punctum maximum im 5. ICR links medioklavikulär** hervorrufen.

> **Tipp**
>
> Je schwerer die MIf ist, desto rascher gleicht sich der systolische Druckgradient zwischen dem linken Ventrikel und dem linken Vorhof an. Dadurch werden weniger Turbulenzen erzeugt. In diesem Fall nimmt die Geräuschintensität mit fortschreitender MIf ab.

■ **Sekundäre pulmonale Hypertonie**

Ab einem gewissen Grad der linksventrikulären Hypertrophie kommt es zur Versteifung des Ventrikelmyokards und zum Verlust der Compliance. Dadurch steigt der Druck im linken Vorhof (P_{LA}↑) und konsekutiv auch der Druck im Lungenkreislauf.

■ Therapeutische Prinzipien

Die bisher einzige effektive Therapie bei schwerer MIf besteht in der operativen Korrektur. Bis zu einem gewissen Grad kann aber medikamentös versucht werden, die Vorlast des linken Ventrikels und dadurch die Lungenstauung zu minimieren (z. B. durch Diuretika) oder die Nachlast zu senken (z. B. durch ACE-Hemmer, AT II-Rezeptor Antagonisten). Beide Maßnahmen reduzieren den relativen Anteil des Pendelvolumens am Schlagvolumen des linken Ventrikels.

> **Tipp**
>
> Das Pendelvolumen bei der Mitralinsuffizienz nimmt mit steigendem arteriellen Blutdruck zu.

? — Erklären Sie die Auswirkungen der Mitralklappeninsuffizienz auf den Kreislauf!

8.10 Systemische Arterielle Hypertonie

Bluthochdruck im großen Kreislauf besteht dann, wenn der systolische Blutdruck dauerhaft über **140 mmHg** und/oder der diastolische über **90 mmHg** erhöht ist. Da der Druck durch das Produkt des totalen peripheren Gefäßwiderstandes (TPR) und des Herzzeitvolumens (HZV) gegeben ist (**P=TPR*HZV**), kommt es beim Anstieg eines oder beider Faktoren zum Hochdruck.

8.10.1 Primärer Hochdruck

Am häufigsten (ca. 90% der Fälle) besteht ein Bluthochdruck unklarer Ursache, der scheinbar sowohl auf genetischen als auch auf umweltbedingten Faktoren beruht: ein primärer (idiopatischer) Hochdruck. Neben chronischem Stress, Adipositas, chronischem Alkoholkonsum oder genetischen Faktoren scheint eine **gesteigerte Salzempfindlichkeit** hier eine Rolle zu spielen.

Im Falle der letzteren kommt es nach Kochsalzaufnahme zu einem abnorm starken Blutdruckanstieg. Dies beruht auf der Unfähigkeit der Niere, eine

ausreichende Na^+-Ausscheidung zu gewährleisten. Es kommt dabei zur gesteigerten Sekretion von endogener Glykoside aus der Nebennierenrinde (sog. endogene Ouabaine), die in ähnlicher Weise wie die Digitalisglykoside die **Na^+/K^+-ATPase hemmen**. Über den Na^+/Ca^{2+}-Austauscher steigt dann die zytosolische Ca^{2+}-Konzentration (**$Ca^{2+}\uparrow$**) in Gefäßmuskelzellen und somit auch der Gefäßtonus.

8.10.2 Sekundärer Hochdruck

■ Renale Hypertension

▶ Abschn. 3.6

■ Endokrine Hypertension

Gutartige Tumoren des Nebennierenmarkes, die Katecholamine produzieren (**Phäochromozytome**), können den Blutdruck erheblich ansteigen lassen: $TPR\uparrow$ (via α_1-Rezeptoren) und $HZV\uparrow$ (via β_1-Rezeptoren). Auch erhöhte Kortisolspiegel, z. B. im Rahmen eines **Cushing-Syndroms** (▶ Abschn. 10.3.1), führen zur sekundären Hypertonie. Grund dafür ist einerseits die erhöhte Sensibilisierung gegenüber Katecholaminen und die schwachen, unspezifischen mineralokortikoiden Effekte von Kortisol. Letztlich führen erhöhte Mineralokortikoidspiegel (primärer oder sekundärer **Hyperaldosteronismus**) aufgrund der gesteigerten Na^+- und Volumenretention zur Erhöhung des Plasmavolumens und dadurch zu $HZV\uparrow$.

? — Welche exogenen Faktoren tragen zur Entstehung einer primären Hypertonie bei?
— Nennen Sie Erkrankungen, im Rahmen derer es sekundär zu einer Hypertonie kommt.

8.11 Atherosklerose

Die Atherosklerose ist eine chronisch fortschreitende **Gefäßwandverhärtung**, die mit der Einlagerung von Cholesterin, Bindegewebsfasern und Zellen in der **Gefäßintima** einhergeht und zur **Lumeneinengung** und **Thrombusbildung** führt. Sie ist ein wichtiger Faktor hinsichtlich Mortalität und Morbidität bei Erkrankungen wie der koronaren Herzkrankheit (**KHK**), der zerebralen arteriellen Verschlusskrankheit (**CAVK**) oder der peripheren arteriellen Verschlusskrankheit (**PAVK**). Sie kann letztendlich für mehr als die Hälfte der Todesfälle in der westlichen Welt verantwortlich gemacht werden.

> **Tipp**
>
> Der Oberbegriff Arteriosklerose wird klinisch oft synonym mit Atherosklerose verwendet, allerdings bezeichnet es eine Gruppe von Erkrankungen, deren häufigste und wichtigste Vertreter die Atherosklerose ist.

8.11.1 Risikofaktoren

Nicht beeinflussbare Risikofaktoren sind: eine genetische Veranlagung, das Alter und das männliche Geschlecht.

Andere beeinflussbare Risikofaktoren können therapeutisch angegangen werden, sodass die Progredienz (der Fortschritt) der Erkrankung verlangsamt wird. Dazu gehören:

- **Arterielle Hypertonie:** Hypertonus kann nicht nur als Anreiz für die Proliferation von glatten Gefäßmuskelzellen fungieren, sondern direkt zu mechanisch-bedingten Stressschäden am Gefäßendothel führen. Davon sind meist Gefäßverzweigungen aufgrund der dortigen Entstehung von Turbulenzen im Blutstrom bedroht.
- **Hyperlipidämie:** Bekanntermaßen steigt das Risiko für die Atherosklerose mit steigender Plasmakonzentration von **LDL-Cholesterin** (hepatofugaler Transport in Plaques) und sinkender Plasmakonzentration von **HDL-Cholesterin** (hepatopetaler Transport aus Plaques). Der Extremfall tritt bei der autosomal-dominant vererbten **familiärer Hypercholesterinämie**, bei der aufgrund von Mutationen im Gen für den LDL-Rezeptor die Plasmakonzentration von LDL erheblich erhöht sein kann. Hier können atherosklerotische Gefäßläsionen bereits im jungen Alter auftreten.
- **Diabetes mellitus:** Sicher ist, dass im Rahmen von Diabetes mellitus der **oxidative Stress**

(Oxidation durch O_2-Radikalen) in der Gefäßwand erhöht ist. Möglicherweise liegt dies an einem vermehrten Einstrom von Glukose (bei Hyperglykämie) durch Glukose-unabhängige Transporter wie GLUT-1 in die Gefäßmuskelzellen. Dadurch intensiviert sich der oxidative Stoffwechsel der Mitochondrien, es werden vermehrt O_2-Radikalen und AGE *(advanced glycation endproducts)* produziert (▶ Abschn. 10.4.1).

- **Rauchen**
- **Hyperhomocysteinämie:** ▶ Abschn. 9.3.3
- **Übergewicht, stressreicher Lebensstil:** Hier tragen wahrscheinlich eine **chronische Sympathikusüberaktivierung** (bei Adipositas beispielsweise durch Leptine) sowie eine **Insulinresistenz** zur Pathogenese bei.

Die Kombination aus Hypercholesterinämie, Diabetes mellitus (Typ 2), Hypertonie und Übergewicht wird zum Oberbegriff des **metabolischen Syndroms** zusammengefasst.

> ❯ Fördernd für die Bildung atherosklerotischer Plaques sind eine hohe LDL-Konzentration und eine niedrige HDL-Konzentration im Plasma.

8.11.2 Pathogenese

Die Hypothese für die Entstehung von Atherosklerose geht davon aus, dass die Läsionen infolge einer **primären Endothelschädigung** entstehen *(response-to-injury hypothesis)* (◻ Abb. 8.7).

■ Endotheliale Dysfunktion

Die aufgeführten Risikofaktoren führen zu einer **Endothelverletzung**, in deren Folge es zur Expression von verschiedenen chemotaktischen und adhäsionsfördernden **Zytokinen** durch die Endothelzellen kommt. Sie locken **Immunzellen** (Makrophagen, T-Zellen) an, die nach Abrollen entlang der Endothelzellschicht in die Gefäßintima übertreten (**Invasion**). Makrophagen setzen als Antwort auf der Entzündung **O_2-Radikale** frei, die weiterhin die Zellschädigung unterhalten. Außerdem oxidieren solche Radikale endothelial freigesetztes

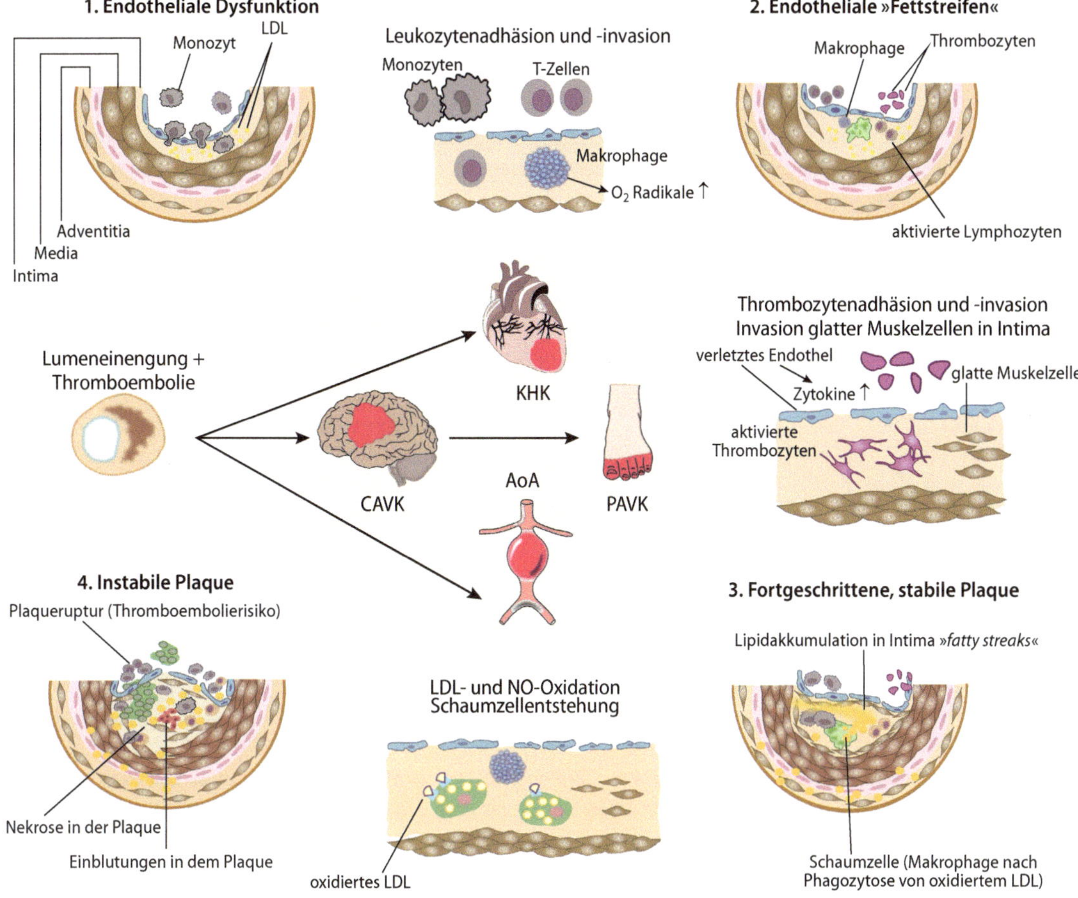

Abb. 8.7 Entstehung der Atherosklerose. KHK = Koronare Herzkrankheit, PAVK = Periphere arterielle Verschlusskrankheit, AoA = Aortenaneurysma, CAVK = Zerebrale arterielle Verschlusskrankheit

NO. Dadurch entfallen seine hemmende Wirkung auf der Thrombozytenadhäsion sowie seine vasodilatative Wirkung. Es resultiert eine verstärkte lokale **Thromboseneigung** und eine Prädilektion für **Vasospasmen** (krampfartige Gefäßengstellungen).

▪ Endotheliale Fettstreifen

Die Endothelverletzung erlaubt die Akkumulation von **LDL in der Gefäßintima** sofern die Plasmakonzentration von LDL hoch genug ist. Die darin freigesetzten Radikale modifizieren das LDL zu **oxidiertem LDL**, welches eine zentrale Rolle in der Pathogenese der Plaquebildung spielt. Oxidiertes LDL wird nicht mehr von den normalen LDL-Rezeptoren, sondern von sog. **Scavenger-Rezepto-**

ren auf Makrophagen gebunden und phagozytiert. Da die Scavenger-Rezeptoren im Unterschied zu den normalen LDL-Rezeptoren bei erhöhter Bindung nicht herunterreguliert werden (**kein negatives Feedback**), kommt es zur Überladung der Makrophagen mit Cholesterin. Nach ihrem histologischen Aussehen werden solche überladene Makrophagen **Schaumzellen** genannt. Ihre Akkumulation in der Gefäßwand lässt sich als erstes makroskopisches Anzeichen der Atherosklerose erfassen: Sie rufen die sog. *fatty streaks* (Fettstreifen) in der Gefäßwand hervor. Außerdem sezernieren sie bei ihrem Untergang weitere Zyto- und Chemokine, die die Entzündung fortschreiten lassen und die **glatten Muskelzellen** der Tunica muscularis zur Proliferation anregen.

■ **Fortgeschrittene, stabile Plaque**

Nicht nur Immunzellen werden infolge der Endothelschädigung durch Zytokine- und Chemokine (z. B. PDGF) angelockt, sondern auch **glatte Muskelzellen** der Gefäßwand. Sie durchlaufen derartige Veränderungen, dass sie sich von der Tunica muscularis ablösen, **in die Intima übertreten** und dort verstärkt Kollagen, Elastin und Proteoglykane (fibrinöse Bindegewebsmatrix) produzieren. Dadurch nimmt die Intima an Dicke zu und engt das Gefäßlumen ein: Die atheromatöse Plaque ist entstanden. In der Plaquemitte entsteht mit der Zeit ein **nekrotischer Kern** aus abgestorbenen Zellen, Cholesterinkristallen (aus Makrophagen) und Schaumzellen.

■ **Instabile Plaque**

Atherosklerotische Plaques unterscheiden sich in Bezug auf ihrer Zusammensetzung und Stabilität gegenüber den Scherkräften des Blutes. Je **mehr Lipide** in dem Plaquekern eingelagert werden (v. a. Cholesterine und Cholesterinestern), desto **weniger reißfest** wird die Plaque. Rupturiert eine Plaque, so steigt die Gefahr einer Thrombose (oder einer Gefäßdissektion) erheblich, denn die Inhalte des nekrotischen, freigesetzten Kernes wirken stark thrombogen. Eine gewisse Plaquestabilisierung durch Verminderung der Lipideinlagerung schaffen deshalb Statine (**HMG-CoA Reduktase Hemmer**). Eine Hemmung der Thrombozytenaggregation kann mit **Acetylsalicylsäure** durchgeführt werden (▶ Abschn. 1.5.3).

> ❓ — Was sind die wichtigsten Risikofaktoren für die Entstehung von Atherosklerose?
> — Beschreiben Sie kurz die Vorgänge bei der Entstehung atherosklerotischer Plaques!

8.12 Koronare Herzkrankheit

Die koronare Herzkrankheit (KHK) ist eine Störung der Koronardurchblutung meistens aufgrund von **Atherosklerose der Koronararterien**, die mit einem Missverhältnis zwischen O_2-Bedarf und -Angebot einhergeht. Kennzeichnend hierfür ist die **Erschöpfung der koronaren Durchblutungsreserve** (normalerweise das 4–5 fache der Ruhedurchblutung) bei Belastung oder sogar in Ruhe. Leitsymptom der KHK ist die sog. **Angina pectoris**, ein vernichtender retrosternaler Schmerz mit möglicher Ausstrahlung (z. B. in den linken Arm), der v. a. linksseitig lokalisiert ist. Je nachdem, ob die Angina pectoris nur bei Belastung, dabei wie gewohnt oder aber sogar in Ruhe und überraschend intensiv auftritt, redet man von **stabiler bzw. instabiler Angina pectoris**. Das anatomische Korrelat einer instabilen Angina pectoris ist eine beweglich gewordene atherosklerotische Plaque in einem Koronargefäß.

■ **Pathogenese**

Infolge der Endothelschädigung im Rahmen der Atherosklerose kommt es zum Ausfall der vasodilatatorischen Faktoren, die vom Endothel der Koronargefäßen produziert werden: u. a. **NO** (cGMP↑ in glatten Muskelzellen) und **Prostazyklin/PGI$_2$** (cAMP↑ in glatten Muskelzellen). In der Folge überwiegen vasokonstriktorische Einflüsse, sodass α_1-Rezeptor-vermittelte Vasospasmen in den bereits stenosierten Gefäßen auftreten können (**vasospastische Angina**). Aufgrund der Abhängigkeit des Gefäßwiderstandes von der Umkehr der 4. Potenz des Gefäßradius (**Hagen-Poiseuille-Gesetz**), rufen Spasmen in stenosierten Gefäßsektoren mitunter einen erheblichen Anstieg des Gefäßwiderstandes hervor. Bei einer nur 10%igen Kontraktion eines Koronargefäßes, dessen Lumen um 90% von einer Plaque eingeengt wird, steigt der Widerstand über das 250-fache (gegenüber dem 1,5-fachen im Normalfall). Dadurch kommt es zur erheblichen Sauerstoffunterversorgung des nachgeschalteten Myokardareals.

> **Tipp**
>
> Pharmakologische Nitrate (z. B. Glyceroltrinitrat) werden zur Anfallstherapie der KHK benutzt. Sie setzen NO frei. Dabei ist die vasodilatatorische Wirkung eher untergeordnet und vor allem bei vasospastischer Angina von Bedeutung. Der größte therapeutische Effekt basiert eigentlich mehr auf einer ausgeprägten Dilatation von Venolen. Der konsekutive Pooling des Blutes reduziert die Vorlast des Herzens. Damit sinkt nicht nur der O_2-Bedarf, sondern auch der transmurale Druck in den Koronargefäßen, wodurch die Durchblutung wesentlich verbessert werden kann.

◼ Ischämische Kaskade

In Ruhe ist die Sauerstoffextraktion des Myokardes sowieso recht groß (70%) im Vergleich zu anderen Organen (z. B. Skelettmuskulatur, ca. 20–30%), sodass eine Steigerung der Sauerstoffzufuhr nur über eine Steigerung der Durchblutung und nicht über eine der Sauerstoffextraktion geschehen kann. Ist die Durchblutungsreserve bereits zur Überwindung der Gefäßstenose ausgeschöpft, kommt es rasch zum Sauerstoffmangel. Auf zellulärer Ebene ist die Konsequenz, dass die Atmungskette stockt, weniger Reduktionsäquivalente (NADH, $FADH_2$) entstehen und dementsprechend die energetisch ungünstige anaerobe Glykolyse als einziger Ausweg übrig bleibt. Laktat wird vom Myokard nicht mehr wie im Normalfall durch die Laktat-Dehydrogenase zu Pyruvat umgebaut, sondern vermehrt aus Pyruvat produziert. Die **Laktat- und H^+-Akkumulation** schwächt neben dem ATP-Mangel die myokardiale Kontraktion und führt mit der Zeit zu irreversiblen Zellschäden.

8.12.1 Akutes Koronarsyndrom und Myokardinfarkt

◼ Enzymdiagnostik

Bei myokardialen Zellschäden treten intrazelluläre Enzyme vermehrt in das Plasma und rufen dort eine diagnostisch registrierbare Aktivität hervor.

Am frühestens steigt die Plasmaaktivität von **Myoglobin**, dem rot-gefärbten Fe^{2+}-haltigen O_2-Trägermolekül. Allerdings befindet sich Myoglobin bekanntermaßen auch im Skelettmuskel. Erhebliche Erhöhungen des Plasmagehaltes an Myoglobin können durch tubuläre Verstopfung und Fe^{2+}-vermittelte Oxidationsschäden zu einer Nierenschädigung führen (sog. Crash-Niere, akutes Nierenversagen).

Spezifischer und sensitiver für den Untergang von Herzmuskelzellen sind die kardialen **Troponine T** und **I**. Sie bilden zusammen mit Troponin C einen Komplex, der die Ca^{2+}-abhängige Aktivierung der Kontraktion vermittelt, und modulieren die kontraktile Funktion. Bei Zellschäden dissoziieren sie voneinander und treten in das Plasma aus. Sie unterscheiden sich von ihren skelettmuskulären Isoformen.

Andere auf ein Myokardinfarkt möglicherweise hinweisende Enzyme sind die Laktat-Dehydrogena-se (**LDH**) und die myokardiale Kreatinkinase (**CK-MB**). LDH ist allerdings wenig spezifisch, da sie z. B. auch in Erythrozyten (Austreten bei Hämolyse) und Skelettmuskel (Austreten bei Rhabdomyolyse) exprimiert wird. Die myokardiale Kreatinkinase ist eine der drei Kreatinkinase-Isoformen, die im Gehirn (CK-BB), Myokard (CK-MB) und Skelettmuskel (CK-MM) exprimiert werden. Die CK-MB ist als **Dimer** aktiv und besteht aus jeweils eine muskulären (M) und einer hirnspezifischen (B) Untereinheit.

◼ EKG

Myokardischämien und **Myokardinfarkte** manifestieren sich je nachdem, wie viel Zeit vom Ereignis verstrichen ist, durch verschiedene EKG-Zeichen. Im akuten Stadium (binnen ca. 72 h nach Ereignis) kommt es zu Veränderungen der **ST-Strecke**. Je nachdem, ob eine **subendokardiale** oder eine **transmurale** (die ganze Dicke der Herzwand erfassend) Ischämie vorliegt, kommt es entweder zu **ST-Streckensenkungen** bzw. **-hebungen** (◻ Abb. 8.8).

Aufgrund des Energiemangels während einer Ischämie verliert das betroffene Areal die Fähigkeit, ein negativeres Membranpotenzial als der Extrazellulärraum (EZR) aufrechtzuerhalten. Zellmembranen gehen zugrunde, sodass ihre Permselektivität verloren wird. Man kann das Potenzial untergegangener Areale als gleich demjenigen des EZR ansehen (0 mV). Die ersten Areale, die bei einer Ischämie betroffen sind, sind stets die subendokardialen, aufgrund des Verlaufes der Koronardurchblutung von subepikardial nach subendokardial (**Prinzip der »letzten Wiese«**).

Subendokardiale Ischämie Ist eine Ischämie weniger ausgeprägt, dann werden vorwiegend subendokardiale Kardiomyozyten davon betroffen. Zu dem Zeitpunkt, an dem der gesamte Ventrikel erregt sein sollte und alle Zellen auf dem gleichen Potenzial stehen sollten (alle bei ca. +20 mV, flacher Verlauf der ST-Strecke), bleiben subendokardiale Zellen bei einem niedrigeren Potenzial (0 mV). Somit weisen Erregungsvektoren von den außen gelegenen, erregten Zellen auf das Infarktareal hin und somit weg von der EKG-Elektrode. Dadurch kommt es bei subendokardialer Ischämie zu **ST-Streckensenkung** in den

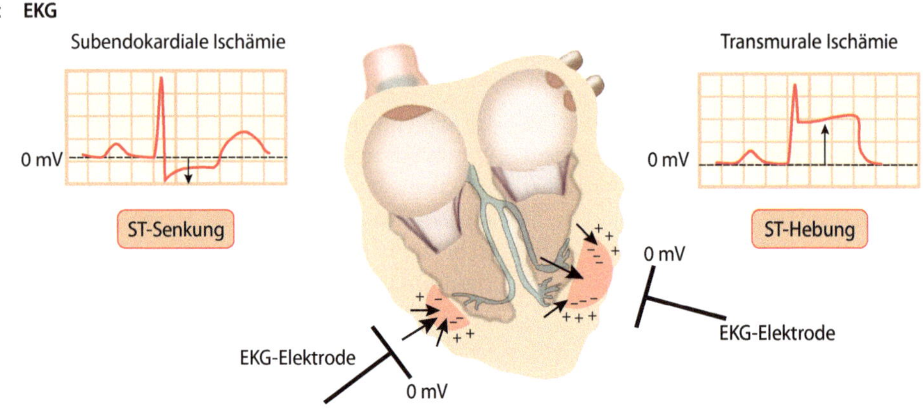

Abb. 8.8 Diagnostik der Koronarischämie

direkt über dem Infarktareal gelegenen EKG-Ab-leitungen.

Transmurale Ischämie Liegt dagegen eine ausge-dehntere, transmurale Ischämie vor, bleibt ein Ven-trikelareal über seine ganze Dicke unerregt. Dies bedingt zum Zeitpunkt der sonst vollständigen Ventrikelerregung, dass Vektorschleifen aus den dem Infarktareal umgebenden Regionen zum Areal hin also auch zur EKG-Elektrode hin zusammen-laufen. Andersherum wie bei der subendokardia-len Ischämie kommt es also bei der transmuralen Ischämie zu einer **ST-Streckenhebung**.

> **Tipp**
>
> Ein Herzinfarkt mit ST-Hebung oder einer ohne ST-Hebung aber mit positivem Troponin-T/I-Nachweis ist eine Indikation zur umgehenden

perkutanen Koronarintervention (PCI). Hierbei wird versucht, das stenosierte Gefäß durch Röntgen-Kontrastmittel darzustellen und mithilfe eines Führungsdrahts freigängig zu machen. Anschließend kann eine Ballondila-tation des Bereiches mit Stent-Implantation erfolgen, um das Rezidivrisiko zu minimieren.

? — Welche vasodilatatorischen Faktoren werden infolge einer Endothelschädigung der Koronarien vermindert gebildet?
— Warum führt eine Senkung der Durch-blutungsreserve der Koronargefäße schneller als in anderen Organen zu Ischämie?

8.13 Kreislaufschock

Ein Kreislaufschock bezeichnet ein rasch einsetzendes Kreislaufversagen, das aufgrund von Störungen der Makro- und v.a. der **Mikrozirkulation** zum Multiorganversagen führen kann. Zu einem lebensbedrohlichen Schock kommt es vor allem dann, wenn der systolische Blutdruck unterhalb von 90 mmHg und der diastolische unterhalb von 60 mmHg abfällt.

Gründe für die Schockentstehung betreffen eines oder mehrere von drei Elementen:

- **Das intravasale Volumen**: Sog. **hypovolämischer Schock**, tritt nach Volumenverlusten, z. B. infolge von Blutungen, Wasserverlust bei Diarrhoen, durch die Nieren (Diabetes insipidus) oder durch die Haut (nach Verbrennungen) etc.
- **Den Gefäßwiderstand**: Hauptvertreter sind hier der **anaphylaktische Schock** (systemisch übergreifende allergische Reaktion) und der **septisch-toxische Schock** (übermäßige Reaktion auf bakteriellen Toxinen). Zur Vasodilatation führen beim anaphylaktischen Schock vor allem Histamin und Bradykinin, beim septisch-toxischen Schock systemische Entzündungsmediatoren aus Immunzellen (IL-1, IL-6, TNFα).
- **Die Kontraktilität des Herzens**: Sog. **kardiogener Schock**, am häufigsten infolge eines ausgedehnten Myokardinfarktes oder einer akuten Herzklappeninsuffizienz.

Bei den ersten beiden Formen kommt es zu einem absoluten oder relativen Volumenmangel, sodass der zentrale Venendruck erniedrigt ist (**ZVD↓**). Beim kardiogenen Schock hingegen ist der zentrale Venendruck erhöht (**ZVD↑**), aufgrund der Blutstauung vor dem akut insuffizient gewordenem Herz. Im Endeffekt zieht hier eine akute Linksherzinsuffizienz durch Erzeugung einer pulmonalen Hypertonie eine akute Rechtsherzinsuffizienz nach sich.

■ Symptome

Das Kreislaufversagen bewirkt aufgrund des Blutdruckabfalls eine **Sauerstoffunterversorgung** von Organen und in der Folge eine **Laktatazidose** (anaerober Glykolyse↑). Die restlichen Symptome treten meist sekundär aufgrund von Kompensationsmechanismen ein. Die starke Sympathikusaktivierung bewirkt u. a. eine **Tachykardie** und eine **Kreislaufzentralisation** (α_1-Rezeptoren), es sei denn, der Schock beruht auf Vasodilatation. Äußerlich merkt man die Zentralisation an Blässe und kalten Extremitäten (periphere Vasokonstriktion).

> **Tipp**
>
> Der Quotient aus Puls und systolischer Blutdruck heißt Schockindex und kann zur Evaluation des Schweregrades dienen. Ein Wert von über 1,5 zeigt einen Blutverlust von wahrscheinlich über 30%.

■ Kompensationsmechanismen

Die zirkulierenden **Katecholamine** (v. a. Adrenalin) steigen aufgrund der starken Sympathikusaktivierung. Der Volumenmangel führt in den Vorhöfen zu **Hemmung der ANP-Sekretion** und über den Henry-Gauer-Reflex wird die **ADH-Sekretion gesteigert**. ADH/Vasopressin führt zur peripheren Vasokonstriktion (glattzellmuskuläre V_1-Rezeptoren), Vasodilatation im Herz und Gehirn (endotheliale V_1-Rezeptoren) und gesteigerter renaler Wasserresorption (V_2-Rezeptoren). Darüber hinaus kommt es zur gesteigerten Aktivität des **Renin-Angiotensin-Aldosteron-Systems**.

> ❯ Über V_1-Rezeptoren vermittelt ADH die Vasokonstriktion (»einfach-V«), über V_2-Rezeptoren die vermehrte Wasserresorption (»doppel-V = W«).

■ Konsequenzen

Die periphere Vasokonstriktion und die beim vasodilatatorischen Schock erhöhte Gefäßpermeabilität führen zur **Viskositätserhöhung** des Blutes im Kapillarbereich. Dies begünstigt eine sog. **disseminierte intravasale Koagulopathie**, wodurch es zu Mikrothrombosen in multiplen Organen kommen kann, was der Eintritt der Hypoxie noch weiter beschleunigt. Dabei können Gerinnungsfaktoren in so einem Ausmaß verbraucht werden, dass es zu einer **Verbrauchskoagulopathie** mit starker Blutungsneigung kommt.

Organe, die besonders von einem Kreislaufversagen betroffen werden, sind in erster Linie die **Niere** (akutes Nierenversagen, Schockniere), die Lunge (akute respiratorische Insuffizienz), der Darm (starke Minderdurchblutung mit Mukosauntergang), die Leber, das Gehirn etc.

- Nennen Sie einige Schockformen und beschreiben Sie kurz ihre Entstehung!
- Welche Kompensationsmechanismen werden im Rahmen eines Schocks aktiviert?

Literatur

Aktories K, Forth W (2013) Allgemeine und spezielle Pharmakologie und Toxikologie, 11. überarb. Aufl. München: Elsevier, Urban & Fischer

Battegay E, Aeschlimann A (2013) Siegenthalers Differentialdiagnose, 20. komplett überarb. u. aktualis. Aufl. Stuttgart, New York: Thieme

Fölsch UR, Kochsiek K, Schmidt RF (2000) Pathophysiologie. Berlin, Heidelberg: Springer

Halwachs-Baumann G (2011) Labormedizin, 2. aktual. u. erw. Aufl. Wien, New York: Springer

Herold G (2011) Innere Medizin. Köln: Herold

Koolman J, Röhm KH (2009) Taschenatlas Biochemie des Menschen, 4. vollst. überarb. u. erw. Aufl. Stuttgart, New York: Thieme

Löffler G, Petrides P, Heinrich PC, Graeve L (2014) Biochemie und Pathobiochemie, 9. vollst. überarb. Aufl. Berlin, Heidelberg: Springer

Lüllmann H, Mohr K, Hein L (2004) Taschenatlas der Pharmakologie, 5. vollständig überarb. und erw. Aufl. Stuttgart, New York: Thieme

Lüllmann-Rauch R (2012) Taschenlehrbuch Histologie, 4. vollst. überarb. Aufl. Stuttgart, New York: Thieme

Pfreundschuh M, Schölmerich J, Aepfelbacher M (2004) Pathophysiologie, Pathobiochemie, 2. Aufl. München: Elsevier, Urban & Fischer

Silbernagl S, Lang F (2009) Taschenatlas der Pathophysiologie, 3. vollst. überarb. und erw. Aufl. Stuttgart [u.a.]: Thieme

Siegenthaler W, Amann-Vesti B (2006) Klinische Pathophysiologie, 9. völlig neu bearb. Aufl. Stuttgart [u.a.]: Thieme

Siewert JR (2012) Chirurgie, 9. überarb. Aufl. Berlin, Heidelberg: Springer

Steffel J, Lüscher TF (2011) Herz-Kreislauf. Berlin, Heidelberg: Springer

Wolfgang P (2013) Innere Medizin, 2. überarb. Aufl. Berlin, Heidelberg: Springer

Stoffwechsel

Mihai Ancău

M. Ancău, *Klinische Grundlagen fürs Physikum*,
DOI 10.1007/978-3-662-46714-5_9, © Springer-Verlag Berlin Heidelberg 2016

In diesem Kapitel werden **angeborene Stoffwechselerkrankungen** besprochen. Erworbene Stoffwechselerkrankungen wie z. B. Diabetes mellitus oder Gicht werden in anderen Kapiteln behandelt.

Ein wichtiges Prinzip bei allen Stoffwechselerkrankungen, die durch ein Enzymdefekt verursacht werden, ist die Akkumulation von Intermediärprodukten, die vor dem jeweiligen Enzym in der Reaktionskaskade stehen. Oft werden sie über alternative Wege verstoffwechselt, da sie andere wichtige Stoffwechselwege hemmen können.

> **Die meisten angeborenen Stoffwechselerkrankungen werden autosomal-rezessiv vererbt.**

9.1   Kohlenhydrate

9.1.1   Klassische hereditäre Galaktosämie

Bei der hereditären Galaktosämie kommt es zu einer Galaktose-Überladung aufgrund von einer Störung der Galaktoseverwertung (☐ Abb. 9.1).

Normalerweise wird Galaktose im Dünndarm durch Disaccharidasen aus Laktose gespalten, über die V. portae zur Leber transportiert und hepatisch in Glukose umgewandelt. Die Reaktion, die den Anschluss an den Glukosestoffwechsel gewährleistet, ist die **C₄-Epimerisierung von UDP-Galaktose zu UDP-Glukose** (UDP=Uridyldiphosphat).

Bei der klassischen Form der Galaktosämie besteht ein angeborener Defekt beider Kopien des Enzyms **Galaktose-1-Phosphat-Uridyltransferase**, das für die Entstehung von UDP-Galaktose verantwortlich ist. Somit akkumuliert Galaktose-1-Phosphat (**Gal-1-P↑**) im Zytoplasma vieler Zellen, vor allem der Leber, des ZNS und der Niere. Gal-1-P unterdrückt die Glykogenolyse und Glukosefreisetzung aus der Leber durch **Hemmung der Glukose-6-Phosphatase**. Außerdem verbraucht Gal-1-P energiereiche Phosphate, sodass der Energiestoffwechsel der Zellen durcheinander kommt. Gal-1-P wird auf einem metabolischen Umweg verstärkt zu **Galaktitol** umgewandelt, welches osmotisch aktiv ist.

Es kommt zur **Hypoglykämie** (verminderte Glukosefreisetzung aus der Leber), **Hepatomegalie**

(u. a. osmotisch bedingt), Ikterus (Funktionsstörung der Hepatozyten), bis hin zur **Leberzirrhose**, **Tubulusschäden** in der Niere, **Linsentrübung/Katarakt** (Akkumulation von Galaktitol) und geistiger Retardierung.

9.1.2   Hereditäre Fruktoseintoleranz

Diese Störung wird durch einen Defekt der **Fruktosebisphosphat-Aldolase (Aldolase B)** verursacht (☐ Abb. 9.1).

Die Aldolase B kann normalerweise sowohl **Fruktose-1-Phosphat** (Fru-1-P) zu Glyceral und Glyceron-3-Phosphat als auch **Fruktose-1,6-Bisphosphat** (Fru-1,6-bis-P) zu Glyceral-3-Phosphat und Glyceron-3-Phosphat, welche letztendlich in die Glykolyse einmünden, mit gleicher Geschwindigkeit spalten. Ist einmal die Aldolase B defekt, dann übernimmt ihre Aufgaben die bei der Spaltung von Fru-1-P wesentlich langsamere Aldolase A. Dadurch akkumuliert Fru-1-P nach Fruktose-reichen Mahlzeiten (z. B. Obst, Saccharose aus Süßigkeiten) und **hemmt die Aldolase A, die Fruktose-1,6-Bisphosphatase und die Glykogen-Phosphorylase**, sodass Fruktoseabbau, Glykolyse, Glukoneogenese und Glykogenabbau zugleich unterdrückt werden. Es kann zu hepatisch-bedingten schweren **Hypoglykämien** kommen und infolge des ATP-Verbrauches durch Fru-1-P zu einer **schweren Leberfunktionsstörung**.

9.1.3   Glykogenosen

Es gibt viele Typen von Glykogenosen (= Glykogenspeicherkrankheiten), je nachdem, welche Enzyme des Glykogenabbaus und in welchen Geweben sie exprimiert werden. Betroffen sind vor allem Organe, in denen der Glykogenstoffwechsel eine wichtige Rolle spielt: **Leber, Skelettmuskel**, seltener **Herzmuskel** (☐ Abb. 9.1).

Exemplarisch für die Glykogenosen, die vorwiegend die Leber betreffen, ist die **Glykogenose Typ I von Gierke**. Hierbei ist die **Glukose-6-Phosphatase** betroffen, das hepatisch-exprimierte membrangebundene Enzym, welches die Freisetzung von Glukose infolge der Glukoneogenese oder des Gly-

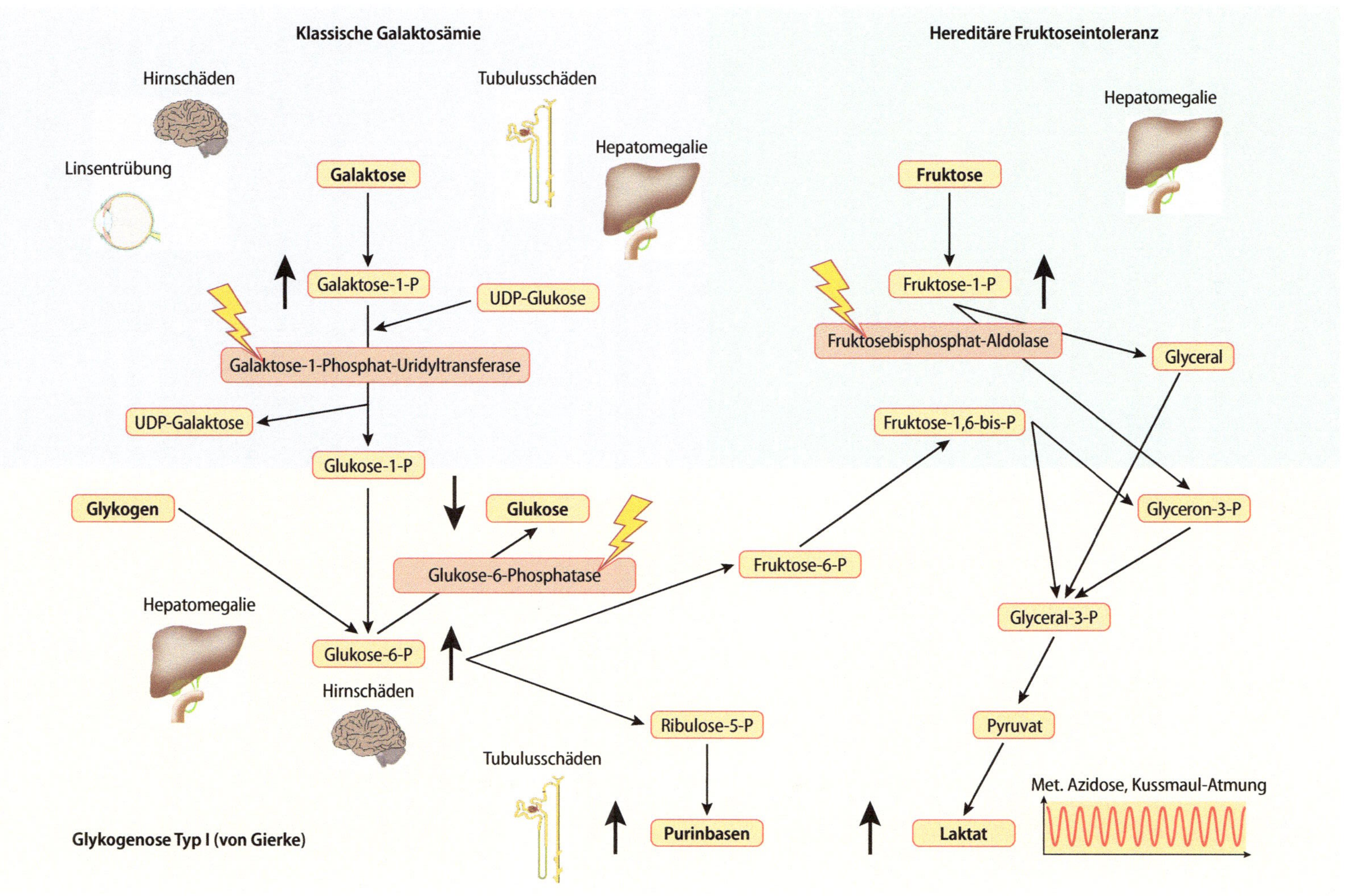

Abb. 9.1 Angeborene Störungen im Kohlenhydratstoffwechsel.

kogenabbaus erlaubt. Da das Enzym in der Skelettmuskulatur sowieso nicht exprimiert wird, bleibt die Skelettmuskulatur von Auswirkungen des Defektes geschont. Allerdings kann eine Normoglykämie nur durch Glukosezufuhr und nicht mehr durch Glukoneogenese oder Glykogenolyse aufrechterhalten werden. Die Krankheit manifestiert sich bereits postnatal mit **Hypoglykämie**, schwerer Gedeihstörung und hypoglykämischen **Krampfanfällen**. Das angesammelte Glukose-6-Phosphat wird vermehrt über alternativen Wegen verstoffwechselt: **Glykolyse, Hexosemonophosphat-Weg** und **Glykogensynthese**. Es kommt zur **Hepatomegalie** (z. T. osmotisch), **Hyperurikämie** aufgrund gesteigerter Purinsynthese (Ribose-5-Phosphat aus dem Hexosemonophosphat-Weg), **Hyperlipidämie** und **gesteigertem Fettsäureabbau** (Hypoinsulinämie wegen Hypoglykämie) sowie einer **metabolischen Azidose** (Laktat aus der anaeroben Glykolyse und Ketonkörper nach gesteigertem Fettsäureabbau).

Bei Muskel-typischen Glykogenosen (z. B. wenn die Muskel-eigene Glykogen-Phosphorylase betroffen ist) kommt es zwar nicht zur Hypoglykämie (das Muskelglykogen ist dem Muskel-eigenen Stoffwechsel gewidmet), wohl aber zur **Muskelschwäche** (intramuskulärer Glukoseangebot↓). Dies kann zu **Muskelkrämpfen** (ATP-Mangel) und zur **Rhabdomyolyse** (Untergang von Skelettmuskelfasern) führen.

> — Welches Enzym ist bei der klassischen hereditären Galaktosämie betroffen und was ist seine Rolle?
> — Warum tritt eine Hypoglykämie bei hepatischen, nicht aber bei muskulären Glykogenosen auf?

9.2   Lipide

9.2.1   Hyperlipidämien

- **Familiäre Hypercholesterinämie**

Die familiäre, monogenetisch vererbte Form der Hypercholesterinämie (Serumcholesterin über 220 mg/dl) macht einen relativ kleinen Anteil an allen Hypercholesterinämieformen aus (etwa 5%).

Allerdings ist hier der Cholesterinanstieg besonders ausgeprägt, sodass er je nach Gendefekt über das 2- bis 6-fache der Norm reichen kann.

Die zugrundeliegenden Gendefekte betreffen entweder die korrekte Expression des **LDL-Rezeptors** oder die Affinität des LDL-spezifischen **Apolipoproteins-B-100** zum Rezeptor. Im Falle des LDL-Rezeptors reichen die Defekte von der Transkription des Rezeptors, über dessen Assemblierung und Verpackung im endoplasmatischen Retikulum und in den Vesikeln des Golgi-Apparates, bis hin zu seinem Membraneinbau in Clathrin-coated-Pits und seiner Bindung an ApoB-100.

Die Hypercholesterinämie entsteht hier nicht nur durch die verminderte Clearance von LDL-Cholesterin aus dem Plasma, sondern auch infolge einer »kompensatorisch« gesteigerten extrahepatischen Cholesterinsynthese aufgrund der verminderten Cholesterinaufnahme in Hepatozyten. Eine gewisse LDL-Clearance wird durch Scavenger-Rezeptoren auf Makrophagen gewährleistet. Allerdings nehmen sie vornehmlich oxidiertes LDL auf und werden anschließend zu Schaumzellen (▶ Abschn. 8.11).

Dadurch steigt das Risiko für Atherosklerose bereits im Jugendalter stark an.

- **Familiäre Hypertriglyzeridämie und familiare Hyperchylomikronämie**

Die Plasmakonzentration an Triglyzeriden (TG) steigt an, wenn die **TG-Synthese** der Leber, also die VLDL-Produktion, gesteigert ist (**familiäre Hypertriglyzeridämie**). Andersherum steigt sie, wenn der Abbau von Chylomikronen, ihren Remnants und von VLDL (TG-reiche Lipoproteinen) beeinträchtigt ist, etwa durch **Defekte der Lipoproteinlipase (LPL)** oder von seinem Bindungspartner und Aktivator **Apolipoprotein-CII** (Apo-CII) (**familiäre Hyperchylomikronämie**). Lediglich bei der familiären Hypertriglyzeridämie ist das Atheroskleroserisiko mäßig erhöht, vor allem aufgrund des Abfalls von HDL. Es sind die Hypercholesterinämie und der verminderte Abtransport von Cholesterin aus Gefäßwänden (wenn HDL↓) und nicht die Hypertriglyzeridämie per se, die das Atheroskleroserisiko erhöhen. Ohnehin ist bei Hypertriglyzeridämie das **Pankreatitisrisiko** erhöht. Womöglich kommt es dabei zu einer vermehrten intrapankreatischen

Lipaseaktivierung, welche vermehrt freie Fettsäuren produziert, die ihrerseits Zellmembranen schädigen.

■ Familiäre kombinierte Hyperlipidämie

Im Gegensatz zu der familiären Hypertriglyzeridämie liegt hier nicht eine Überproduktion von TG, sondern von **ApoB-100** vor. Dementsprechend kommen hier **viele, kleine LDL-Partikel** vor (»relativ wenig Lipide verteilt auf vielen Proteinen«). Weil für die Entstehung von Atherosklerose nicht so viel die gesamte Cholesterinmenge der LDL-Partikeln, wie vielmehr die Anzahl der letzteren entscheidend ist, liegt hier ein hohes Risiko vor.

9.2.2 Lipidspeicherkrankheiten

■ Sphingolipidosen

Sphingolipide bestehen aus einem fettsäurehaltigem **Zeramid** und meist komplexen **Kohlenhydratketten**. Sie sind ein Bestandteil von zellulären Membranen und **Myelinschichten** und kommen daher besonders im Nervensystem vor. Ihr Abbau findet in **Lysosomen** unter Einwirkung spezifischer Hydrolasen statt, wodurch ihre Kohlenhydratketten stufenweise abgebaut werden.

Störungen des lysosomalen Abbaus von Sphingolipiden sind sehr seltene Erkrankungen, die aber einige gemeinsame Nenner aufweisen. Cerebroside und Ganglioside sammeln sich dabei in Lysosomen an und rufen **Reifungs- und Funktionsstörungen im ZNS** vor: psychomotorische Retardierung, Epilepsie, Ataxie etc. Mitunter sammeln sich Sphingolipide auch in den Makrophagen der Leber, sodass es zur **Hepatomegalie** (Lebervergrößerung) kommen kann.

■ Fettsäurestoffwechsel

Wegen ihrer ausgesprochenen Wichtigkeit bei der Energieversorgung (ca. 1/3 der täglichen Energieaufnahme), sind Defekte der Fettsäureoxidation selten und manifestieren sich bereits im Säuglingsalter. Betroffen sind in erster Linie Gewebe, die stark auf der Fettsäureoxidation angewiesen sind: **Skelett- und Herzmuskulatur**. Folgen sind Muskelschwäche (u. a. durch ATP-Mangel) bis hin zur **Rhabdomyolyse** und **Kardiomyopathie**.

Weil nur Glukose verwertet werden kann, stellen sich **hypoglykämische Zustände** häufig und plötzlich ein. Im Gegensatz zu den Glykogenosen können in diesem Fall auch **keine Ketonkörper** produziert werden (Fettsäurenoxidation↓, Acetyl-CoA-Produktion↓). Es entsteht eine charakteristische sog. **hypoketotische Hypoglykämie**.

Am häufigsten kommen Defekte der Oxidation **mittellangkettiger Fettsäuren** (C_6-C_{12}) und der **Karnitin-Palmitoyl-Transferasen** vor. Im ersten Fall kommt es u. a. zur Akkumulation toxischer Azylkarnitine und von Dicarbonsäuren (aufgrund alternativer Fettsäurenoxidationswegen), die diagnostisch im Urin bestimmbar sind. Durch Gabe kurzkettiger Fettsäuren kann die Karnitin-abhängige mitochondriale Einschleusung umgangen werden. Häufige Kohlenhydrat-reiche Mahlzeiten helfen den Glukosespiegel aufrechtzuerhalten.

? — Wo treten genetische Defekte im Rahmen der familiären Hypercholesterinämie auf? Was ist im Blutplasma dann besonders erhöht?
— Welche Auswirkungen haben Störungen des Fettsäureabbaus?

9.3 Aminosäuren

9.3.1 Phenylketonurie (PKU)

Die PKU zählt zu den häufigsten Enzymdefekten überhaupt und betrifft den Stoffwechsel der Aminosäuren **Phenylalanin (Phe)** und **Tyrosin (Tyr)**. Der Defekt betrifft die Hydroxylierung von Phe zu Tyr, entweder weil die Aktivität der **Phenylalaninhydroxylase** durch eine Genmutation beeinträchtigt ist (98% der Fälle) oder weil ihr Cofaktor **Tetrahydrobiopterin (BH$_4$)** fehlt (■ Abb. 9.2).

> **Tipp**
>
> Durch den Einsatz des Neugeborenenscreenings (Labor aus Fersenblut unmittelbar postnatal) können viele Stoffwechselstörungen, darunter auch die PKU, mittlerweile frühzeitig erkannt werden. Dadurch sind die späten Auswirkungen einer PKU erheblich seltener geworden.

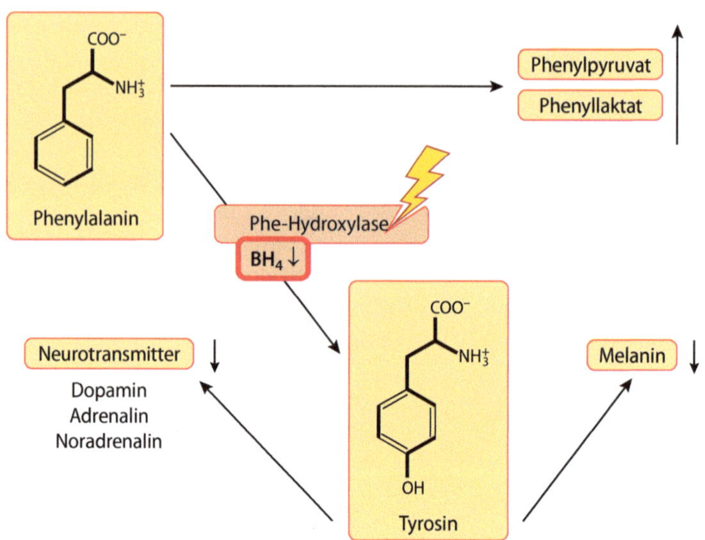

■ **Abb. 9.2** Phenylketonurie

Aufgrund der normalen mütterlichen Stoffwechselaktivität manifestiert sich die PKU erst nach der Geburt durch v. a. **verzögerte geistige Entwicklung** und **extrapyramidalmotorischen Störungen** (z. B. Spastik). Sie beruhen mehr oder minder direkt auf dem infolge des Enzymdefektes stark gesteigerte Phe-Konzentration im Plasma.

Pathophysiologisch scheint Phe zuerst kompetitiv den Transport anderer Aminosäuren (z. B. Tryptophan) über die Blut-Hirn-Schranke zu hemmen, was einen **Neurotransmittermangel** verursachen kann. Darüber hinaus nehmen Neuronen vermehrt Phe auf und, um den intrazellulären Spiegel unter Kontrolle zu halten, transaminieren es vermehrt zu Phenylketosäuren. Dadurch wird aber α-Ketoglutarat verbraucht, wodurch der **Zitratzyklus** zum Stillstand kommt. Somit kann es zum neuronalen ATP-Mangel kommen. In den Melanozyten der Haut und Haarfollikeln bewirkt der Tyrosinmangel eine reduzierte **Melaninbildung**, sodass die Betroffenen blonde Haare und weiß-blasse Haut aufweisen.

Therapeutisch müssen Betroffene eine Phe-arme Diät einhalten (nicht völlig Phe-frei, da Phe eine essentielle Aminosäure ist). Eine Erhöhung der Aktivität der Phenylalaninhydroxylase kann mitunter durch eine BH₄-Substitution erzielt werden.

■ **Defekte im BH₄-Stoffwechsel**

BH₄ ist nicht nur in der Phe-Hydroxylierung, sondern auch in der Hydroxylierung von Tyrosin und Tryptophan involviert. Daher hat ein angeborener **BH₄-Mangel** (z. B. durch mangelnde Reduktion von Dihydrobiopterin, BH₂) weitreichendere Auswirkungen als die PKU. Zusätzlich zur Hyperphenylalaninämie kommt es auch zum Mangel an Dopamin und Serotonin (v. a. im ZNS). Darüber hinaus kann auch die endotheliale NO-Produktion dadurch gestört sein (BH₄ ist auch ein Cofaktor der NO-Synthase), was eine Prädisposition für Atherosklerose mit sich bringt.

9.3.2 Ahornsirupkrankheit

Sie betrifft den Stoffwechsel **verzweigtkettiger Aminosäuren**: Valin (Val), Leucin (Leu) und Isoleucin (Ile). Normalerweise werden sie v. a. im Skelettmuskel transaminiert, wobei anschließend ihr Kohlenstoffgerüst der mitochondrialen oxidativen Decarboxylierung zugeführt wird. Ist die **Verzweigtketten-Dehydrogenase** defekt, so kommt es zum Anstau von α-Ketosäuren, die z. T. **neurotoxische Effekte** haben können. Die α-Ketosäuren rufen eine **Ketoazidose** hervor (diesmal nicht durch Ketonkörper) und sammeln sich auch im

Urin an, wo sie einen Geruch ähnlich dem Ahorn-sirup hervorrufen.

9.3.3 Homocystinurie

Die Homocystinurie resultiert aus einer gestörten Verwertung des Methionin-Abbauproduktes Homocystein. Normalerweise kann Homocystein auf zwei Wege verwertet werden. Einerseits kann es durch die **Cystathionin-β-Synthase** zu Cystathio-nin umgebaut und letztendlich in Form von Pro-pionyl-CoA und Succinyl-CoA abgebaut werden. Andererseits kann aus Homocystein durch die **Methionin-Synthase (Cofaktoren Tetrahydrofolat und Vit. B$_{12}$)** Methionin resynthetisiert werden. Ist eines der Enzyme defekt oder besteht ein Mangel an ihren Cofaktoren (dann aber keine angeborene Störung), kommt es zur Anstauung von Homo-cystein im Plasma: **Hyperhomocysteinämie**. Dies führt zur **Schädigung von Gefäßendothelien**, so-dass es bereits im jungen Alter zu Schlaganfällen und KHK kommen kann.

9.3.4 Harnstoffzyklusdefekte

Der Harnstoffzyklus ist der wichtigste Stoffwechsel-weg zur Entsorgung der toxischen und nicht weiter verwertbaren Ammoniumgruppen der Amino-säuren. Alle Enzyme des Zyklus können von gene-tischen Defekten betroffen werden und die Sympto-matik ist auch relativ einheitlich: verzögerte psycho-motorische Entwicklung, Spastik etc., welche auf eine **ZNS-Schädigung** durch Ammoniak deuten. Wichtig ist, dass neben Ammoniak sich jeweils noch diejenigen Metaboliten ansammeln, die un-mittelbar von dem betroffenen Enzym umgesetzt werden sollten. Werden bei **Arginiosuccinat-synthetase-Mangel** erhöhte Plasmaspiegel an **Zitrullin** registriert, so kommt es beispielsweise bei der **Arginasemangel** zur **Hyperargininämie**.

? — Welche Defekte unterliegen der Phenyl-ketonurie? Was ist die Symptomatik dabei?
 — Was ist ein besonderes Risiko im Falle einer Hyperhomocysteinämie?

9.4 Nukleotide

9.4.1 Hyperurikämie

■ **Ursachen**

Hyperurikämie bedeutet eine über der Norm er-höhte **Harnsäure/Urat-Konzentration** im Plasma. Urat entsteht beim **Abbau der Purinbasen** (v. a. AMP, GMP) durch die **Xanthin-Oxidase** und wird normalerweise vorwiegend renal ausgeschieden. Harnsäure weist die Tendenz zur Kristallbildung auf, vornehmlich bei erhöhten Konzentrationen, niedriger Temperatur und herabgesetztem pH.

Primäre Hyperurikämie (◘ Abb. 9.3) Eine primäre Hyperurikämie wird verursacht durch eine direkte **genetische Störung** im Uratstoffwechsel, die eine verminderte Ausscheidung oder gesteigerte Pro-duktion hervorruft.

In der Tat unterliegt den meisten primären Hyperurikämien (ca. 99%) eine renal gesteigerte Urat-Resorption durch **URAT1-Antiporter** oder verminderte Urat-Sekretion durch ATP-Pumpen. Normalerweise wird Urat zu 90% im proximalen Tubulus (fraktionelle Elimination von 10%) resor-biert, womöglich aufgrund seiner vorteilhaften an-tioxidativen Eigenschaften. Der Transport wird an der apikalen Membran durch den tertiär-aktiven URAT1-Antiporter bewerkstelligt, der Urat im Austausch gegen andere Anionen (z. B. Laktat, Ketoacetat) aufnimmt. Selten (ca. 1%) beruht die Hyperurikämie auf einer genetisch bedingten Urat-Überproduktion. Hierunter zählt vor allem eine verminderte Aktivität oder ein kompletter Ausfall der **Hypoxanthin-Guanin-Phosphoribosyltrans-ferase**, HGPRT (**Lesch-Nyhan-Syndrom**).

Die HGPRT katalysiert normalerweise die Umsetzung von Hypoxanthin und Guanin zu Hy-poxanthin- bzw. Guanin-Pyrophosphat, aus wel-chen letztendlich die Purinbasen IMP und GMP wiederhergestellt werden. Der Stoffwechselweg er-laubt die Wiederverwertung der Grundbausteine der Purinbasen, um ihre aufwendige Synthese mög-lichst umzugehen. Dabei hemmen die Endprodukte (IMP, GMP und AMP) das geschwindigkeitsbe-stimmende Enzym **PRPP-Synthetase**.

Ist einmal die HGPRT defekt oder fällt sie kom-plett aus, kommt es zur verminderten Wiederver-

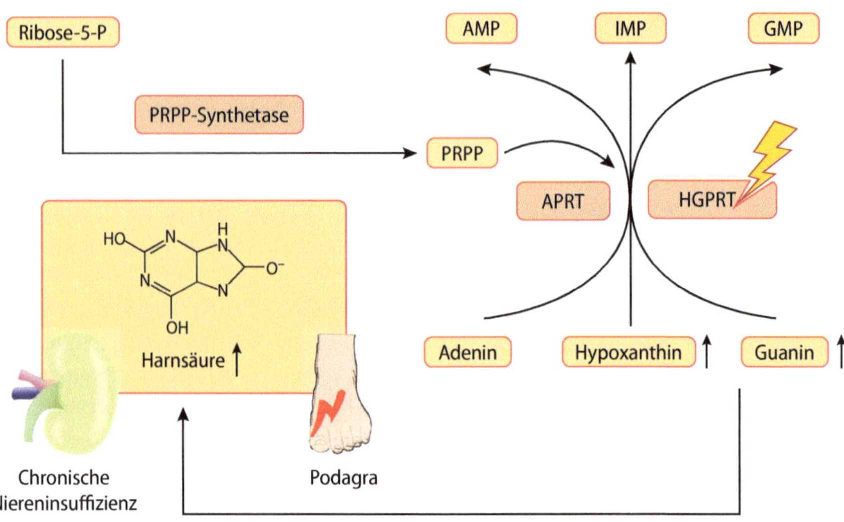

Abb. 9.3 Primäre Hyperurikämie

wertung der Purinbasen, die daraufhin mehr über die Xanthinoxidase zu Urat umgesetzt werden. Außerdem enthemmt die verminderte Konzentration an GMP und IMP die PRPP-Synthetase, die dadurch noch mehr PRPP produziert, was die Purinproduktion noch weiter unterhält.

> **Tipp**
>
> Das Lesch-Nyhan-Syndrom wird durch den kompletten Ausfall des HGPRT-Gens auf Chromosom X verursacht. Neben der schweren Hyperurikämie, die bereits im Jungendalter einsetzt, kommt es zu einer schweren neurologischen Symptomatik (geistige Retardierung, Tendenz zur Selbstverstümmelung).

Sekundäre Hyperurikämie Ansonsten kann auch ein im Allgemeinen **erhöhter Umsatz an Nukleinsäuren**, beispielsweise bei Malignomen (Leukämien) oder nach Chemotherapie von Tumoren, zu einem vermehrten Purinabbau (beim Zelluntergang) und dadurch zur Hyperurikämie führen. **Chronische Nierenerkrankungen** gehen mit einer verminderten Ausscheidung von harnpflichtigen Stoffen (u. a. auch Urat) einher. Bei **Laktat-** oder **Ketoazidose** (Akkumulation von Anionen) kommt es zur kompetitiven Hemmung der Mechanismen für Urat-Sekretion und gesteigerter Resorption durch URAT1.

■ **Gicht**

Die Gicht ist eine Manifestationsform der Hyperurikämie, im Rahmen derer es zur Akkumulation von **Uratkristallen in Gelenken** und **in der Haut** und folglich zu stark schmerzhaften **Entzündungsschüben** kommt. Da die Löslichkeit von Urat in der Synovialflüssigkeit und bei niedriger Temperatur besonders schlecht ist, kommt es vor allem in peripheren Gelenken (z. B. Zehengrundgelenk) zur Kristallisation. Synoviale Makrophagen versuchen dabei vergebens, die Kristalle zu phagozytieren und abzubauen, mit der Folge, dass sie untergehen, die Kristalle wieder freisetzten und Zytokine ausschütten, die ihrerseits die Entzündung in einem Teufelskreis verstärken.

■ **Therapie**

Außer einer Purin-armen Diät und der Einnahme von Entzündungshemmern, kann man therapeutisch Allopurinol einsetzen. Allopurinol ist ein Struktur-Analogon und irreversibler **Inhibitor der Xanthin-Oxidase**, wodurch die Uratproduktion gedrosselt wird. Bei der Gicht kann vor allem während Entzündungsschüben **Colchicin** (Spindelgift der Herbst-Zeitlose) verabreicht werden, welches die **Mikrotubuli-Polymerisation** stört und dadurch die Phagozytose-Fähigkeit von Makrophagen herabsetzt. Die Nebenwirkungen sind aber ernst. Die Störung der Ausbildung des Mitosespindels verhindert die Zellteilung, sodass es zum **Enterozytenuntergang** und zur **Unterdrückung der Hämatopoese** im Knochenmark kommt. Eine **Neuropathie** kann Folge des gestörten axonalen Transportes durch Mikrotubuli sein.

 — Welches Enzym ist betroffen beim Lesch-Nyhan-Syndrom? Wie kommt es dann zur Hyperurikämie?
— Wie verhindert Allopurinol die Akkumulation von Harnsäure?

9.5 Ethanol

9.5.1 Metabolisierung

Ethanol wird hauptsächlich in der Leber durch zwei unterschiedliche enzymatische Systeme zu Ethanal oxidiert. Der Großteil geschieht über die **Alkohol-Dehydrogenase**, die dabei NAD^+ zu NADH reduziert. Für einen kleineren Anteil ist das NADPH-abhängige **mikrosomale Cytochrom P450-System** im endoplasmatischen Retikulum zuständig. Das gemeinsame Endprodukt beider Wege, **Ethanal**, wird weiterhin unter Produktion von NADH zu Acetat oxidiert und anschließend in **Acetyl-CoA** überführt und verstoffwechselt (■ Abb. 9.4).

9.5.2 Akuter Alkoholkonsum

Zentraler Effekt der Verstoffwechslung großer Ethanolmengen ist die Verschiebung des normalerweise hohen **NAD^+/NADH-Quotienten** zugunsten von NADH. Dadurch wird der Ablauf von Zitratzyklus und Glykolyse gestört.

Folglich wird Pyruvat vermehrt durch die Laktat-Dehydrogenase zu Laktat umgesetzt. Dadurch akkumuliert Laktat, es entsteht eine **Laktatazidose** und in den proximalen Nierentubuli wird die **Uratresorption gesteigert** (URAT1 transportiert Laktat vermehrt in Austausch gegen Urat). Dadurch erklärt sich, warum schmerzhafte Gichtattacken besonders nach erhöhtem Fleisch- und Alkoholkonsum auftreten.

Das überschüssige Acetyl-CoA aus der Ethanoloxidation wird anstelle des Zitratzyklus ver-mehrt in die **Fettsäuresynthese** und in die **Ketogenese** eingeschleust. Außerdem hemmt es den Fettsäureabbau und begünstigt dadurch nochmals die Lipidneusynthese.

Auch der Glukosespiegel kann nach Alkoholkonsum erheblichen Schwankungen unterworfen sein. Die **Glykolyse** wird durch den Abfall von NADH unterdrückt, aber auch die **Glukoneogenese** durch die Störung im Ablauf des Zitratzyklus.

Schließlich führt die Metabolisierung über das CYP-P450-System zur Induktion Ethanol-abbauender Enzyme zulasten anderer CYP-P450 Varianten. Zwar wird dadurch der Ethanolabbau beschleunigt (**Alkoholtoleranz**), dennoch können für den Medikamentenabbau wesentliche CYP-P450-Enzyme entweder hoch- oder herunterreguliert werden. Dadurch wird der Medikamentenabbau gesteigert (Wirkungsverlust) bzw. verlangsamt (Wirkungsverstärkung).

9.5.3 Chronischer Alkoholkonsum

Ethanal selber ist zytotoxisch, indem es mehrere unspezifische Reaktionen mit Zellbestandteilen eingeht. U. a. reagiert es unter Adduktbildung mit Amino- und Thiol-Gruppen von Aminosäuren aus Proteinen (aber auch Glutathion). Dadurch werden neue Antigendeterminanten auf eigenen Proteinstrukturen geschaffen, welche bei Präsentation über MHC-I-Komplexen zu **Immunreaktionen** führen können. Andererseits begünstigt der Glutathionverbrauch **oxidative Schäden** in den Hepatozyten (Lipidperoxidation, Mitochondrienzerstörung), wodurch auf Dauer Hepatozyten untergehen. Zusätzlich hemmt Ethanal die Freisetzung von VLDL und dadurch den Export der sowieso vermehrt produzierten Triglyzeride. Dies erklärt zum Teil das Auftreten einer Fettleber (**Fettüberladung von Hepatozyten**) in der ersten Phase der Alkohol-Hepatitis. Mit der Zeit aber führen die Schäden zur zunehmenden Fibrose und Zirrhose (▶ Abschn. 7.6.2).

 — Was ist der zentrale Effekt des Ethanolabbaus im Rahmen des Leberstoffwechsels?
— Wieso beschleunigt Glukose den Abbau von Ethanol (z. B. in Zucker-haltigen Alkoholgetränken)?

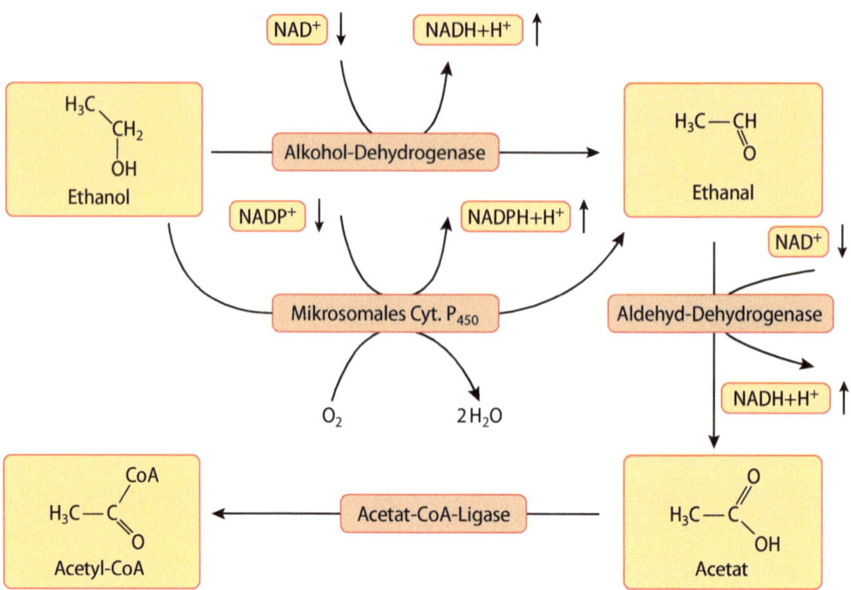

Abb. 9.4 Ethanolstoffwechsel

9.6   Häm

9.6.1   Porphyrien

Porphyrien sind sehr seltene Erkrankungen, die durch Akkumulation von Häm-Vorstufen bei Störungen der **Hämsynthese** gekennzeichnet werden. Im Prinzip können alle Enzyme der komplexen Kette der Hämsynthese von Defekten betroffen sein. Da allerdings Häm nicht nur ein Bestandteil von **Hämoglobin**, sondern auch von **Cytochrom-P450-Enzymen**, Proteinen der Atmungskette (z. B. Cytochrom c, Cytochrom c Oxidase), Katalase, Peroxidase etc. ist, werden vollständige Defekte der Hämsynthese nicht beobachtet.

Schlüsselschritt der Hämsynthese ist die Produktion von δ-Aminolävulinat aus Succinyl-CoA und Glycin durch die δ-ALA-Synthase. Ist die Aktivität eines der δ-ALA-Synthase nachgeschalteten Enzyme vermindert, so kommt es zur verminderten Hämproduktion. Da Häm normalerweise die Aktivität der δ-ALA-Synthase durch **negatives Feedback** kontrolliert, kommt es in diesem Fall zur Enzymenthemmung und zur Anhäufung der vor dem defekten Enzym produzierten Hämvorstufen (meist Porphyrinen, bestehend aus Pyrrolringen).

Die sich anhäufenden Hämvorstufen werden vermehrt im Stuhl und im Urin ausgeschieden, wo sie eine tiefrote Urinfärbung hervorrufen können. Außerdem können sie sich in Zähnen (Rotfärbung) und in der Haut ablagern, wo sie vor allem unter Lichteinwirkung entstellende Läsionen verursachen. Die größten Mengen an δ-ALA-Synthase sind in Leber und in den Erythroblasten wiederzufinden. Da beide Gewebe unterschiedliche Isoformen exprimieren, unterscheidet man zwischen **hepatischen** (v. a. Leberschädigung, abdominelle Schmerzen, neurologische Störungen) und **erythrozytären Porphyrien** (v. a. Anämie, Hautläsionen).

? — Was ist das Schlüsselenzym der Hämsynthese?

Literatur

Aktories K, Forth W (2013) Allgemeine und spezielle Pharmakologie und Toxikologie, 11. überarb. Aufl. München: Elsevier, Urban & Fischer

Battegay E, Aeschlimann A (2013) Siegenthalers Differentialdiagnose, 20. komplett überarb. u. aktualis. Aufl. Stuttgart, New York: Thieme

Fölsch UR, Kochsiek K, Schmidt RF (2000) Pathophysiologie. Berlin, Heidelberg: Springer

Halwachs-Baumann G (2011) Labormedizin, 2. aktual. u. erw.
　　Aufl. Wien, New York: Springer
Herold G (2011) Innere Medizin. Köln: Herold
Koolman J, Röhm KH (2009) Taschenatlas Biochemie des
　　Menschen, 4. vollst. überarb. u. erw. Aufl. Stuttgart, New
　　York: Thieme
Löffler G, Petrides P, Heinrich PC, Graeve L (2014) Biochemie
　　und Pathobiochemie, 9. vollst. überarb. Aufl. Berlin,
　　Heidelberg: Springer
Lüllmann H, Mohr K, Hein L (2004) Taschenatlas der Pharma-
　　kologie, 5. vollständig überarb. und erw. Aufl. Stuttgart,
　　New York: Thieme
Lüllmann-Rauch R (2012) Taschenlehrbuch Histologie, 4.
　　vollst. überarb. Aufl. Stuttgart, New York: Thieme
Pfreundschuh M, Schölmerich J, Aepfelbacher M (2004)
　　Pathophysiologie, Pathobiochemie, 2. Aufl. München:
　　Elsevier, Urban & Fischer
Silbernagl S, Lang F (2009) Taschenatlas der Pathophysiologie,
　　3. vollst. überarb. und erw. Aufl. Stuttgart [u.a.]: Thieme
Siegenthaler W, Amann-Vesti B (2006) Klinische Pathophysio-
　　logie, 9. völlig neu bearb. Aufl. Stuttgart [u.a.]: Thieme
Wolfgang P (2013) Innere Medizin, 2. überarb. Aufl. Berlin,
　　Heidelberg: Springer

Endokrinium

Mihai Ancău

M. Ancău, *Klinische Grundlagen fürs Physikum*,
DOI 10.1007/978-3-662-46714-5_10, © Springer-Verlag Berlin Heidelberg 2016

10.1 Hypothalamus und Hypophyse

10.1.1 Somatotropin

■ **Überproduktion**

Die Überproduktion vom Wachstumshormon (growth hormone, GH) im Hypophysenvorderlappen (HVL) hat unterschiedliche Auswirkungen, je nachdem, ob die Störung vor oder in dem Erwachsenenalter eintritt. Im Skelettsystem fördert GH das Knochen- und Knorpelwachstum u. a. durch Ablagerung von Chondroitinsulfat und Kollagen im Bereich der Ossifikationszonen. Im Jugendalter resultiert daraus der sog. **hypophysäre Riesenwuchs** oder Gigantismus, ein proportioniertes Körperwachstum von mitunter über 2 m Länge.

Im Erwachsenenalter sind aber die Epiphysenfugen der langen Röhrenknochen bereits verknöchert, sodass die GH-Übersekretion kaum noch eine Zunahme der Körperlänge bewirken kann. Dafür vergrößern sich vornehmlich die Extremitäten, die Nase, die Ohren, also insgesamt die Akren (Handschuhe, Schuhe passen nicht mehr) und geben dem Beschwerdebild seinen Namen, **Akromegalie**. Der gesteigerte Knochenumbau hat aber unerwünschte Nebenwirkungen: Er bewirkt eine Instabilität der Wirbelsäule (begünstigt **Kyphosebildung**) und setzt Gelenke unphysiologischen Belastungen aus (Entwicklung von **Arthropathien**). Auch die Viszeren werden von der Vergrößerung betroffen, vornehmlich die Zunge (**Makroglossie**), die Leber (**Hepatomegalie**) und das Herz (**Kardiomyopathie** bei Überschreitung des kritischen Herzgewichtes von ca. 500 g).

Auf systemischer Ebene hat der GH-Überschuss auch noch weitere unerwünschte Effekte. Einerseits bewirkt er eine **Blutdrucksteigerung**, vornehmlich durch gesteigerte Na$^+$- und Volumenretention. Andererseits antagonisiert er die Wirkung von Insulin im Kohlenhydratstoffwechsel, sodass sich eine **gestörte Glukosetoleranz** bis hin zu einem Diabetes mellitus entwickeln können.

Als Ursachen kommen meist benigne, endokrin aktive Tumoren der Hypophyse (Hypophysenadenome) in Betracht. In diesem Fall erzeugen sie auch Druckauswirkungen auf benachbarten Strukturen. Im Vordergrund steht dabei die **Kompression des Chiasma opticum** und die Entwicklung einer **bitemporalen Hemianopsie** (▶ Abschn. 12.5.1).

❯ **Ein großes Hypophysenadenom komprimiert das Chiasma opticum in der Mittellinie, wo sich die optischen Nervenbahnen von der nasalen Retina, also von den temporalen Seiten des Gesichtsfeldes, kreuzen. Dadurch kommt es zur Einengung der Gesichtsfelder beider Augen von lateral (bitemporale Hemianopsie).**

Da normalerweise die Wirkung von GH durch vorwiegend hepatisch gebildeten **Somatomedinen** (z. B. **IGF-I**) vermittelt wird, kann bei GH-Übersekretion der IGF-I-Spiegel erhöht sein. In diesem Fall wirkt es sich nicht mehr hemmend auf der GH-Sekretion aus, weil das Adenom sich der normalen Feedback-Regulation entzieht.

❯ **Die Effekte von Wachstumshormon werden durch Somatomedine (z. B. Insulin-Growth-Factor-I) vermittelt.**

Bei geringer Adenomgröße und fehlenden Symptomen kann versucht werden, durch Gabe von **Somatostatin-** und **Dopaminantagonisten** die GH-Sekretion entsprechend ihrer physiologischen Kontrolle zu unterdrücken.

■ **Minderproduktion**

Eine Minderproduktion an GH oder an IGF-I wirkt sich vor allem im Kindesalter aus. Das Wachstum ist verzögert, bleibt aber proportioniert. Im Gegensatz zum hypothyreoten Minderwuchs (s. u.) ist hier die **Intelligenz normal** entwickelt.

10.1.2 Antidiuretisches Hormon (ADH)

■ **Überschuss**

Zu einer gesteigerten Bildung von ADH kommt es entweder bei Stimulation der hypothalamischen **Nuclei supraoptici** und **paraventriculares** etwa durch Stress, Operationen, Medikamente oder durch extrahypothalamische Bildung bei bestimmten Formen von Bronchialkarzinomen.

Folglich kommt es zu starker Harnkonzentrierung, die die Gefahr der **Harnsteinbildung** erhöht. Dafür nimmt das Plasmavolumen relativ zu den Plasmabestandteilen stark zu. Es kommt also zu einer **hypotonen Hyperhydratation**, die eine **Verdünnungshyponatriämie** (Plasma-Na$^+$ < 135 mmol/l) nach sich zieht. Sie ist insofern gefährlich, dass Nervenzellen nur bis zu einem gewissen Grad eine Anschwellung durch Ausscheidung von K$^+$ und organischen Soluten verhindern können. Sinkt das Plasma-Na$^+$ unterhalb von 120 mmol/l ab, dann besteht eine dringliche Gefahr der Entwicklung eines lebensbedrohlichen **Hirnödems** (▶ Abschn. 13.6.2).

■ **Minderproduktion**

Meistens folgt eine Minderproduktion von ADH einer Schädigung von Neuronen im Hypothalamus (autoimmun, ischämisch). Seltener besteht eine genetisch bedingte Mindersekretion von ADH (**zentraler** oder **neurogener Diabetes insipidus**) oder eine verminderte Ansprechbarkeit der renalen Sammelrohrzellen auf ADH (**peripherer** oder **nephrogener Diabetes insipidus**) durch Defekte des ADH-Rezeptors oder dessen nachgeschalteten Signalmolekülen.

❯ **Beim ADH-Mangel werden große Mengen eines unkonzentrierten Urins ausgeschieden.**

Auf jedem Fall kommt es durch ADH-Mangel zur Ausscheidung großer Urinmengen (**Polyurie** von 5 bis zu ca. 30 l/Tag) und kompensatorisch erhöhtem Trinkbedürfnis (**Polydipsie**). Konsequenz des gesteigerten Verlustes an Elektrolyt-freiem Wasser ist eine Konzentration der Plasmabestandteile (**hypertone Dehydratation**). Charakteristisch ist, dass selbst nach längerem Durst (etwa im Rahmen eines 8-stündigen Durstversuches) der Urin stets **hypoosmolal** erscheint. Zur Unterscheidung zwischen einem neurogenen und einem nephrogenen Diabetes insipidus kann man die Urinosmolalität nach Gabe eines Vasopressin-Analogons testen. Nimmt sie zu, dann sprechen die Nierenzellen auf das Hormon an und es liegt ein neurogener Diabetes insipidus vor. Bleibt sie gleich niedrig, dann liegt eine verminderte Ansprechbarkeit der Niere auf ADH, also ein nephrogener Diabetes insipidus vor.

 — Welche Effekte hat eine Überproduktion an Wachstumshormon (GH)?
— Welche charakteristische Form der Gesichtsfeldeinschränkung ruft ein Hypophysentumor, der auf dem Chiasma opticum drückt, vor?
— Wie unterscheidet sich ein zentraler von einem peripheren Diabetes insipidus?

10.2 Schilddrüse

10.2.1 Hyperthyreose

■ **Pathophysiologie**

Der Überschuss an den Schilddrüsenhormonen T_3 und T_4 bewirkt in erster Linie eine allgemeine **Steigerung des Grundumsatzes** und des O_2-Verbrauches in vielen Geweben. Dadurch steigt die **Körpertemperatur**, was eine Hitzeintoleranz mit vermehrtem Schwitzen mit sich bringen kann (◻ Tab. 10.1).

Generell kann man viele Symptome der Hyperthyreose dadurch nachvollziehen, dass man einen **gesteigerten Sympathikotonus** annimmt. Er beruht u. a. darauf, dass $T_{3/4}$ die Zahl der β-Adrenorezeptoren hochregulieren und damit eine Sensibilisierung gegenüber Kathecholaminen hervorrufen. Am Herzen kommt es dadurch zur **positiven Ino- und Chronotropie** und zur Steigerung des Herzzeitvolumens. Dadurch nimmt auch das Risiko für tachykarde Herzrhythmusstörungen zu (z. B. Vorhofflimmern). Die **Peristaltik** der Darmmuskulatur wird gesteigert, was Durchfälle zur Folge haben kann. Darüber hinaus besteht eine erhöhte **neuromuskuläre Erregbarkeit**, die sich durch gesteigert auslösbare Muskeleigenreflexe, feines Händezittern und innere Unruhe, ggf. Nervosität und Schlaflosigkeit äußert.

Auf Stoffwechselebene kommt es zum allgemein gesteigerten Katabolismus, von welchem ein Korrelat der charakteristische ungewollte **Gewichtsverlust** ist. Es kommt zur **Hyperglykämie** durch Stimulation der **Glykogenolyse** (cAMP ↑, Glykogen-Phosphorylase ↑, Glykogen-Synthase ↓) und der **Glukoneogenese** (cAMP ↑, Fruktose-1,6-bis-Phosphatase ↑, Phosphoenolpyruvat-Carboxykinase ↑), die bisweilen die Insulinempfindlichkeit vermindern kann. Durch den zunehmenden Proteinkatabolismus nimmt die Muskelmasse ab. Die **Lipolyse** (cAMP ↑, Hormon-sensitive-Lipase ↑, Carnitin-Acetyltransferase I ↑) und die **Cholesterinsynthese** (HMG-CoA-Reduktase ↑) werden gesteigert. Dafür aber nimmt die Aufnahme von LDL durch Hochregulation von LDL-Rezeptoren und die Cholesterinsekretion in der Galle zu, sodass trotz gesteigerter Cholesterinsynthese eine **Hypocholesterinämie** entsteht.

■ **Ursachen**

Die häufigsten Ursachen sind **autonome Hormonsezernierende Areale** in der Schilddrüse (autonome Adenome) und die **Autoimmunerkrankung Morbus Basedow**.

Morbus Basedow Beim M. Basedow kommt es durch Fehlregulation der Immunantwort zu einer Produktion von **Antikörpern gegen den TSH-Rezeptor**: Thyreotropin-Rezeptor-Antikörpern (TRAK). Aufgrund ihrer Affinität und Konformation können sie die Rezeptoren unspezifisch aktivieren, sodass die $T_{3/4}$-Produktion gesteigert wird. Allerdings unterliegen die TRAK-produzierenden Plasmazellen keinem negativen Feedback durch gesteigerte Schilddrüsenhormone, im Gegensatz zu den TSH-produzierenden Zellen der Adenohypophyse. Dadurch wird die TSH-Produktion (**TSH↓**) supprimiert bei gleichzeitig übernormwertigen Spiegeln an $T_{3/4}$ (**$T_{3/4}$↑**). Ein charakteristisches Merkmal des M. Basedow ist der sog. **Exophtalmus** (endokrine Orbitopathie), eine Protrusion beider Augenbulbi. Ihr liegt eine Immunreaktion gegen das retroorbitale Gewebe, das auch TSH-ähnliche Antigene besitzt, zugrunde. Es kommt zu einer Entzündung mit Schwellung der Augenmuskeln und zunehmende Mukopolysaccharideinlagerung durch Fibroblasten.

❯ **Beim M. Basedow sind TSH↓, $T_{3/4}$↓ und TRAK↑.**

Autonome Adenome Die autonomen Adenome sind herdförmige, knotige Areale der Schilddrüse, die sich so entwickelt haben, dass sie ohne TSH-Stimulation Schilddrüsenhormone produzieren können. Dazu kommt es meist nach langjährigem Jodmangel. Die Konstellation bewirkt eine gesteigerte TSH-Expression, um den Spiegel an Schild-

drüsenhormonen trotz Jodmangel normal zu halten. TSH wirkt allerdings auch als **Wachstumsfaktor** für die Schilddrüsenfollikeln, indem es ihre Proliferation und Entkopplung von der normalen Feedback-Regulation begünstigt.

10.2.2 Hypothyreose

■ **Pathophysiologie**

Im Falle einer Minderproduktion an Schilddrüsenhormonen **sinkt der Grundumsatz** und somit auch die Wärmeproduktion, was sich durch Kälteintoleranz manifestiert (◘ Tab. 10.1).

Auf Stoffwechselebene sind die Effekte gegensätzlich zu denen der Hyperthyreose. Die eingeschränkte **Lipolyse** lässt eine Hyperlipidämie (VLDL, LDL↑) entstehen und führt zu einer ungewollten Gewichtszunahme. **Hypoglykämische Zustände** können der mangelhaften Aktivierung der **Glykogenolyse** und **Glukoneogenese** folgen. Am Herzen kommt es zur verminderten Sensibilisierung gegenüber Katecholaminen, sodass **Herzkraft** und **-frequenz** abnehmen. Die herabgesetzte **Darmperistaltik** verursacht mitunter Obstipation. Sie trägt zum Teil auch zu einer verminderten intestinalen Resorption von **Eisen, Folsäure** und **Vit. B_{12}** bei, was sich in einer Anämie widerspiegeln kann.

Unter normalen Umständen stimulieren $T_{3/4}$ den Abbau wasserspeichernder Glykosaminoglykanen und Mukopolysacchariden im Bindegewebe. Bei Hypothyreose kommt es zu ihrer Akkumulation im subepithelialen Bindegewebe, die eine teigige und aufgedunsene Konsistenz von Haut (**Myxödem**), Zunge und Augenlidern bewirkt.

Gravierend ist der angeborene Mangel an Schilddrüsenhormonen unter Anbetracht ihrer wesentlichen Einflüsse auf das Wachstum und die Hirnreifung. Die **kongenitale Hypothyreose** geht mit einem **proportionierten Kleinwuchs** einher, da alle Arten von Knorpelbildung und Ossifikation verlangsamt werden. Außerdem verhindert der Schilddrüsenhormonmangel eine normale Myelinisierung im ZNS, das Aussprossen von Dendriten und die Ausbildung von Synapsen, sodass eine irreversible **geistige Entwicklungsverzögerung** folgen kann (Kretinismus).

Tab. 10.1 Wichtige Auswirkungen der Hyper- und der Hypothyreose

	Grundumsatz und Temperatur	Herzfrequenz	Darmperistaltik	Neuromuskuläre Erregbarkeit	Stoffwechsel	Labor
Hyperthyreose	↑	↑	↑	↑	Hyperglykämie Lipolyse↑ Hypocholesterinämie	TSH↓ (primäre Hyperthyreose) oder TSH↓ (sekundär) $T_{3/4}$↑
Hypothyreose	↓	↓	↓	↓	Hypoglykämie Lipogenese↑ Hypercholesterinämie	TSH↑ (primäre Hypothyreose) oder TSH↓ (sekundär) $T_{3/4}$↓

$T_{3/4} = T_3$ und T_4; primär = Störung in der Schilddrüse; sekundär = hypophysäre Störung

■ **Ursachen**

In der Mehrheit der Fälle einer erworbenen Hypothyreose handelt es sich um eine primäre Störung der Schilddrüse selbst, meist im Rahmen einer Autoimmunerkrankung, der **Hashimoto-Thyreoiditis**. In diesem Fall kann nicht einmal die enthemmte, überschüssige TSH-Sekretion den Schilddrüsenhormonspiegel auf der Norm anheben. Selten liegen sekundäre (TSH-Mangel) oder sogar tertiäre (TRH-Mangel) Störungen vor, bei denen sowohl $T_{3/4}$ als auch TSH erniedrigt sind.

> **Bei der Hashimoto-Thyreoiditis sind TSH↑ und $T_{3/4}$↓.**

Tipp

Struma bezeichnet die krankhafte Vergrößerung der Schilddrüse, die im Extremfall auf benachbarten Strukturen Kompressionserscheinungen hervorrufen kann (z. B. auf der Trachea). Meist entsteht sie als Folge eines chronischen Jodmangels durch die konsekutiv erhöhte TSH-Stimulation. Als Komplikation können sich autonome Adenome und eine Hyperthyreose entwickeln.

❓ — Was sind die wichtigsten Stoffwechseleffekte einer Hyperthyreose/Hypothyreose?
— Wie unterscheidet sich der angeborene Mangel an Schilddrüsenhormonen vom angeborenen Mangel an Wachstumshormon?

10.3 Nebenniere

10.3.1 Überproduktion von Nebenierenrindenhormonen

Darunter wird der Überschuss an **Glukokortikoiden/Kortikosteroiden** (v. a. Kortisol), **Mineralokortikoiden** (v. a. Aldosteron) und **Nebenierenrinden-Androgenen** (Dehydroepiandosteron, Androstendion) gemeint. Je nachdem, welche Art von Störung vorliegt, können alle drei Hormonklassen oder jeweils nur eine davon betroffen werden.

■ **Glukokortikoide**

Glukokortikoide werden in der Zona fasciculata der Nebenierenrinde (NNR) aus Cholesterin bei ACTH-Stimulation produziert und dienen vornehmlich der Anpassung an physischen und psychischen **Stresszuständen**. Dabei geht es vor allem um die Mobilisierung von Energiereserven und die Hemmung von Funktionen, die sonst Energiereserven verbrauchen würden (z. B. Aktivität des Immunsystems) (■ Tab. 10.2).

Stoffwechsel Der **Kortisolüberschuss** bewirkt eine **Hyperglykämie** durch Steigerung der Glukoneogenese und Hemmung der peripheren Glukoseaufnahme im Fett- und Muskelgewebe. Somit wirkt es diabetogen und kann auf Dauer eine **Insulinresistenz** entstehen lassen.

Als Substrat für die gesteigerte **Glukoneogenese** dienen Aminosäuren (vorwiegend aus abgebauten

Muskelproteinen) und Glycerol (vorwiegend aus der Lipolyse im Fettgewebe). Dementsprechend sind sowohl **Proteolyse** als auch **Lipolyse** gesteigert.

Die katabole und hyperglykämische Stoffwechsellage bedingt eine vermehrte, kompensatorische Insulinausschüttung. Im Zusammenhang mit der gesteigerten Kortisolausschüttung bewirkt es eine charakteristische **Fettumverteilung**, wahrscheinlich aufgrund unterschiedlicher Hormonsensitivität von Fettdepots, die sich durch »Mondgesicht«, »Büffelnacken« und Stammfettsucht äußert.

Kreislauf Kortisol sensibilisiert das Herz und die Gefäßmuskulatur für die Effekte von **Katecholaminen** und **Angiotensin II**, sodass das Herzzeitvolumen und der periphere Widerstand chronisch steigen. Beide Faktoren begünstigen die Einstellung einer **arteriellen Hypertonie**. Zusammen mit einer erhöhten **Thromboseneigung** (erhöhte hepatische Synthese von Gerinnungsfaktoren, verminderte Synthese von Antithrombin III) steigert dies synergistisch die Prädisposition für Endothelschädigung und das Auftreten von Atherosklerose.

> **Kortisol steigert die Empfindlichkeit für die Effekte von Kathecholaminen.**

Stützapparat und Bindegewebe Im Allgemeinen hemmt Kortisol die **Kollagensynthese**, sodass es zum vermehrten Abbau vom Unterhautbindegewebe kommt. Dies ist ersichtlich an streifenförmigen atrophischen Hautveränderungen, **Striae distensae**, besonders im abdominellen Bereich. Auch die **Wundheilung** ist verzögert. Im Skelettsystem stimuliert es die **Osteoklasten** und unterdrückt die anabole Aktivität der **Osteoblasten**. Durch die ebenfalls gesteigerte renale Ca^{2+}-Ausscheidung und verminderte intestinale Ca^{2+}-Resorption trägt es effektiv zum Abbau der Knochenmasse und zur Entwicklung von **Osteoporose** (erhöhte Knochenbrüchigkeit durch reduzierte Trabekeldichte) bei.

Immunsystem Der allgemein **immunsuppressive Effekt** von Kortisol hat besondere klinische Bedeutung, etwa im Rahmen der Unterdrückung von Autoimmunerkrankungen, Allergien oder Transplantatabstoßungen. Kortisol hemmt die Bildung von **Entzündungsmediatoren** wie IL-1, -6 oder TNFα in Immunzellen und die Phospholipase A_2

(durch Lipocortin), die Arachidonsäure aus Phospholipiden der Plasmamembran freisetzt. Dadurch kommt es zur verminderten Synthese von Entzündungs-fördernden Prostaglandinen und Leukotrienen. Außerdem werden die **Proliferation und Differenzierung von B- und T-Zellen**, die **Antikörperproduktion** gehemmt und die Anzahl an Eosinophilen und Monozyten vermindert. Die Abnahme der zirkulierenden Lymphozyten resultiert z. T. aus einer gesteigerten Apoptoserate.

> **Kortisol wirkt immunsuppressiv und entzündungshemmend.**

■ Mineralokortikoide

Aldosteron, das Hauptthormon der Zona glomerulosa der NNR, greift im Salz- und Wasserhaushalt (◘ Tab. 10.3).

Beim Überschuss kommt es u. a. zur vermehrten renal-tubulären Expression von **epithelialen Na^+-Kanälen**, die dadurch die Na^+-Resorption und dafür die K^+-Elimination steigern. Es entsteht vornehmlich eine Hypokaliämie, gefolgt von einer metabolischen Alkalose. Bei gleichzeitig bestehendem Salzüberschuss übt Aldosteron auch eine plastische Rolle in Herz und Gefäßen aus, indem es die Bindegewebsbildung begünstigt (Compliance↓). Die begleitende Wasserretention erhöht das Plasmavolumen, wodurch die Entstehung von **Bluthochdruck** favorisiert wird.

Tipp		
Ein NNR-Androgenüberschuss wirkt sich vor allem bei Frauen durch Vermännlichung (Virilisierung) und Amenorrhöen aus. Bei männlichen Jugendlichen kann er zu einer verfrühten Pubertät führen.		

■ Ursachen

Am häufigsten kommt es zu gesteigerten Kortisolspiegeln nach iatrogener Zufuhr zu therapeutischen Zwecken. Außerdem können hormonproduzierende **benigne Tumore der NNR** (Adenome) eine gesteigerte Produktion aufweisen. In diesem Fall kommt es durch Feedback-Hemmung zu erniedrigten ACTH-Spiegeln. Bei einem sekundären Hyperkortisolismus (Morbus Cushing) besteht eine initial

◘ Tab. 10.2 Wichtige Auswirkungen von Störungen der Kortisolsekretion

	Stoffwechsel	Kreislauf	Knochensystem, Bindegewebe	Immunsystem	Aussehen
Hyperkortisolismus	Hyperglykämie Lipolyse↑[1] Proteolyse↑[1]	Herzfrequenz↑ Blutdruck↑	Osteolyse↑ Kollagenabbau↑	Entzündungshemmung Infektanfälligkeit	Fettumverteilung (Mondgesicht, Büffelnacken)
Hypokortisolismus	Hypoglykämie Lipolyse↑[2] Proteolyse↑[2]	Herzfrequenz↓ Blutdruck↓	-	-	Hautpigmentierung↑[3]

[1] = Direkte Wirkung von Kortisol; [2] = Unterdrückung der Insulinsekretion durch Hypoglykämie; [3] = nur beim primären Hypokortisolismus (Störung der NNR), aufgrund der erhöhten ACTH/MSH-Sekretion

◘ Tab. 10.3 Wichtige Auswirkungen von Störungen der Aldosteronsekretion

	Blutdruck	K^+-Konzentration	Säure-Basen-Haushalt	Renin-Aktivität
Hyperaldosteronismus	↑	↓	Metabolische Alkalose	↓
Hypoaldosteronismus	↓	↑	Metabolsiche Azidose	↑

erhöhte, Feedback-refraktäre **ACTH-Sekretion** (meist durch Hypophysentumoren), woraufhin die Kortisolausschüttung konsekutiv ansteigt.

Für eine isoliert gesteigerte Aldosteronsekretion kommen vor allem bilaterale Hyperplasien der Zona glomerulosa (z. B. nach chronischer RAAS-Aktivierung im Rahmen von Nierenerkrankungen) oder Aldosteron-produzierende NNR-Adenome infrage. Der Plasmaspiegel von Aldosteron ist erhöht, woraufhin indirekt die Reninsekretion gedrosselt wird (**Aldosteron-Renin-Quotient↑**).

10.3.2 Mangel an Nebennierenrindenhormonen

▪ Glukokortikoide

Mit wenigen Ausnahmen sind die Wirkungen eines Glukokortikoidmangels konträr zu denen eines Überschusses (**◘** Tab. 10.2). Die Enthemmung der **Glykolyse** und die unzureichende Stimulation der **Glukoneogenese** lassen **hypoglykämische Zustände** auftreten. Dies ist besonders dann der Fall, wenn die Ursache eine insuffiziente Hormonfreisetzung aus dem Hypophysenvorderlappen darstellt, denn

dann ist auch die STH-Sekretion vermindert und sein hyperglykämischer Einfluss entfällt dadurch.

Die Hypoglykämie unterdrückt die Insulinausschüttung. Dadurch nehmen trotz Kortisolmangel die **Lipolyse** und die **Proteolyse** stark zu, sodass letztendlich die Betroffenen Gewicht verlieren.

Die **verminderte Katecholaminempfindlichkeit** führt zum **Blutdruckabfall**. Die gesteigerte muskuläre Proteolyse ruft ein Gefühl konstanter Müdigkeit und Schwäche hervor. Trotz vermehrten Lymphozyten und Eosinophilen besteht eine Neigung zu gastroenteralen Infektionen, die durch eine Unterdrückung der Salzsäuresekretion im Magen begünstigt werden. Die Infektionen führen wiederum zu Durchfällen mit Wasser- und Elektrolytverlusten.

❯ **Kortisolmangel führt zum Blutdruckabfall.**

Im Falle, dass die herabgesetzte Kortisolausschüttung auf einer Schädigung der NNR selber basiert (**primärer Hypokortisolismus**), besteht aufgrund der verminderten negativen Rückkopplung eine enthemmte **Proopiomelanocortin-Sekretion** im Hypothalamus, eine Vorstufe von ACTH. Allerdings entsteht bei Spaltung von ACTH daraus auch α-MSH (Melanotropin), welches eine vermehrte

Hautpigmentierung bewirkt (sichtbar besonders an Handlinien, Wangen und Narben).

■ **Mineralokortikoide**

Ein Mangel an Aldosteron beschleunigt renale Salz- und somit auch Wasserverlusten, v. a. durch verminderte Resorption in den Sammelröhren (❏ Tab. 10.3). Dadurch kommt es zur konsekutiven K^+-Retention, **Hyperkaliämie** und anschließend **metabolischen Azidose**. Die Hypovolämie (**hypotone Dehydratation**) aufgrund von Volumenverlusten über die Niere vermindert den renalen Perfusionsdruck, woraufhin die Renin-Sekretion stark ansteigt (**Aldosteron-Renin-Quotient↓**).

> **Tipp**
>
> Eine gefährliche Komplikation einer NNR-Insuffizienz ist die sog. Addison-Krise, eine akute Verschärfung des Hormonmangels. Mängel an Gluko- und Mineralokortikoiden bewirken synergistisch einen Blutdruckabfall und eine Abnahme des HZV (trotz kompensatorischer Tachykardie), also einen hämodynamischen Schock, der lebensbedrohlich sein kann. Therapeutisch effektiv ist in diesem Fall eine sofortige Hormonsubstitution (v. a. Kortisol).

■ **Ursachen**

In den meisten Fällen liegt der NNR-Insuffizienz eine Schädigung der NNR durch Autoimmunerkrankungen oder Infektionen zugrunde (**primäre Störung**). In diesem Fall sind Kortisol und Aldosteron vermindert, ACTH und Renin dagegen erhöht. Eine **sekundäre Störung** kann auf einer Hypophysenvorderlappen-Insuffizienz beruhen. In diesem Fall sind sowohl ACTH als auch die NNR-Hormone vermindert.

10.4 Pankreatische Inselzellen

10.4.1 Diabetes mellitus

Unter dem Begriff Diabetes mellitus wird eine ganze Gruppe von Erkrankungen zusammengefasst (❏ Abb. 10.1), deren gemeinsame Nenner die **chronische Hyperglykämie** ist. Sie kommt dabei ent-

weder durch eine Störung der Insulinproduktion (**absoluter Insulinmangel**) oder durch herabgesetzte Insulinwirkung (**relativer Insulinmangel**) zustande. Häufig ist dabei der **Diabetes mellitus Typ 2** (ca. 90% der Fälle), ein relativer Insulinmangel, seltener der **Diabetes mellitus Typ 1** (ca. 10%), ein absoluter Insulinmangel. Weitere monogenetisch vererbte Formen sind weitaus seltener. Auch im Rahmen einer Schwangerschaft, von endokrinen Störungen (z. B. Akromegalie, Cushing-Syndrom) oder einer Pankreatitis (Zerstörung des Pankreasgewebes inklusive der Inselzellen) kann es zu **sekundären Diabetesformen** kommen, die meist reversibel sind.

> ❱ **Der Typ-1-DM ist durch einen absoluten, der Typ-2-DM dagegen durch einen relativen Insulinmangel charakterisiert.**

■ **Typ-1-Diabetes-mellitus**

Bei Typ-1-DM handelt es sich um eine **Autoimmunerkrankung**, die mit einer selektiven Zerstörung der pankreatischen Insulin-produzierenden β-Inselzellen einhergeht und bereits im Jugendalter auftritt. Sobald ca. 80% der β-Zellen zugrunde gehen, wird die maximal mögliche Insulinproduktion insuffizient und eine Hyperglykämie stellt sich ein.

Pathogenese Wie es zum Typ-1-DM kommt, ist nur zum Teil klar. Anscheinend spielen sowohl **exogene Faktoren** (z. B. Infektionen) als auch **endogene Faktoren** (z. B. bestimmte Merkmale des Immunsystems) eine Rolle. Vermutet wird, dass infolge von viralen Infektionen, die ansonsten relativ harmlos ablaufen (z. B. durch Enteroviren), β-Zellen infiziert und zur **MHC II-Expression** angeregt werden (MHC II kommt i. d. R. nur auf Antigen-präsentierenden Zellen vor). Dies geschieht aber auch bei Individuen, die keinen Typ-1-DM entwickeln und dient womöglich der Beseitigung infizierter Zellen. Einer der Faktoren, der zu einer chronischen Entzündung der Inselzellen bei Betroffenen führt, scheint die Ausstattung mit gewissen Allelen für die Gene des MHC-II-Komplexes zu sein. Im Rahmen der Präsentation viraler Antigene auf solchen Varianten von MHC-II-Komplexen kommt es möglicherweise zur Ausbildung von **Antigen-Rezeptor-Strukturen**, die Ähnlichkeit mit Zell-eigenen Proteinen besitzen (z. B. **Glutamat-Decarboxylase, Insulin, Tyrosinkinasen**), die sonst regelmäßig von Zellen auf der Oberfläche präsentiert werden (*molecular mimicry*). Aber nicht einmal diese Sensibilisierung gegenüber Körper-eigenen Antigenen reicht für die Destruktion der β-Zellen. Obwohl T_H2-Zellen dann B-Zellen zur Ausbildung von **Antikörpern** gegen diese Peptide anregen, sind Antikörper mitunter schon Jahre vor der ersten Manifestation nachweisbar und scheinen eine untergeordnete Rolle zu spielen. Erst mit Umschaltung der Immunantwort auf eine T_H1-T_{Killer} ($CD8^+$)-vermittelte Reaktion (Trigger unklar) fängt die Destruktion der β-Zellen durch eine **zellvermittelte Zytotoxizität** an.

Konsequenzen Die Zerstörung der β-Zellen führt zwangsläufig zu einem absoluten Insulinmangel. Dadurch entfallen die anabolischen und hypoglykämischen Wirkungen von Insulin, sodass insgesamt eine **katabole Stoffwechsellage** herrscht (◨ Abb. 10.1).

Der abgesunkene Insulinspiegel führt zu einer herabgesetzten Glukoseaufnahme im Fettgewebe und Muskel (**GLUT-4 Transporter**↓), einer Enthemmung der hepatischen Glykogenolyse (**Glykogen-Phosphorylase**↑) und einer herabgesetzten Stimulation der hepatischen Glykolyse (**Glukokinase**↓, **Phosphofruktokinase**↓). Die hepatischen Effekte beruhen v. a. auf einer mangelnden Aktivierung der cAMP-abbauenden **Phosphodiesterase**, die normalerweise durch Insulin aktiviert wird.

Auch im Fettgewebe entfällt die antilipolytische Wirkung von Insulin, wiederum durch den verlangsamten Abbau von cAMP. Durch die nun gesteigerte **Lipolyse** häufen sich **freie Fettsäuren** an, die nach Albumin-vermitteltem Transport durch das Plasma hepatisch aufgenommen werden. Die Leber produziert daraus zum Teil vermehrt Triacylglycerine, die entweder vermehrt gespeichert (**Fettleber**) oder in VLDL eingebaut werden und in den Kreislauf freigesetzt werden. Allerdings entfällt die Insulin-gesteuerte Aktivierung der VLDL-Aufnahme und der endothelialen Lipoproteinlipase-Aktivität, sodass VLDL vermehrt im Blut sequestriert bleiben (**Hyperlipidämie**). Wegen der unzureichenden Aktivierung der Acetyl-CoA-Carboxylase und der Fettsäure-Synthase wird **Acetyl-CoA aus dem Fett-** säurenabbau vermehrt durch Acetyl-CoA-Acetyltransferase und Hydroxymethylglutaryl-Lyase zu Acetacetat und schließlich **Ketonkörpern** umgesetzt.

V. a. in den Muskeln ist die Proteolyse gesteigert, was zur **Abnahme der Muskelmasse** und schließlich zusammen mit der Lipolyse zur **Gewichtsabnahme** und zur allgemeinen Muskelschwäche führt.

> **Tipp**
>
> Patienten mit Typ-1-DM sind eher (aber nicht immer) jung und schlank, weil bei ihnen schon ab einem frühen Alter der Insulinmangel zur gesteigerten Lipolyse und Proteolyse geführt hat.

Aus verschiedenen Gründen ist häufig beim Typ-1-DM auch die Glukagonsekretion gestört, obgleich die α-Inselzellen an sich von der Immunreaktion nicht betroffen werden. Vielmehr scheint eine unzureichende Stimulation der Glukagonsekretion dafür verantwortlich zu sein (Insulin↓, autonome Neuropathie s. u.). Dies birgt an sich die Gefahr, dass bei Insulinüberdosierung gefährliche **Hypoglykämien** auftreten, die nur unzureichend durch die anderen Hormonen (Katecholamine, Kortisol) gedeckt werden können (Betroffene sollen Süßigkeiten bei sich haben).

▪ **Typ-2-Diabetes-mellitus**
Im Gegensatz zum Typ-1-DM besteht beim Typ-2-DM initial keine Störung der Insulinsekretion, sondern eher eine Refraktarität der Insulin-empfindlichen Gewebe gegenüber mitunter sogar gesteigerten Insulinkonzentrationen. Meist erkranken daran Patienten etwa ab dem 40. Lebensjahr, die insgesamt meist Merkmale des **metabolischen Syndroms** aufweisen (▶ Abschn. 8.11.1), v. a. Adipositas.

Pathogenese Die Insulinresistenz kann durch Defekte auf mehreren Ebenen auftreten, von den **Insulinrezeptoren** ausgehend bis hin zu den davon aktivierten **Tyrosinkinasen**. Offenbar führen lösliche, vom Fettgewebe sezernierte Faktoren zu einer gesteigerten Insulinresistenz, wobei nicht in allen Fällen ganz klar ist, ob sie Ursache oder Folge der Insulinresistenz darstellen.

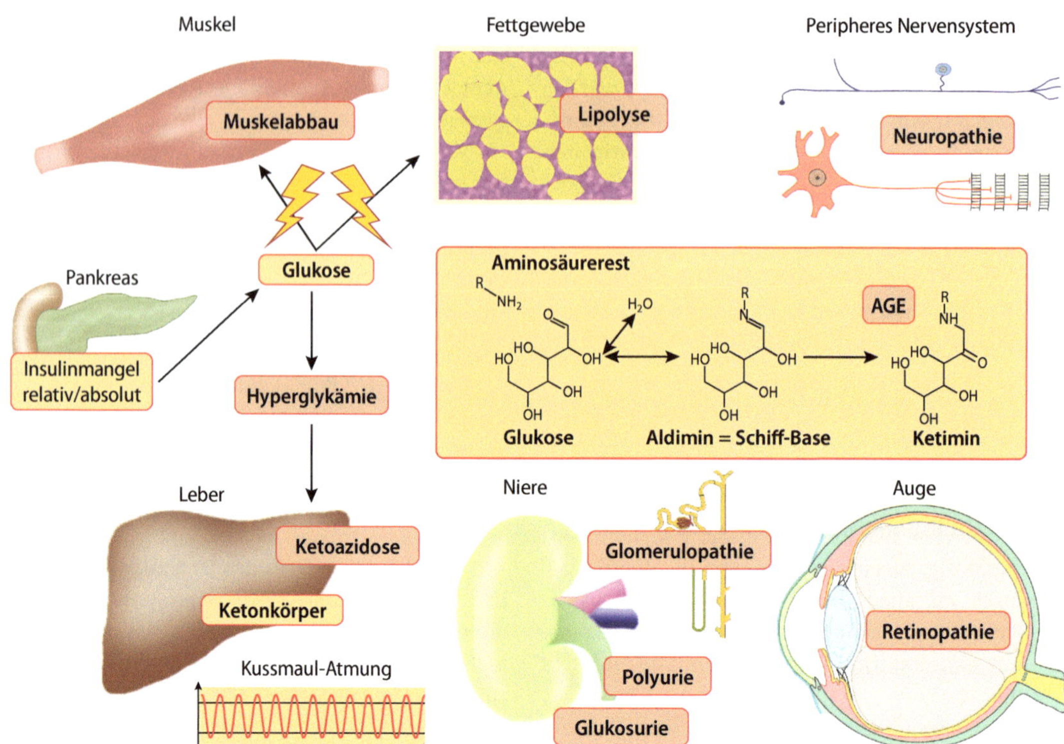

Abb. 10.1 Diabetes mellitus. Blitze deuten darauf hin, dass die periphere Glukoseaufnahme aufgrund des absoluten oder relativen Insulinmangels erschwert ist

Das Missverhältnis zwischen Energiezufuhr und -verbrauch bei Adipositas führt zum Anstieg der Konzentration an **freien Fettsäuren** im Plasma, sodass die Glukoseverwertung im Fett- und Muskelgewebe sinkt. Intrazellulär durch Lipolyse freigesetzte Fettsäuren interferieren mit dem Signalweg des Insulinrezeptors, welcher für metabolische Effekte angekurbelt wird (dem Phosphatidylinositol-3-Kinase-Weg). Die vermehrte Produktion von **Acyl-CoA** (aktivierte Form der Fettsäuren) über der Verbrauchskapazität der β-Oxidation und der Triacylglycerinsynthese hinaus kann **Zellschäden** bis hin zur Apoptose auslösen (Schädigung und Permeabilisierung von Mitochondrien) und die **Proteinkinase C** aktivieren. Letztere verhindert die Interaktion von Molekülen mit dem Insulinrezeptor, sodass die Signalweiterleitung trotz Rezeptoraktivierung unterbunden bleibt (Insulinresistenz).

> **Tipp**
>
> Patienten mit Typ-2-DM sind eher (aber nicht immer) älter und übergewichtig, weil bei ihnen das Übergewicht wesentlich zur Entwicklung der Insulinresistenz beigetragen hat.

Schließlich werden höhere Mengen an Insulin als normal notwendig, um die gleichen Effekte zu erzielen. Dies führt zu einer **Rezeptor-Desensibilisierung** (z. B. durch herabgesetzte Expression von Insulinrezeptoren), was wiederum einen Anstieg des Insulinspiegels erforderlich macht usw. Der Teufelskreis wird letztlich durch Untergang der β-Zellen unterbrochen (u. a. durch Apoptose aufgrund ansteigenden intrazellulären Ca^{2+}-Konzentrationen, die zur Insulinsekretion führen).

■ Symptome und Komplikationen

Elektrolyt- und Wasserhaushalt Die extrazelluläre Anhäufung von Glukose erhöht die Plasmaosmolarität und führt zur vermehrten **renalen Glukosefiltration**. Steigt die Glukosekonzentration im Plasma über etwa **10 mmol/l (renale Glukoseschwelle)** an, so werden dann die renalen Na^+-Glukosesymporter (SGLT1 und 2) gesättigt und die Glukosurie verhält sich **proportional** zu dem übernormwertigen Ausmaß der Hyperglykämie. Glukose zieht aus osmotischen Gründen Wasser an sich und verursacht eine gesteigerte osmotische Diurese, die zum Symptom der **Polyurie** führt (gesteigerte Wasserausscheidung). Sie macht eine vermehrte Wasserzufuhr notwendig (**Polydipsie**) und sorgt für ein gesteigertes Durstgefühl.

Die Glukosurie führt neben Wasser- auch zu Na^+- und K^+-Verlusten. Um einer **Hypokaliämie** entgegenzuwirken, geben Zellen K^+ aus den großen intrazellulären Reserven ab, was lange über die negative K^+-Bilanz hinweg täuschen kann. Auch die vermehrte Ausschüttung von Aldosteron als Reaktion auf dem Volumen- und Na^+-Mangel verschärft die Hypokaliämie durch Steigerung der K^+-Ausscheidung in den Sammelröhren.

> **Tipp**
>
> Im Rahmen einer intravenösen Insulinsubstitution muss, um gefährlichen Komplikationen einer Hyperglykämie vorzubeugen, stets auch an den Kaliumhaushalt gedacht werden. Insulin stimuliert die Na^+/K^+-ATPase und schleust somit K^+ vermehrt in die Zellen hinein. Bei negativer K^+-Bilanz kann sich rasch eine lebensgefährliche Hypokaliämie entwickeln (Gefahr von Herzrhythmusstörungen). Um dies zu vermeiden, kann man zusammen mit Insulin auch K^+ unter Kontrolle seines Spiegels infundieren.

Ketoazidotisches und hyperosmolares Koma Die Osmolaritätsverschiebungen durch eine Hyperglykämie (v. a. bei Typ-2-DM) und Ketonämie (v. a. bei Typ-1-DM) führen zu Volumenveränderungen und so zur Schrumpfung der Zellen, gegenüber der besonders die Neurone im ZNS vulnerabel sind. Die Volumenveränderungen interferieren auf komplexer Weise mit der Erregbarkeit der Zellen, sodass ein Ausfall von besonders empfindlichen Zentren der **Formatio reticularis** folgt und schließlich ein Koma resultieren kann.

> **Tipp**
>
> Aufgrund von Resteffekten des Insulins kommt es beim Typ-2-DM weitaus seltener zur Ketonämie und ketoazidotischem Koma.

AGEs Konstant gesteigerte Glukosespiegel begünstigen unspezifische, nicht-enzymatische Reaktionen zwischen der freien Aldehydgruppe von Glukose und der primären Aminogruppe von Aminosäureresten aus Proteinen (■ Abb. 10.1). Dadurch entstehen in einem zunächst noch reversiblen Vorgang sog. **Schiff'schen Basen** (Aldimine). Langsamer entwickeln sich daraus durch spontane Amadori-Umlagerungen stabile, irreversible Ketoaminverbindungen, die zu glykosylierten Proteinen führen: sog. *Advanced Glycosylation Endproducts*. Dadurch werden Proteine in ihrer Funktion beeinträchtigt, besonders wenn sie langlebig sind: Kollagene der Basalmembranen (s. **Mikroangiopathie**), Kristallproteine der Augenlinse (**Katarakt bei DM**), Myelinproteine der Nerven (► unten **Neuropathie**) oder auch Hämoglobin (s. **HbA1c**).

Mikro- und Makroangiopathie Die Glykosylierung von Kollagenen führt zur Verdickung der kapillären Basalmembranen, sodass die Gewebsperfusion verschlechtert wird. Insbesondere manifestiert sich dies in der Niere, in der Retina und im Nervengewebe.

In den Nieren kommt es zur Schädigung der glomerulären Kapillaren, wodurch einerseits die GFR abnimmt, andererseits der Permeabilitätskoeffizient für Proteine ansteigt (z. B. Albumine treten vermehrt im Urin auf). Eine der Folgen ist, dass auf Dauer die Nierenfunktion immer schlechter wird bis hin zur **chronischen Niereninsuffizienz**. Der Blutdruck steigt an, um die Nierenperfusion durch die wandverdickten Gefäße aufrechtzuerhalten.

Die kleinen Gefäße der Retina und der Nerven (Vasa nervorum) werden auch geschädigt. Die dadurch entstandene **diabetische Retinopathie** ist eine häufige Ursache von Erblindung. Die **Neuropathie** aufgrund der mangelnden Versorgung von Nerven manifestiert sich einerseits mit somatischen andererseits mit viszeralen Symptomen. Unter den somatischen zählen in erster Linie eine **Abnahme der Empfindungsfähigkeit** für Vibration, Wärme, Druck und schließlich Schmerz. Es treten mitunter abnorme Empfindungen (z. B. brennende Füße), sog. **Parästhesien,** auf. Auch viszerale Nervenbahnen v. a. vom N. vagus werden geschädigt, wodurch die Motilität im Magen-Darm-Trakt beeinträchtigt wird (z. B. **Gastroparese**), der Parasympathikotonus der Herzmuskulatur aufgehoben wird (**Ruhetachykardie**) und eine Blasenatonie mit **Entleerungsstörung** entstehen kann.

Die schlechte periphere Vaskularisation (besonders in den Akren) in Kombination mit einem herabgesetzten Empfindungsvermögen führen oft zu komplizierten Fußwunden, die schlecht heilen und nicht selten eine amputationspflichtige Gangrän entwickeln (**diabetisches Fußsyndrom**).

Wie bereits im ▶ Abschn. 8.11.1 geschildert, begünstigt die Hyperglykämie den Fortschritt von Atherosklerose, sodass bei Diabetikern ein erhöhtes Risiko von KHK, peripherer arterieller Verschlusskrankheit oder zerebralen Insulten besteht. Darüber hinaus kommt es zu Kollagenfaserablagerungen in der Tunica media von arteriellen Gefäßen, was zur Versteifung und somit zur Abnahme von Compliance (**Mönckeberg Mediasklerose**) führt.

■ **Diagnostik**

Charakteristisch für DM ist eine Hyperglykämie im nüchternen Zustand von über 126 mg/dl. Da die Glukosekonzentration allerdings je nach Stoffwechsellage starken Schwankungen unterworfen sein kann, wird für die Evaluation des langzeitigen Status der Glykämie ein anderer Parameter herangezogen. Es handelt sich dabei um eine Variante des glykosylierten Hämoglobins, **HbA1c**, welches eigentlich ein AGE darstellt. Die Halbwertszeit von HbA1c entspricht derer des Hämoglobins (ungefähr 60 Tagen), denn es wird erst bei Erythrozytenabbau (Lebensdauer etwa 100-120 Tagen) entsorgt. Ein erhöhter Anteil an HbA1c am Gesamt-Hb (über 6%) beweist erhöhte Glukosespiegel für die letzten ca. 8 Wochen.

> **Für die Bestimmung der Restsekretion von Insulin ist aufgrund seiner längeren HWZ das sog. C-Peptid hilfreich. C-Peptid resultiert aus der posttranslationalen proteolytischen Prozessierung von Prä-Proinsulin und wird von β-Zellen gemeinsam mit Insulin in äquimolaren Mengen freigesetzt.**

■ **Therapie**

Als medikamentöse Therapie für die Behandlung von Typ-2-DM werden Substanzen, die die Insulin-Empfindlichkeit erhöhen, Insulin-Sensitizer (z. B. Biguanide), oder Substanzen, die die Insulin-Sekretion erhöhen (z. B. Sulfonylharnstoffe), verwendet. All diese Pharmaka setzen eine noch bestehende Insulinsekretion voraus, was bei Typ-1-DM nicht der Fall ist. Somit wird der Typ-1 direkt durch eine Insulinsubstitution behandelt.

 ▬ Wie entsteht der Typ-1-Diabetes mellitus?
▬ Wie entsteht der Typ-2-Diabetes mellitus?
▬ Welche Laborparameter sind wichtig für die Diagnosestellung und für die Verlaufsbeobachtung von Diabetes mellitus?

Literatur

Aktories K, Forth W (2013) Allgemeine und spezielle Pharmakologie und Toxikologie, 11. überarb. Aufl. München: Elsevier, Urban & Fischer

Battegay E, Aeschlimann A (2013) Siegenthalers Differentialdiagnose, 20. komplett überarb. u. aktualis. Aufl. Stuttgart, New York: Thieme

Fölsch UR, Kochsiek K, Schmidt RF (2000) Pathophysiologie. Berlin, Heidelberg: Springer

Halwachs-Baumann G (2011) Labormedizin, 2. aktual. u. erw. Aufl. Wien, New York: Springer

Herold G (2011) Innere Medizin. Köln: Herold

Koolman J, Röhm KH (2009) Taschenatlas Biochemie des Menschen, 4. vollst. überarb. u. erw. Aufl. Stuttgart, New York: Thieme

Löffler G, Petrides P, Heinrich PC, Graeve L (2014) Biochemie und Pathobiochemie, 9. vollst. überarb. Aufl. Berlin, Heidelberg: Springer

Lüllmann H, Mohr K, Hein L (2004) Taschenatlas der Pharmakologie, 5. vollständig überarb. und erw. Aufl. Stuttgart, New York: Thieme

Lüllmann-Rauch R (2012) Taschenlehrbuch Histologie, 4. vollst. überarb. Aufl. Stuttgart, New York: Thieme

Pfreundschuh M, Schölmerich J, Aepfelbacher M (2004) Pathophysiologie, Pathobiochemie, 2. Aufl. München: Elsevier, Urban & Fischer

Silbernagl S, Lang F (2009) Taschenatlas der Pathophysiologie, 3. vollst. überarb. und erw. Aufl. Stuttgart [u.a.]: Thieme

Siegenthaler W, Amann-Vesti B (2006) Klinische Pathophysiologie, 9. völlig neu bearb. Aufl. Stuttgart [u.a.]: Thieme

Wolfgang P (2013) Innere Medizin, 2. überarb. Aufl. Berlin, Heidelberg: Springer

Muskelsystem

Mihai Ancău

M. Ancău, *Klinische Grundlagen fürs Physikum*,
DOI 10.1007/978-3-662-46714-5_11, © Springer-Verlag Berlin Heidelberg 2016

11.1 Störungen der Muskelinnervation

Voraussetzung für die Funktionsfähigkeit und Strukturerhaltung der Muskelfasern ist eine intakte Innervation durch α-Motoneurone der Vorderhörner des Rückenmarkes. Jedem Motoneuron wird eine Gruppe an Muskelfasern zugeordnet, die nicht unbedingt benachbart im Muskel liegen, und die gemeinsam gleichzeitig durch Aktionspotenziale des Motoneurons erregt werden.

11.1.1 Ausfall der Motoneuronen

Die α-Motoneurone gehen entweder bei angeborenen Störungen durch Degeneration unter (spinale Muskelatrophie, amyotrophe Lateralsklerose) oder werden im Rahmen erworbener Erkrankungen direkt geschädigt (Polyomyelitis). In dadurch entkoppelten Muskelfasern kommt es zur Abnahme des Gehaltes an kontraktilen Proteinen und zur Verkleinerung des Querschnittes (**Denervationsatrophie**). Außerdem werden entwicklungsgeschichtlich frühere Isoformen von Ionenkanälen hochexprimiert, wodurch die **Leitfähigkeiten für K$^+$** und **Cl$^-$** abnehmen. Dadurch verschiebt sich das Ruhemembranpotenzial auf höhere Werten, sodass spontane Depolarisationen begünstigt werden (sog. Fibrillationspotenziale). Sie haben eine relativ niedrige Frequenz (unterhalb der Tetanisierungsschwelle) und werden mitunter von Betroffenen als spontane, unwillkürliche Zuckungen einzelner Muskelfasern wahrgenommen (**Faszikulationen**). Sie hören später auf, wenn die Muskelatrophie fortgeschritten ist und sich eine **schlaffe Lähmung (Parese)** eingestellt hat.

> **Motoneurone üben einen wichtigen trophischen Einfluss auf die von ihnen innervierten Muskelfasern aus, u. a. durch sog. Neurotrophine (z. B. NT-4). Eine Denervation geht daher mit einer Atrophie von Muskelfasern einher.**

11.1.2 Erkrankungen der neuromuskulären Endplatte

Ist die neuromuskuläre Endplatte betroffen, äußert sich dies in einer Muskelschwäche mit abnorm gesteigerter Ermüdbarkeit (**Myasthenie**), die je nach Schädigungsmechanismus früh oder erst spät im Kontraktionsablauf auftritt.

■ **Myasthenia gravis**

Im Falle der Myasthenia gravis (MG) kommt es zu einer intermittierenden, aber stets mehr Muskelgruppen umfassenden Myasthenie, die zuerst nur die Augen- und Schlundmuskeln betrifft (Doppelbilder, Ptosis, Sprechstörungen), aber später auch die Rumpf-, Extremitäten- und Atemmuskulatur umfassen kann.

Grund hierfür ist das Auftreten von **Autoantikörpern** des Typs IgG, die gegen die α-Untereinheit des **nikotinischen Acetylcholinrezeptors** (AchR) gerichtet sind. Die Antikörper binden die AchR des Sarkolemms, verhindern dabei die Bindung von Ach und beschleunigen die Internalisierung und den Abbau von AchR. Dadurch steigt die minimale Dosis an Ach, die notwendig ist, um ein Endplattenpotenzial auszulösen. Bei Reizung einer motorischen Einheit kommt es dann zunächst zur Auslösung von summierten Endplattenpotenzialen (in Form einer tetanischen Muskelkontraktion), was allerdings aufgrund der geringen Zahl an stimulierbaren AchR (Anteil refraktärer Rezeptoren↑) schnell zur Sättigung und somit zur Abnahme der Kontraktionsleistung führt (**rasche Ermüdung und Nachlassen der Kontraktionskraft**).

Die Antikörper selber werden von Plasmazellen produziert, die ihrerseits von autoreaktiven T$_H$2-Zellen zur Differenzierung angeregt wurden. Die T-Zellen selber entkommen der Selektion im Thymus. Bei vielen Patienten bestehen benigne **Thymustumoren** (sog. Thymome), deren Zellen u. a. AchR (und Titin) im immunogener Form exprimieren. Es scheinen zudem sog. **myoide Zellen** im Thymusmark an der immunogenen Expression beteiligt zu sein.

Therapeutisch können zur Verbesserung der Kontraktionsleistung **Cholinesterasehemmer** verabreicht werden, wie z. B. Pyridostigmin, Neostigmin. Durch kovalente Bindung am aktiven Zentrum des Enzyms verhindern sie die Spaltung von

Ach an der neuromuskulären Endplatte (und überall dort, wo Ach noch freigesetzt wird), sodass die Ach-Konzentration für längere Zeit im synaptischen Spalt hoch bleibt. Dadurch können selbst durch eine niedrigere Anzahl an verfügbaren AchR weitgehend normale Kontraktionen ausgelöst werden. Allerdings bergen solche Cholinesterasehemmer die Gefahr gesteigerter Wirkung von Ach an muskarinischen AchR im vegetativen Nervensystem (Speichelfluss↑, Durchfall↑, Harn- und Stuhlinkontinenz, Bradykardie etc.).

11.1.3 Muskelrelaxanzien

Muskelrelaxanzien sind Substanzen, die die physiologische Auslösung der Muskelkontraktion verhindern. Vornehmlich werden sie für eine sog. Vollnarkose bei Operationen eingesetzt, bei denen eine Senkung des Muskeltonus im Operationsgebiet und eine Reflexunterdrückung erwünscht sind. Sie werden in zwei Gruppen, je nach Wirkmechanismus, unterteilt: **depolarisierende** und **nicht-depolarisierende Muskelrelaxanzien**.

- **Depolarisierende Muskelrelaxanzien**

Diese sind künstliche Ach-Analoga wie z. B. Succinyl-Cholin, die am AchR binden und ihn aktivieren, nicht mehr aber von der Cholinesterase abgebaut werden können. Dadurch verbleiben sie länger in der Bindung und lösen eine Dauerdepolarisation des Muskelfasers aus, im Rahmen derer viele AchR und spannungsabhängige Na_v^+-Kanäle in den Refraktärzustand übertreten. Aus diesem Grund kann ihr Effekt **nicht durch Cholinesterasehemmer** aufgehoben werden: Eine gesteigerte Konzentration an Ach hebt den Refraktärzustand eines Rezeptors nicht auf.

- **Nicht-depolarisierende Muskelrelaxanzien**

Diese sind meistens **Derivate des Alkaloids *Curare***, die **kompetitiv** mit Ach am AchR binden und damit eine Erschlaffung des Skelettmuskels ohne Depolarisation bewirken. Hier ist es sinnreich, durch Erhöhung der Ach-Konzentration im synaptischen Spalt (z. B. durch Cholinesterasehemmer), das Muskelrelaxans aus der Verbindung zu verdrängen und damit die Erschlaffung aufzuheben.

- Was für eine Lähmung stellt sich beim Ausfall von Motoneuronen ein?
- Wie entsteht die Myasthenia gravis und was ist charakteristisch für ihre Symptomatik?
- Warum kann man den Effekt depolarisierender Muskelrelaxanzien nicht mit Cholinesterasehemmern aufheben?

11.2 Störungen der Muskulatur

11.2.1 Degenerative Muskeldystrophien

Muskeldystrophien werden durch chronisch fortschreitende Degeneration und nekrotischen Untergang von Skelettmuskelfasern gekennzeichnet. Daraus resultieren erst Muskelschwäche, schließlich aber eine hochgradige Lähmung, die spätestens beim Befall der Atemmuskulatur (v. a. Diaphragma) limitierend ist. Am häufigsten sind hierunter die **X-chromosomal rezessiv** vererbten Duchenne- und Becker-Muskeldystrophien.

- **Duchenne- und Becker-Muskeldystrophie**

Beide Krankheiten werden durch Mutationen unterschiedlicher Art im gleichen Gen, Dystrophin, auf Chromosom X verursacht. Sie betreffen daher nur Männer, wobei Frauen i. d. R. asymptomatische Überträgerinnen sind. Zur Symptomatik bei Frauen kommt es selten, z. B. in solchen Fällen, in denen gleichzeitig ein Turner-Syndrom X0) bzw. eine besonders unausgewogene X-Inaktivierung vorliegt. **Dystrophin** ist ein sehr großes Protein, welches die Verbindung zwischen Aktin (Teil des kontraktilen Apparates) und β-Dystroglykan des Sarkolemms (Verankerung an der extrazellulären Matrix) vermittelt und somit das Sarkolemm stabilisiert. Fehlt Dystrophin oder kann es seine Funktion nicht ausüben, kommt es zu Mikrorissen im Sarkolemm, wodurch u. a. Ca^{2+}-Ionen unbegrenzt einströmen und die Apoptose auslösen können.

> Die Duchenne- und die Becker-Muskeldystrophie werden X-chromosomal rezessiv vererbt.

Bei der Duchenne-Dystrophie kommt es entweder zur fehlenden Dystrophin-Expression oder zur Expression eines vollkommen funktionslosen Proteins (meist durch **Missense-Mutationen** auf Gen-Ebene bedingt). Bei der Becker-Dystrophie wird zwar ein defektes, aber dennoch z. T. noch funktionsfähiges Dystrophin exprimiert (meist **Nonsense-Mutationen**, die zu einem trunkierten Produkt führen). Dementsprechend ist der Verlauf der Becker-Dystrophie milder.

Symptome treten bei der Duchenne-Dystrophie bereits früh im Kindesalter auf, mit **Muskelschwäche**, Waden-Pseudohypertrophie (Volumenzunahme nach Durchsetzung untergegangener Muskelfasern mit funktionslosem Bindegewebe), Hyperlordose der Lendenwirbelsäule (Schwäche der autochtonen Rückenmuskulatur) und positivem Gowers-Zeichen (Kinder klettern aus der Hocke an sich selbst hoch). In der Histologie zeigen sich Zeichen frustraner Regenerationsversuche der muskulären Satellitenzellen (Myoblasten und Stammzellen innerhalb desselben Basalmembranschlauches wie die Muskelfasern). Sie teilen sich und fusionieren mit den Muskelfasern, sodass letztere vermehrt zentrale Kerne aufweisen, anstatt wie normalerweise nur peripher im Querschnitt.

11.2.2 Hereditäre Defekte von Ionenkanälen

Angeborene Defekte der muskulären spannungsabhängigen Ionenkanäle, insbesondere für Na^+, Ca^{2+} und Cl^-, führen zur Übererregbarkeit (**Myotonie**) bzw. Muskelschwäche (**Parese**) bis hin zur Muskellähmung (**Paralyse**). Grob vereinfacht können sie auf eine geringgradige (Erregungsschwelle herabgesetzt) bzw. eine hochgradige Depolarisation des Muskelfasers mit Kanalinaktivierung (ruft Lähmung hervor) zurückgeführt werden.

▪ Myotonien

Die Übererregbarkeit manifestiert sich hier, indem Muskeln nach Anspannung **verzögert relaxieren**. Patienten empfinden dies als Muskelsteifigkeit und können z. B. angefasste Objekte nicht gleich wieder loslassen. Das elektrophysiologische Substrat dafür kann in einer Mutation der spannungsabhängigen Na_v^+-Kanäle liegen, die dabei länger in dem aktivierten Zustand verharren. Therapeutisch können daher Na^+-Kanalblocker eingesetzt werden, die

sonst auch als Antiarrhythmika bei Herzrhythmusstörungen dienen.

▪ Periodische Paralysen

Ihr periodischer Charakter beruht auf der Abhängigkeit vom K^+-Gehalt des Plasmas. Durch unterschiedliche Mutationen können beispielsweise Na^+- oder Ca^{2+}-Kanäle (vom Dihydropyridin-Typ) besonders empfindlich auf Schwankungen der K^+-Konzentration reagieren und das Sarkolemm letztendlich refraktär gegenüber weiteren Erregungen machen.

❓ — Warum weist die Becker-Muskeldystrophie einen milderen Verlauf als die Duchenne-Muskeldystrophie auf?

11.3 Diagnostik

11.3.1 Labor

Wichtige Laborparameter in der Diagnostik von Muskelerkrankungen sind **Kreatinin** und die muskuläre Isoform des Enzyms **Kreatinkinase** (CK-MM). Muskelzellen nehmen schnell das aus Glycin und Arginin in Niere und Leber synthetisierte Kreatin und phosphorylieren es durch die Kreatinkinase zum Kreatinphosphat, innerhalb welchem der Phosphatrest auf einem hohen chemischen Potenzial steht und dadurch auf ADP zur Regenerierung von ATP übertragen werden kann. Aus Kreatin kann spontan nach Abspaltung von Wasser das Anhydrid Kreatinin entsteht. Kreatinin wird daher je nach Muskelmasse mit konstanter Rate vom Skelettmuskel freigesetzt. Im Falle eines Zelluntergangs, etwa bei Muskeldystrophien, steigt daher die **Kreatininfreisetzung** und somit der **Kreatininspiegel** (bei einer konstanten GFR) ab. Dazu tritt vermehrt **CK-MM** in das Plasma und seine Serumaktivität steigt kurzfristig an.

11.3.2 Elektromyographie

Durch die Elektromyographie können **summierte Endplattenpotenziale** durch in den Muskel eingestochene Elektroden registriert werden ( Abb. 11.1).

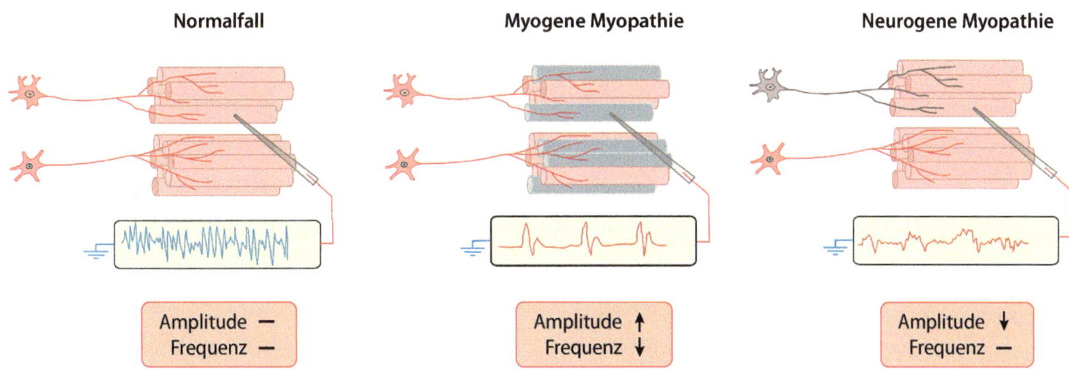

Abb. 11.1 Elektromyographie bei neurogener und myogener Muskelatrophie

Die **Amplitude** der registrierten Potenziale hängt von der **Anzahl** der rekrutierten Muskelfasern bzw. von der Anzahl der eingebundenen motorischen Einheiten ab. Die **Frequenz** hängt vielmehr von der vermehrten Aktivität **benachbarter** motorischer Einheiten ab, die in der Nähe einer Elektrode kaum einen »elektrischen Stillstand« erlauben. Die EMG kann zur Diagnostik neuromuskulärer Erkrankungen herangezogen werden, vor allem dann, wenn es darum geht, zwischen einer **neurogenen Myopathie** (z. B. Denervation) und einer **myogenen Myopathie** (z. B. Dystrophie) zu unterscheiden.

Im Falle einer **neurogenen Myopathie** übernehmen noch unversehrte α-Motoneurone benachbarter motorischer Einheiten zunächst die Erregung denervierter Muskelfasern. Dadurch vergrößert sich die Zahl der einer motorischen Einheit angehörenden Muskelfasern. Damit wird die **Amplitude** der Summen-Endplattenpotenzialen größer, wobei die maximale **Frequenz** aufgrund der nun relativ verminderten Zahl an benachbarten motorischen Einheiten abnimmt.

Im Falle einer **myogenen Myopathie** hingegen nimmt die durchschnittliche Zahl einer motorischen Einheit zugehörigen Muskelfasern ab. Dadurch reduziert sich die **Amplitude** der Ausschläge.

- Nennen Sie zwei wichtige Parameter für die Diagnostik von Muskelerkrankungen. Was sind ihre physiologischen Rollen?
- Wie erklärt es sich, dass trotz Abnahme der Zahl an Muskelfasern bei einer neurogenen Atrophie die Amplitude der Ausschläge im EMG ansteigt?

Literatur

Aktories K, Forth W (2013) Allgemeine und spezielle Pharmakologie und Toxikologie, 11. überarb. Aufl. München: Elsevier, Urban & Fischer

Battegay E, Aeschlimann A (2013) Siegenthalers Differentialdiagnose, 20. komplett überarb. u. aktualis. Aufl. Stuttgart, New York: Thieme

Berlit P (2012) Klinische Neurologie, 3. erw. u. vollst. überarb. Aufl. Berlin, Heidelberg: Springer

Fölsch UR, Kochsiek K, Schmidt RF (2000) Pathophysiologie. Berlin, Heidelberg: Springer

Hacke W (2010) Neurologie, 13. vollst. überarb. Aufl. Berlin, Heidelberg: Springer

Halwachs-Baumann G (2011) Labormedizin, 2. aktual. u. erw. Aufl. Wien, New York: Springer

Herold G (2011) Innere Medizin. Köln: Herold

Koolman J, Röhm KH (2009) Taschenatlas Biochemie des Menschen, 4. vollst. überarb. u. erw. Aufl. Stuttgart, New York: Thieme

Löffler G, Petrides P, Heinrich PC, Graeve L (2014) Biochemie und Pathobiochemie, 9. vollst. überarb. Aufl. Berlin, Heidelberg: Springer

Lüllmann H, Mohr K, Hein L (2004) Taschenatlas der Pharmakologie, 5. vollständig überarb. und erw. Aufl. Stuttgart, New York: Thieme

Lüllmann-Rauch R (2012) Taschenlehrbuch Histologie, 4. vollst. überarb. Aufl. Stuttgart, New York: Thieme

Masuhr KF (2013) Neurologie, 7. vollst. überarb. und erw. Aufl. Stuttgart, New York: Thieme

Pfreundschuh M, Schölmerich J, Aepfelbacher M (2004) Pathophysiologie, Pathobiochemie, 2. Aufl. München: Elsevier, Urban & Fischer

Silbernagl S, Lang F (2009) Taschenatlas der Pathophysiologie, 3. vollst. überarb. und erw. Aufl. Stuttgart [u.a.]: Thieme

Siegenthaler W, Amann-Vesti B (2006) Klinische Pathophysiologie, 9. völlig neu bearb. Aufl. Stuttgart [u.a.]: Thieme

Wolfgang P (2013) Innere Medizin, 2. überarb. Aufl. Berlin, Heidelberg: Springer

Sinnesorgane

Mihai Ancău

M. Ancău, *Klinische Grundlagen fürs Physikum*,
DOI 10.1007/978-3-662-46714-5_12, © Springer-Verlag Berlin Heidelberg 2016

12.1 Visuelles System

12.1.1 Refraktionsanomalien

Refraktionsanomalien bezeichnen Störungen der normalen Abbildung von Gegenständen auf der Retina aufgrund von einem Missverhältnis zwischen der **Achsenlänge** des Auges und der **Brechkraft** seiner brechenden Medien (Hornhaut, Linse).

■ Myopie

Im Falle der Myopie (**Kurzsichtigkeit**) können ferne Gegenstände nicht scharf auf der Retina abgebildet werden. Bei Gegenständen in der Nähe besteht dieses Problem nicht. Grund dafür ist:

- ein zu langer Augenbulbus: Achsenmyopie (häufig),
- eine zu große Brechkraft: Brechungsmyopie (selten).

Dadurch vereinigen sich die weitgehend parallelen Lichtstrahlen aus der Ferne **vor der Retina**. Der **Fernpunkt** (FP) rückt vom Unendlichen in das Endliche (FP=1/D, wobei D die Stärke der Myopie in Dioptrien ist). Nahe gelegene Gegenstände bilden sich durch divergentere Strahlen ab, die also erst weiter im Verlauf der optischen Achse fokalisiert werden können. Der **Nahpunkt** (NP) verschiebt sich dann in die Nähe des Auges, der **Akkommodationsbereich** schrumpft (FP-NP=↓), aber die **Akkommodationsbreite (AB=1/NP-1/FP) bleibt erhalten.**

Man differenziert eine Myopia benigna, die meist im Schulalter anfängt und im Erwachsenenalter stationär bleibt, von einer meist autosomal-rezessiv vererbten Myopia maligna, die unaufhaltsam fortschreitet. Im Neugeborenenalter ist der Bulbus relativ zu kurz, um im Laufe der Zeit sozusagen in den Fokus hinein zu wachsen. Zum übermäßigen Fortschritt dieses Wachstums könnte womöglich auch das Lesen während der Schuljahre bei schlechten Lichtverhältnissen bzw. bei zu geringem Abstand beitragen. Dies könnte daran liegen, dass der Bedarf für eine **verstärkte Akkommodation** einen Wachstumsreiz für den Bulbus darstellt.

Myopen versuchen charakteristischerweise den Lidspalt beim Fokussieren auf ferne Gegenstände zu verengen. Dadurch reduzieren sie die »Weite der Lichtblende« und minimieren die **sphärische Aberration**. Die sphärische Aberration besteht darin, dass peripher auf die Hornhaut und die Linse einfallende Lichtstrahlen stärker gebrochen und dadurch weiter vor der Retina als die zentralen Lichtstrahlen fokussiert werden.

Korrigiert wird die Myopie, sofern kein ernstes Ausmaß besteht, mit **divergenten (konkaven) Linsen**, die die **Brechkraft** des optischen Apparates **vermindern**. Verwendet werden **die schwächsten Linsen**, mit denen die Betroffenen scharf sehen. Sonst droht bei Überkorrektur eine Überbeanspruchung des Ziliarmuskels, die zu Augen- und Kopfschmerzen führen kann. Der Ausmaß der Korrektur wird in **Minus**-Dioptrien angegeben (❏ Tab. 12.1).

> **Die Myopie wird mit divergenten Linsen (Zerstreuungslinsen) korrigiert.**

■ Hypermetropie

Bei der Hypermetropie (Hyperopie, **Weitsichtigkeit**) werden vor allem die nahen Gegenstände unscharf abgebildet, wobei die Fernsicht uneingeschränkt bleibt. Grund dafür ist:

- ein zu kurzer Augenbulbus: Achsenhypermetropie (häufig),
- eine zu geringe Brechkraft: Brechungshypermetropie (selten).

Parallele Strahlen aus der Ferne würden bei Hypermetropen hinter der Retina fokussiert, es sei denn, sie setzen ihre Akkommodationskraft schon für das Distanzsehen ein. Dadurch schöpfen sie ihre **Akkommodationsbreite** früher als Normalsichtige aus, sodass selbst die maximale Kontraktion des Ziliarmuskels nicht mehr für die Nahsicht ausreicht. Der **Nahpunkt** rückt in die Ferne. Die **Akkommodationsbreite** ist trotzdem erhalten, weil der **Fernpunkt** virtuell hinter der Retina liegt. Die somit konstant erforderliche Anspannung des Ziliarmuskels bewirkt einen Ziliarmuskelspasmus, der bei der Visusprüfung mittels Parasympatholytika (z. B. Atropin) abgelöst werden muss, um das reale Ausmaß der Hypermetropie nicht zu unterschätzen. Darüber hinaus besteht noch die Tendenz zur verstärkten **Konvergenzbewegung**, weil sie zentralnervös mit der Akkommodation gekoppelt ist.

◻ Tab. 12.1 Refraktionsanomalien

	Brechkraft	FP	NP	AB	Korrektur
Myopie	↑	Näher	Näher	Norm.	Divergente L.
Hyperopie	↓	Hinter Retina*	Ferner	Norm.	Konvergente L.
Presbyopie	↓	Norm.	Ferner	↓	Konvergente L.

FP = Fernpunkt, NP = Nahpunkt, AB = Akkommodationsbreite, norm. = normal, * = virtueller Punkt, L. = Linsen

Dadurch erhöht sich das Risiko für die Entwicklung eines **Einwärtsschielens** (Strabismus convergens accommodativus).

Für die Korrektur werden **konvergente (konvexe) Linsen** eingesetzt, die die **Brechkraft** des Auges **erhöhen** (◻ Tab. 12.1). Um dem Ziliarmuskel die Akkommodation in der Ferne möglichst zu ersparen, werden die **stärksten konvergenten Linsen** verschrieben, mithilfe denen die Betroffenen gut sehen. Das Ausmaß der Korrektur wird in **Plus-Dioptrien** angegeben.

❯ **Die Hypermetropie wird mit konvergenten Linsen (Sammellinsen) korrigiert.**

■　**Presbyopie**

Unter Presbyopie (**Alterssichtigkeit**) wird die Einschränkung des Nahsehens im Alter verstanden. Im Gegensatz zur Myopie und Hypermetropie ist hier die **Akkommodationsbreite vermindert**. Die Akkommodationsbreite nimmt von ca. 12–14 dpt im Jugendalter bis auf weniger als 3 dpt im Alter von über 50 Jahren ab. Dies liegt an einem Elastizitätsverlust der Linse (Folge von Proteinveränderungen, Wasserverlust etc.), der die Erweiterung der Linse bei Anspannung des Ziliarmuskels einschränkt. Somit ist vor allem das Nahsehen (wie bei der Hypermetropie) betroffen. Der **Nahpunkt** rückt in die Ferne und man benötigt eine Lesebrille mit **konvergenten Linsen**. Bei Hypermetropen kann die Presbyopie früher eintreten, bei Myopen dagegen später.

❯ **Die Akkommodationsbreite bei Myopie und Hypermetropie ist normal, bei Presbyopie dagegen reduziert.**

■　**Astigmatismus**

Beim Astigmatismus (Stabsichtigkeit) besteht **mehr als nur ein Brennpunkt** des dioptrischen Apparates (praktisch eine Brennpunktlosigkeit). D. h. Lichtstrahlen von einem Punkt werden auf der Retina nicht als ein Punkt wie normal, sondern als eine Linie abgebildet. Vorbedingung für die Existenz eines einzelnen Brennpunktes ist eine gleichmäßige **Krümmung** der Hornhaut und der Linse in allen Ebenen. Normalerweise besteht ein gewisser Astigmatismus durch die stärkere vertikale Krümmung der Hornhaut aufgrund der konstanten Krafteinwirkung der Lider (ca. 0,5 dpt Brechungsdifferenz).

Bei sog. **regulären Astigmatismus** ist der Unterschied zwischen der vertikalen und horizontalen Krümmung der Hornhaut größer als 0,5 dpt, wobei die Krümmungsebenen senkrecht stehen. Ausgeglichen wird der reguläre Astigmatismus durch Brillen mit **zylindrischen Linsen**, die nur in einer Ebene brechen.

Bei einem **irregulären Astigmatismus** hingegen stehen die unterschiedlichen Krümmungsebenen der Hornhaut nicht mehr senkrecht aufeinander. Dies ist meist Folge von Hornhautläsionen und -vernarbungen. In diesem Fall erfolgt die Korrektur durch personalisierte Kontaktlinsen, die sich auf der Hornhaut wie eine Prothese genau anpassen und die Krümmungen der Hornhautoberfläche präzise ausgleichen.

Ein starker Astigmatismus im Jugendalter, wenn die **zentrale Repräsentation** der beiden Retinae in den Areae striatae der Sehrinde noch plastischen Veränderungen unterworfen ist, kann zur Unterdrückung der Repräsentation des am stärksten betroffenen Auges führen. Es resultiert eine sog. **Refraktionsamblyopie** (Amblyopie = zentralbedingte Sehschwäche). Diese ist das Resultat von Adaptationsmechanismen im ZNS, die der Unterdrückung von unscharfen Bildern zugunsten der schärferen dienen. Bleibt der Astigmatismus bis ins Pubertätsalter unausgeglichen, kann selbst nach Korrektur keine volle Sehschärfe mehr erreicht werden (irreversible Amblyopie).

12.1.2 Glaukom

Das Glaukom stellt eine der häufigsten Erblindungsursachen in westlichen Ländern dar und umfasst mehrere Krankheitsentitäten einer **Degeneration des N. opticus**. Meist geht dieser Degeneration ein chronisch oder akut stark **erhöhter Augeninnendruck** (intraokulärer Druck, IOD) voraus. Der IOD hängt in erster Linie von der Produktion und dem Abfluss von **Kammerwasser** in der hinteren bzw. vorderen Augenkammer ab und beträgt normalerweise ca. 15 mmHg. Somit ist er höher als der Druck in den episkleralen Venen (ca. 9 mmHg, je nach Kopflage) und erlaubt die Drainage des Kammerwassers in den episkleralen Venen via den **Schlemm-Kanal im Kammerwinkel**. Ein erhöhter IOD beruht meist auf **Abflussstörungen** des Kammerwassers. Der erhöhte IOD beeinträchtigt wiederum (Druckübertragung via Corpus vitreus auf die Retina) die Blutversorgung der in den N. opticus eintretenden Nervenfasern.

Der Ausfall der Nervenfasern bewirkt die beim Glaukom typischen Gesichtsfeldausfällen (**Skotome**), die aufgrund der Anordnung der Nervenfasern beim Eintritt in den N. opticus meist **paranasal oben** beginnen. Patienten merken allerdings die Skotome selber erst im Spätstadium, vorher kommt es nur zu unspezifischen Symptomen aufgrund des erhöhten IOD: z.B. Augen- und Kopfschmerzen, verschwommenes Sehen.

> **Das Glaukom beruht in der Regel auf Abflussstörungen des Kammerwassers.**

Pathophysiologie Das Kammerwasser muss von seinem Produktionsort im nicht-pigmentierten Epithel des Ziliarkörpers zwei nacheinander geschaltete Engstellen passieren: den **Pupillarwiderstand** zwischen Iris und Linse und den **Trabekelwiderstand** vor dem Schlemm-Kanal.

Meist ist hierbei der **Trabekelwiderstand erhöht** (sog. **Offenwinkelglaukom**) (◘ Abb. 12.1), was zu einer schleichenden Erhöhung des IOD führt. Dazu kommt es wegen Ablagerungen von hyalinem Material im kribriformen Teil des Trabekelwerkes. Allerdings ist die Ursache dafür noch unbekannt. In seltenen Fällen entsteht es auf dem Boden einer Obstruktion des Trabekelwerkes durch Zelldetritus oder durch ein zu visköses Kammerwasser bei Entzündungen (Proteingehalt erhöht).

Beim selteneren **Winkelblockglaukom** hingegen ist zunächst der **Pupillarwiderstand erhöht**. Dies kann mehrere Ursachen haben:

- Linsenvergrößerung: Aufgrund steigenden Alters (Zunahme des Wassergehaltes, geht mit Linsentrübung einher, ▶ Abschn. 12.1.3) oder früher beim Diabetes mellitus (Anhäufung von Sorbitol aus dem Glukosestoffwechsel);
- kleine Augen (flache Vorderkammer);
- Mydriasis (Stress, Dunkelheit, »Krimi am Abend schauen«): Bei Mydriasis verdickt sich die Irisbasis und obstruiert den Eingang des Trabekelwerkes.

> **Tipp**
>
> Ein Winkelblockglaukom kann auch plötzlich im Sinne eines akuten Anfalls auftreten und stellt einen Notfall aufgrund der Erblindungsgefahr dar. Symptomatisch stehen Augenschmerzen, Sehstörungen und ein »gerötetes Auge« durch Vasodilatation in der Sklera und Konjunktiva im Vordergrund. Die Vasodilatation entsteht aufgrund von Blutstau und der reaktiven Hyperämie.

Therapie Medikamentös kann man versuchen, entweder den Kammerwinkel zu erweitern oder die Kammerwasserproduktion zu drosseln. Für das erste werden **Parasympathomimetika** oder **Sympatholytika** verwendet, die die Pupille verengen und somit durch longitudinalen Zug an den Fasern des M. radiaris pupillae den Kammerwinkel erweitern. Um die Kammerwasserproduktion zu hemmen, wendet man **Carboanhydrasehemmer** an, die im pigmentierten Epithel des Ziliarkörpers die HCO_3^- Produktion verringern. Somit steht weniger HCO_3^- für den Austausch gegen Cl^- zur Verfügung, was wiederum be-

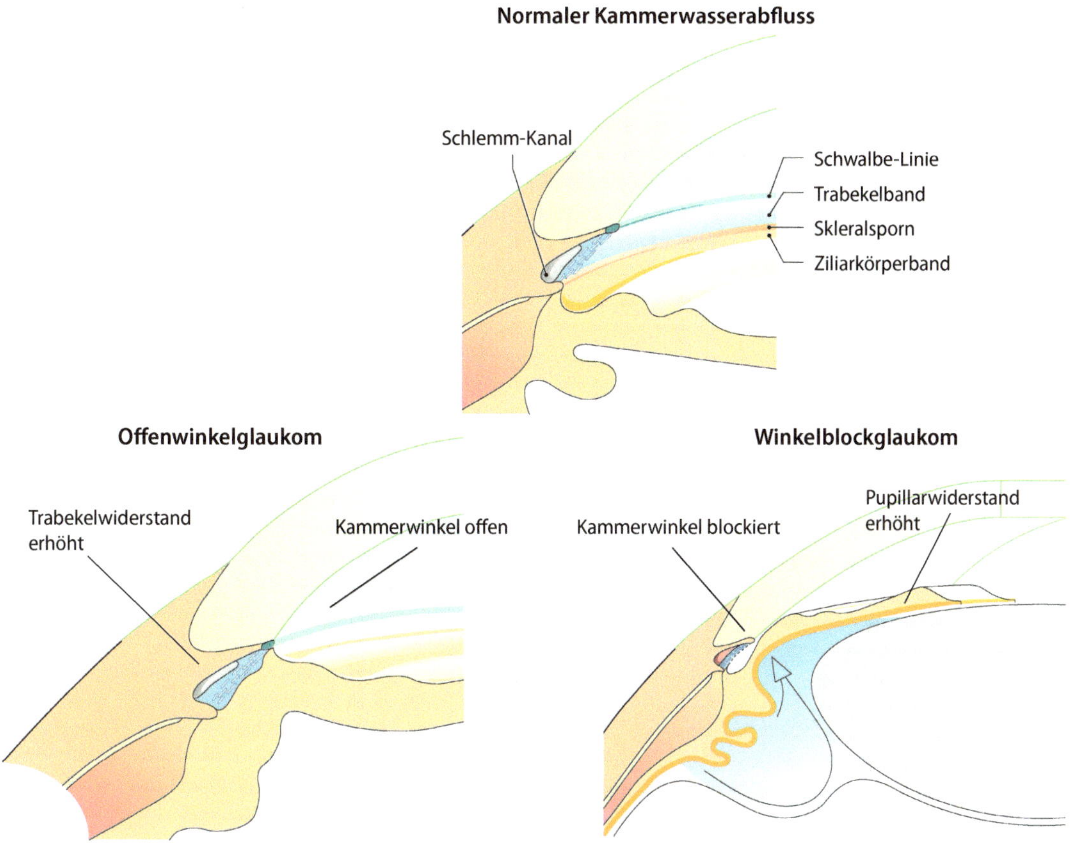

Normaler Kammerwasserabfluss

Abb. 12.1 Glaukom

deutet, dass weniger Cl⁻ und somit (osmotisch bedingt) weniger Wasser in die Hinterkammer gelangt.

12.1.3 Katarakt

Die Katarakt (grauer Star) bezeichnet eine **Trübung der Linse**, die zur Sehverschlechterung bis hin zur Erblindung führen kann. Die bei weitem häufigste Ursache dafür liegt in altersbedingten Veränderungen des Linsenkerns bzw. der Linsenrinde. Aber auch Allgemeinerkrankungen wie Diabetes mellitus, Galaktosämie, Niereninsuffizienz oder Augenerkrankungen können eine Katarakt hervorrufen. Als Risikofaktoren für die Entwicklung einer Katarakt gelten u. a. Strahlen aus dem unsichtbaren Wellenlängenbereich (Infrarot, Ultraviolett), die möglicherweise Veränderungen der Linsenproteine (Krystalline) erzeugen.

Meist ist die altersbedingte Transparenzverminderung der Linsenrinde durch eine **Zunahme des Wassergehaltes** in der Linsenperipherie bedingt. Anders ist die Grundlage bei der im Linsenkern manifesten Trübung. Sie beruht auf dem lebenslang stattfindenden Nachschub an Linsenfasern, die bekanntermaßen **nicht abgebaut** werden. Somit vergrößert sich die Linse lebenslang. Beim Vorliegen bestimmter Risikofaktoren kommt es zur Druckbedingten Verhärtung der alten Linsenfasern, die mit einer Trübung einhergeht.

> **Die Linse vergrößert sich durch Zellteilung lebenslang, weil ihre Zellen nicht abgebaut werden.**

Mit der Zeit kommt es zur zunehmenden Visusverschlechterung, Blendung durch Lichter in der Nacht (diffuse Lichtausbreitung durch lokal vermehrtem Wassergehalt in der Linse), Sehen in Grautönen etc.

Therapie der Wahl ist der operative Ersatz durch eine künstliche Linse. Zwar erlaubt diese Linse den Patienten klarer zu sehen, dennoch besitzt sie kaum die Akkommodationsbreite der ursprünglichen Linse (Verformung nur begrenzt möglich).

12.1.4 Störungen des Farbensehens

Farbensinnstörungen sind meist angeboren und manifestieren sich am häufigsten durch herabgesetzte Empfindlichkeit (**Anomalie**) für Licht eines bestimmten Wellenlängenbereichs, seltener als Empfindungslosigkeit für eine gewisse Farbe (**Anopie**).

Meistens betreffen Farbensinnstörungen das Rot- oder Grün-Sehen der Männer: **Protanomalie** (Rotschwäche) bzw. **Deuteranomalie** (Grünschwäche). Dies liegt daran, dass die Opsine für Licht von mittlerer und hoher Wellenlänge auf dem langen Arm des Chromosoms X exprimiert werden. Somit werden solche Störungen grundsätzlich X-chromosomal rezessiv vererbt, sodass überwiegend Männer daran leiden. Frauen können im Falle einer ungünstigen X-Inaktivierung (selten) auch betroffen sein.

Eine vollständige Farbenblindheit (Achromasie) ist ausgesprochen selten und bedeutet, dass die Betroffenen nur anhand von Stäbchen die Welt in Schwarz-Weiß sehen. Darüber hinaus sind sie sehr lichtempfindlich, da ihre Blendungsschwelle (entsprechend der Stäbchen) relativ niedrig ist.

12.1.5 Schädigung der Sehbahn

Bei Schädigungen der Sehbahn treten charakteristische Gesichtsfeldausfälle auf, die je nach Ort in den Kategorien prächiasmal, chiasmal, retrochiasmal und zentral eingeteilt werden (■ Abb. 12.2).

■ Prächiasmal

Betroffen ist hier der N. opticus einer Seite. Je nach Ausmaß der Läsion fällt bisweilen das ganze Gesichtsfeld des Auges auf der gleichen Seite aus (Amaurose). Gründe hierfür können Entzündung (Neuritis nervi optici), toxische Schädigung, Ischämie etc. sein.

■ Chiasmal

> Im Chiasma opticum kreuzen im medialen Bereich die Nervenfasern von den nasalen Hälften der Retina bzw. den temporalen Hälften des Gesichtsfeldes zur Gegenseite. Die Fasern der temporalen Retinahälften kreuzen dagegen nicht, sondern verlaufen gleichseitig lateral durch das Chiasma.

Meist kommt es zu **medialen Chiasmaläsionen** durch Prozesse in der Mittellinie. Dazu zählen beispielsweise Hypophysentumoren (Adenome) und Kraniopharyngeome (Tumoren aus versprengtem Gewebe der embryonalen Rathke-Tasche). Da sie das Chiasma vor allem in der Mittellinie betreffen, kommt es erst zum Ausfall der medial verlaufenden nasalen Retinafasern. Das Resultat ist ein Ausfall beider temporalen Gesichtsfelder, eine sog. **heteronyme bitemporale Hemianopsie** (bei Hemianopsie ist nur eine Gesichtsfeldhälfte betroffen).

■ Retrochiasmal

Ab dem Chiasma opticum befinden sich auf einer Seite jeweils Nervenfasern von den kontralateralen Gesichtsfeldhälften beider Augen. D. h. retrochiasmale Schädigungen rufen sog. **homonyme Gesichtsfeldausfälle** aus, im Rahmen derer entweder beide linken oder beide rechten Gesichtsfeldhälften betroffen sind. Hierzu zählen vor allem Läsionen des Tractus opticus und des Corpus geniculatum laterale (CGL), z. B. durch Hirntumoren.

Differenzialdiagnostisch hilft bei der Auseinanderhaltung beider Läsionsorte trotz ähnlichem Schädigungsmuster die Tatsache, dass im CGL vom 3. auf das 4. Neuron der Sehbahn umgeschaltet wird. Bekanntermaßen kommt es zur Atrophie des Soma (neuronalen Zellkörpers) bei Schädigung des Axons, möglicherweise durch Unterdrückung des retrograden axonalen Transportes von Neurotrophinen. Dadurch rufen Läsionen des Tractus opticus **eine Atrophie des Nervus opticus** hervor, die als **Papillenatrophie** bei der Augenhintergrundspiegelung (Ophtalmoskopie) imponiert. Bei Läsionen des CGL kommt es i. d. R. nicht dazu.

■ Zentral

Bei Läsionen der von den CGL in Richtung der primären Sehrinde (Area striata, 17) projizierenden

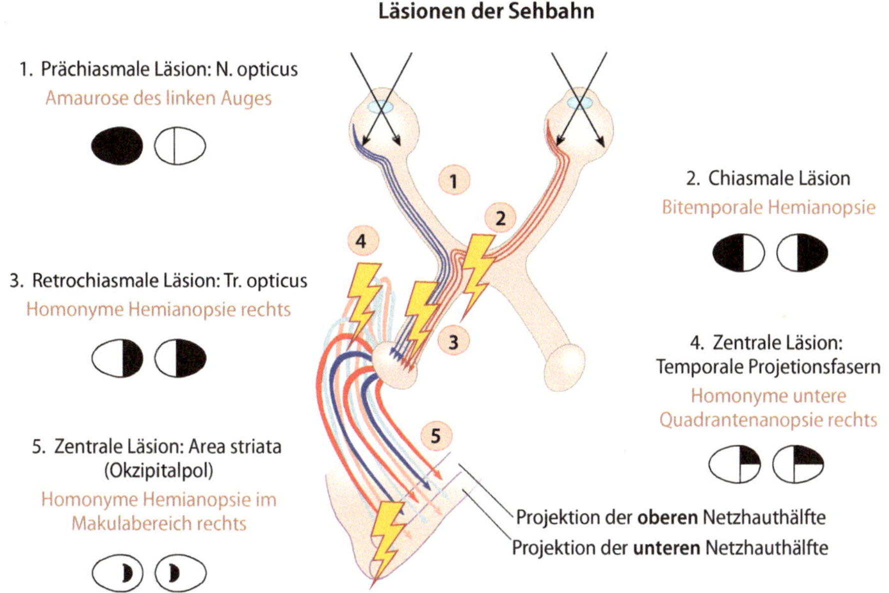

Abb. 12.2 Typische Gesichtsfeldausfälle bei Läsionen der Sehbahn

Bahnen (**Radiatio optica**) kommt es zur sog. **Quadrantenanopsie**, d. h. zum Ausfall jeweils eines Viertels eines Gesichtsfeldes des kontralateralen Auges. Zwar verlaufen durch den vorderen **Temporallappen** die Fasern für den **unteren** Netzhautquadranten, wohingegen diejenigen für den **oberen** durch den **Parietallappen** ziehen.

Läsionen der **Area striata** (z. B. durch Ischämien im Versorgungsgebiet der A. cerebri posterior) betreffen den Repräsentationsbereich der Macula lutea oder die Peripherie der Retina, wenn sie am Okzipitalpol der Area striata weiter frontal auftreten. Läsionen oberhalb des Sulcus calcarinus betreffen die beiden kontralateral unteren Gesichtsfeldquadranten und umgekehrt. Komplette Läsionen der Area striata führen zur **kontralateralen homonymen Anopsie**.

12.1.6 Augenmuskellähmungen

Bei Lähmungen der äußeren Augenmuskeln resultieren entweder Störungen der koordinierten Augenbewegungen beider Bulbi oder eine Schielstellung eines einzelnen Bulbus. Komplette Lähmungen, die seltener auftreten, bezeichnet man als **Paralysen**, wohingegen inkomplette Lähmungen

(Schwächen) als **Paresen** bezeichnet werden. Dabei kann im Prinzip jede einzelne Struktur, von den Augenmuskeln selber bis hin zu den jeweiligen Hirnnervenkernen (III, IV, VI) und ihren vorgeschalteten Zentren (z. B. frontales Augenfeld in der Area 8), betroffen sein (**Abb. 12.3**).

■ **Okkulomotoriusparese**

Unterschiedliche Prozesse in der mittleren Schädelgrube, wie z. B. Aneurysmen der A. communicans posterior, können durch Druck auf den III. Hirnnerv eine Parese hervorrufen. Dabei fallen **alle Augenmuskeln außer dem M. obliquus superior** (zuständig für Depression und Abduktion) und dem **M. rectus lateralis** (zuständig für Abduktion) aus. Damit steht der Bulbus auf der betroffenen Seite nach **außen unten** rotiert. Außerdem kommt es durch den Ausfall des M. levator palpebrae superioris zur **Ptosis** (abgefallenes Lid), **Mydriasis** (Ausfall parasympathischer Fasern) und **Akkommodationsstörung** (Ausfall M. ciliaris). Allerdings manifestieren sich die Akkommodationsstörung und das Schielen aufgrund der gleichzeitig bestehenden Ptosis nicht durch Doppelbilder.

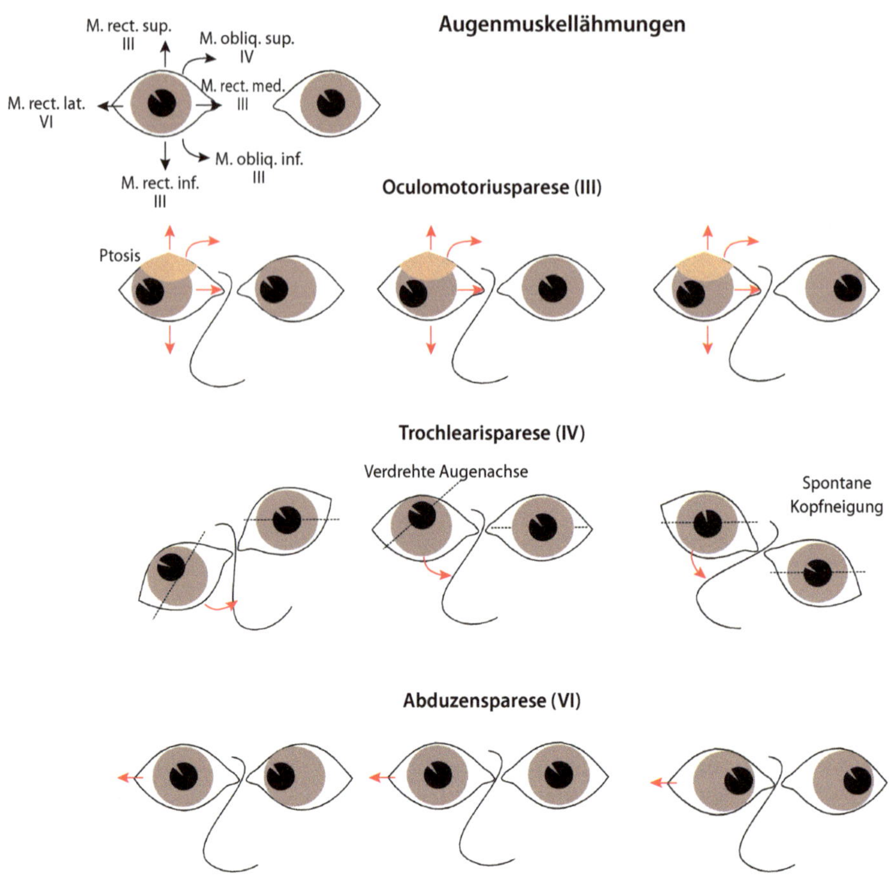

■ Abb. 12.3 Augenmuskellähmungen. Die roten Pfeile deuten auf die jeweils ausgefallenen Augenmuskeln

■ Trochlearisparese

In seinem initial gekreuzten Verlauf an der Rückseite des Hirnstammes und am Dach des 4. Ventrikels kann der N. trochlearis durch Schädeltrauma geschädigt werden. In diesem Fall kommt es zur Parese oder Paralyse des **M. obliquus superior**. Auch als »Lesemuskel« bezeichnet, ist er für die Senkung in Adduktion und für das Einwärtsrollen in Abduktion zuständig. Dadurch kann das betroffene Auge nicht mehr nach **nasal unten** bewegt werden und es resultieren Doppelbilder, vor allem beim Blick in diese Richtung (z. B. beim Lesen, Treppensteigen).

Ohne weiteres würde der betroffene Bulbus nach nasal oben zeigen. Dagegen kompensiert aber eine **charakteristische Kopfhaltung**, die aus der komplexen Funktion des Muskels resultiert: Der Kopf wird zur gegenüberliegenden Schulter geneigt (kompensiert für Außenrotation des betroffen Bulbus), zur Gegenseite gewendet (kompensiert für Abduktion) und gesenkt.

■ Abduzensparese

Da der VI. Hirnnerv mitten durch den **Sinus cavernosus** zieht, kann er z. B. bei einer Sinusthrombose oder durch Keilbeinmeningeomen (Tumoren der Dura mater) geschädigt werden. Dadurch fällt der **M. rectus lateralis** aus (zuständig für Abduktion) und der Bulbus steht in einer **Einwärtsschielstellung** (nach nasal gedreht beim Blick geradeaus). Somit treten Doppelbilder auf, vor allem beim Blick zur Gegenseite der Schädigung.

■ Horizontale und vertikale Blicklähmung

Blicklähmungen resultieren aus dem symmetrischen Ausfall einzelner oder mehrerer Augenmuskeln, aufgrund von Schäden in übergeordneten

■ Tab. 12.2 Pupillenreaktionen bei verschiedenen Störungen

	Direkte Reaktion	Konsensuelle Reaktion	Akkommodations-reaktion	Aussehen
Afferenzläsion [1]	-	+	+	Isokorie
Efferenzläsion [2]	-	-	-	Anisokorie
Läsion der Area pretectalis	-	-	+	Isokorie

[1] = Läsion Retina, N. opticus, [2] = Läsion N. oculomotorius, Ggl. ciliare, »-« = fehlende Reaktion, »+« = vorhandene Reaktion

Zentren, und erzeugen eine Bewegungseinschränkung in einer bestimmten Richtung (z. B. horizontal oder vertikal).

Das Zentrum für **vertikale Augenbewegungen** liegt im Mesencephalon, in der **rostralen Formatio reticularis**. Sie kann durch Pinealistumoren oder Durchblutungsstörungen im Versorgungsgebiet der A. superior cerebelli (aus der A. basilaris) geschädigt werden.

Horizontale Augenbewegungen werden direkt über Neurone in der Pons gesteuert, in der sog. **paramedianen pontinen Formatio reticularis**. Ausfälle der horizontalen Bewegungen werden dann z. B. bei Tumoren des Hirnstammes oder Durchblutungsstörungen der A. basilaris beobachtet.

■ Internukleäre Ophtalmoplegie

Diese ist ein Beispiel für eine Schädigung der wichtigsten Bahn, die die Augenmuskelkerne verbindet und die wesentlich für die Überleitung von Impulsen für kombinierte Augenbewegungen ist: der **Fasciculus longitudinalis medialis**. Bei seinem Ausfall kann beim Blick zur kontralateralen Seite das Auge nicht mehr **adduziert** werden (Doppelbilder). Trotzdem ist die Adduktion im Rahmen der Konvergenzreaktion erhalten und beim Blick nach vorne zeigt sich keine Schielstellung. Dies beweist, dass die Innervation des M. rectus medialis intakt und nur die **Koppelung der Augenbewegungen** beeinträchtigt ist.

12.1.7 Pupillenreaktionen

Die Untersuchung der Pupillenweite und der Pupillenreflexe ist wichtig in der Notfall- und neurologischen Diagnostik, um die Funktion des Hirnstammes und die Tiefe eines Komazustandes zu beurteilen (■ Tab. 12.2).

Eine unterschiedliche Pupillenweite bei gleichen Lichtverhältnissen beidseits nennt man **Anisokorie** und sie kann z. B. durch Ausfall des **N. oculomotorius** bei Hirnödem (Schädel-Hirn-Trauma) oder nach Blutungen auftreten. Eine beidseitige **Mydriasis**, selbst unter Lichteinfall, kann z. B. bei Intoxikation mit **Parasympathikolytika** (Atropin) oder Drogen (Sympathomimetika: Kokain, Amphetamin) auftreten. Eine beidseitige **Miosis**, selbst bei Dunkelheit, kann u. a. auf eine Intoxikation mit **Opioiden** (Morphin) oder Drogen (z. B. Heroin) deuten.

Ist ein Auge blind (**Amaurosis**), dann bleiben beide Pupillen bei Beleuchtung des kranken Auges weit (keine Signalweiterleitung von der betroffenen Retina). Eine Beleuchtung des gesunden Auges hingegen ruft eine **konsensuelle Pupillenverengung** beidseits hervor (motorischer Schenkel nicht betroffen).

> **Die konsensuelle Reaktion bedeutet, dass beide Pupillen bei Beleuchtung von nur einer Pupille sich im gleichen Ausmaß verengen.**

Die zentrale Schaltstelle für den **Lichtreflex** ist die **Area pretectalis** im medialen Mesencephalon. Ihr Ausfall bedingt, dass selbst unter Beleuchtung beide Augen weit bleiben. Die Pupillenverengung im Rahmen der **Akkommodationsreaktion** ist aber intakt, denn sie hängt alleine von den Schaltkreisen im Okulomotoriuskern ab.

? — Wie verhalten sich der Fernpunkt, der Nahpunkt und die Akkommodationsbreite bei Myopie, Hypermetropie und Presbyopie?

— An welchen Stellen im Auge kann der Abfluss des Kammerwassers beeinträchtigt sein?

— Welche vegetativ gesteuerte Pupillenreaktion erleichtert den Abfluss des Kammerwassers durch den Schlemm-Kanal?

— Welche Auswirkungen haben jeweils die Lähmungen der Nerven für die äußeren Augenmuskeln?

12.2   Auditorisches System

Hörminderungen können auf Schädigungen im auditorischen Apparat selber oder im Verlauf der Hörbahn (retrocochleäre Schwerhörigkeit) beruhen.

12.2.1 Schalleitungsschwerhörigkeit

- **Ursachen**

Eine Schalleitungsschwerhörigkeit (**konduktive Schwerhörigkeit**) entsteht bei Störungen im äußeren Ohr (Gehörgang) oder im Mittelohr (Trommelfell und Paukenhöhle). Dadurch wird der **Impedanzwandler** im Mittelohr außer Betrieb gesetzt, sodass der Großteil der Schallenergie am ovalen Fenster reflektiert wird. Als Ursachen dafür kommen z. B. Läsionen des Trommelfells, der Gehörknöchelchen, aber auch Ergüsse, Entzündungen oder Unterdruck (durch Verschluss der Tuba auditiva) in der Paukenhöhle infrage.

- **Diagnostik**

In der **Tonschwellenaudiometrie** sind im Gegensatz zum Normalfall die Schwellen für Knochen- und vor allem Luftleitung höher. Schallwellen können dennoch stets über Schädelknochen direkt zum Innenohr weitergeleitet werden (im Normalfall untergeordnete Rolle). Die herabgesetzte Luftleitung manifestiert sich in allen Frequenzbereichen. Eine mit 20 dB angehobene Hörschwelle bedeutet etwa, dass ein 10-facher Schalldruck vorliegen muss, um die gleiche Empfindung wie im Normalfall auszulösen. Bei 40 dB muss eine Verhundertfachung vorliegen.

Der **Rinne-Test** ist auf der betroffenen Seite negativ, weil der Schall bei Herabsetzung der Stimmgabel vom Mastoid nicht mehr gehört wird.

> **Ein auffälliger Befund im Rinne-Test wird als negativ bezeichnet.**

Beim **Weber-Test** lateralisieren Patienten mit einer einseitigen Schallleitungsstörung in das kranke Ohr, d. h. die Schwingung der Gabel wird lauter im betroffenen Innenohr empfunden, was das Gehirn als Richtungsinformation interpretiert. Dies liegt daran, dass über dem betroffenen Ohr auch von innen nach außen weniger Schallenergie übertragen wird und zusätzlich noch die inneren Haarzellen der betroffenen Seite kompensatorisch empfindlicher geworden sind.

12.2.2 Schallempfindungsschwerhörigkeit

Eine Schallempfindungs- oder Innenohrschwerhörigkeit kommt beim Funktionsausfall der Haarzellen (oder der Stria vascularis) etwa durch Gendefekte, Trauma, Schallbelastung, Ischämie oder Medikamente (Antibiotika, Schleifendiuretika – Hemmung NKCC2 in Stria vascularis) etc. zustande.

In diesem Fall zeigen sich in der **Tonschwellenaudiometrie** sowohl für Luft- als auch für Knochenleitung gleichermaßen gesteigerte Schwellen über dem gesamten Frequenzbereich.

Der **Rinne-Test** ist trotz Hörminderung positiv, d. h. bei Entfernung der Stimmgabel vom Mastoid wird die Schwingung dennoch als Schall empfunden, wie im Normalfall. Der Unterschied ist, dass sowohl über Knochenleitung als auch über Luftleitung der Schall für weniger Zeit als normal gehört wird.

Beim **Weber-Test** wird im gesunden Ohr lateralisiert, aufgrund der dort höheren Empfindlichkeit.

- **Exkurs: Tinnitus**

Schädigungen des Innenohres werden oft vom kontinuierlichen Ohrensausen begleitet (Tinnitus). Es beruht wahrscheinlich auf Veränderungen auf mehreren Ebenen. Einerseits könnte es sich um abnorme Entladungen der Haarzellen durch Membranveränderungen handeln. Andererseits könnten ähnliche zerebrale Mechanismen wie beim Phan-

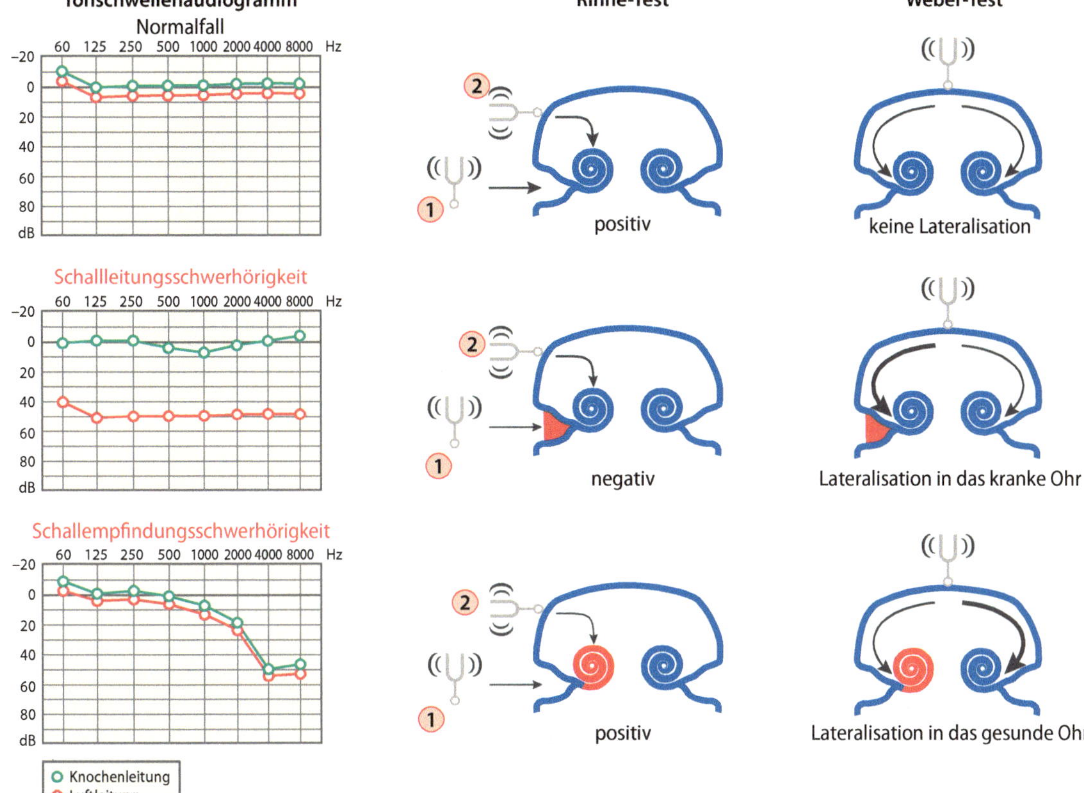

◻ **Abb. 12.4** Hörtestergebnisse im Normalfall und bei verschiedenen Arten von Schwerhörigkeit. Die Zahlen 1 und 2 deuten auf die Reihenfolge der Manöver beim Rinne-Test hin. In Rot die von einer Störung betroffenen Abschnitte. Die Dicke der Pfeile deutet auf die Intensität der akustischen Wahrnehmung hin

tomschmerz dafür verantwortlich sein. Neurone in der Hörrinde werden spontan aktiv, nachdem sie keine Informationen mehr von den zugehörenden Haarzellen bekommen.

> **Tipp**
>
> Beim Ausfall der Haarzellen kommt es auch zu abgeschwächter Energieabstrahlung von den äußeren Haarzellen (aktive Schwingungen der Basilarmembran), die als verminderte otoakustische Emissionen am ovalen Fenster objektiviert werden können.

■ **Altersschwerhörigkeit**

Die Altersschwerhörigkeit oder Presbyakusis beruht u. a. auf einer Versteifung der Basilarmembran im Anfangsbereich der Cochlea. Dadurch wird die Empfindlichkeit für höhere Frequenzen schlechter. Dies zeigt sich im Tonschwellenaudiogramm in einer Steigerung der Schwellen für Luft- und Knochenleitung mit zunehmender Frequenz.

❓ — Wie unterscheiden sich die Befunde im Tonschwellenaudiogramm, Rinne- und Weber-Test bei Schallleitungsschwerhörigkeit und Schallempfindungsschwerhörigkeit?

12.3 Vestibuläres System

12.3.1 Labyrinthausfall

Beim einseitigen Ausfall eines Labyrinths bzw. des von ihm stammenden N. vestibularis (häufiger als sog. Neuritis vestibularis) kommen die spontanen Ruheentladungen von der betroffenen Seite in das

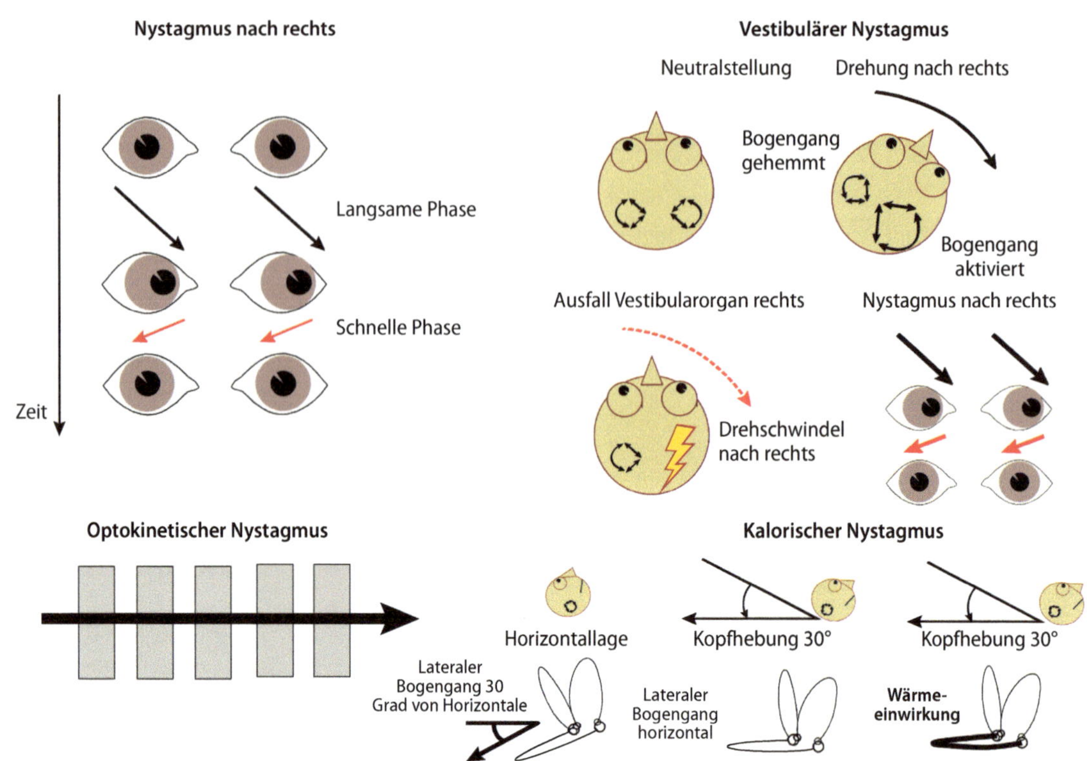

Abb. 12.5 Verschiedene Arten von Nystagmus. In allen Beispielen resultiert ein Nystagmus nach **rechts.** Rote Pfeile zeigen die Ausschlagrichtung des Nystagmus an. Der optokinetische Nystagmus resultiert bspw. bei Verfolgung eines bewegten Musters mit den Augen. Beim kalorischen Nystagmus kommt es zur Aktivierung des horizontalen Bogenganges durch Wärmeinwirkung nach entsprechender Kopflagerung

ZNS nicht mehr an. Die Diskrepanz zwischen den fehlenden Impulsen von der kranken Seite und denjenigen von der gesunden Seite wird im Sinne eines starken Drehreizes zur gesunden Seite hin interpretiert und dementsprechend von Kompensationsmaßnahmen, Ausfälle und Missempfindungen begleitet.

Der Drehreiz bedingt einen sog. Drehschwindel (**Vertigo**), im Rahmen dessen die Betroffenen das Gefühl einer Drehung zur gesunden Seite hin haben. Die Nicht-Übereinstimmung der Erregungen aus den Vestibularorganen und der Abbildung auf der Retina (keine Drehung registriert) führt über den Hypothalamus zu Übelkeit und Erbrechen, wie im Falle von Kinetosen (Seekrankheit) auch.

Darüber hinaus entsteht ein **Spontannystagmus** zur gesunden Seite hin. Der Oberbegriff Nystagmus umfasst eine Reihe sog. statokinetischer Reflexe, deren Zweck die **Stabilisierung der**

Netzhautabbildung bei Bewegungen des Kopfes (**vestibulärer Nystagmus**) oder der Umwelt (**optokinetischer Nystagmus**) ist. Sie bestehen aus langsamen kompensatorischen Augenbewegungen (bei Drehung des Kopfes z. B. in die Gegenrichtung), gefolgt von schnellen Augenrückstellbewegungen, deren Richtung für den Nystagmus definierend ist. Beim Labyrinthausfall entsteht ein spontaner vestibulärer Nystagmus aufgrund des unphysiologischen Drehreizes. Die langsamen Kompensationsbewegungen sind zur kranken Seite hin gerichtet, die schnellen dagegen zur gesunden Seite hin. Durch Spülung des äußeren Ohres mit warmem Wasser bei entsprechender Lagerung können normalerweise die Haarzellen des gleichseitigen Bogenganges erregt werden, was einen sog. **kalorischen Nystagmus** auslöst. Er fehlt beim Funktionsausfall des Labyrinths oder des N. vestibularis (**Abb. 12.5**).

> **Die Richtung eines Nystagmus wird entsprechend der schnellen Komponente der Augendrehung definiert.**

❓ — Welche Typen von Nystagmus gibt es und wie werden sie ausgelöst?

Literatur

Aktories K, Forth W (2013) Allgemeine und spezielle Pharmakologie und Toxikologie, 11. überarb. Aufl. München: Elsevier, Urban & Fischer

Battegay E, Aeschlimann A (2013) Siegenthalers Differentialdiagnose, 20. komplett überarb. u. aktualis. Aufl. Stuttgart, New York: Thieme

Berlit P (2012) Klinische Neurologie, 3. erw. u. vollst. überarb. Aufl. Berlin, Heidelberg: Springer

Fölsch UR, Kochsiek K, Schmidt RF (2000) Pathophysiologie. Berlin, Heidelberg: Springer

Grehn F (2006) Augenheilkunde, 29. überarb. u. aktualis. Aufl. Berlin, Heidelberg: Springer

Hacke W (2010) Neurologie, 13. vollst. überarb. Aufl. Berlin, Heidelberg: Springer

Halwachs-Baumann G (2011) Labormedizin, 2. aktual. u. erw. Aufl. Wien, New York: Springer

Herold G (2011) Innere Medizin. Köln: Herold

Koolman J, Röhm KH (2009) Taschenatlas Biochemie des Menschen, 4. vollst. überarb. u. erw. Aufl. Stuttgart, New York: Thieme

Lang GK (2008) Augenheilkunde, 4. überarb. Aufl. Stuttgart, New York: Thieme

Löffler G, Petrides P, Heinrich PC, Graeve L (2014) Biochemie und Pathobiochemie, 9. vollst. überarb. Aufl. Berlin, Heidelberg: Springer

Lüllmann H, Mohr K, Hein L (2004) Taschenatlas der Pharmakologie, 5. vollständig überarb. und erw. Aufl. Stuttgart, New York: Thieme

Lüllmann-Rauch R (2012) Taschenlehrbuch Histologie, 4. vollst. überarb. Aufl. Stuttgart, New York: Thieme

Masuhr KF (2013) Neurologie, 7. vollst. überarb. und erw. Aufl. Stuttgart, New York: Thieme

Pfreundschuh M, Schölmerich J, Aepfelbacher M (2004) Pathophysiologie, Pathobiochemie, 2. Aufl. München: Elsevier, Urban & Fischer

Silbernagl S, Lang F (2009) Taschenatlas der Pathophysiologie, 3. vollst. überarb. und erw. Aufl. Stuttgart [u.a.]: Thieme

Siegenthaler W, Amann-Vesti B (2006) Klinische Pathophysiologie, 9. völlig neu bearb. Aufl. Stuttgart [u.a.]: Thieme

Wolfgang P (2013) Innere Medizin, 2. überarb. Aufl. Berlin, Heidelberg: Springer

Nervensystem

Mihai Ancău

M. Ancău, *Klinische Grundlagen fürs Physikum*,
DOI 10.1007/978-3-662-46714-5_13, © Springer-Verlag Berlin Heidelberg 2016

13.1   Rückenmark

Unter dem Begriff Muskellähmung werden entweder die Schwäche oder der vollständige Ausfall der Kontraktion eines Muskels, also eine Parese bzw. Paralyse (oder Plegie) verstanden. Man unterscheidet **periphere, schlaffe Lähmungen** von **zentralen, spastischen Lähmungen** (■ Abb. 13.1).

13.1.1 Periphere Lähmungen

Sog. periphere Lähmungen kommen bei Läsionen der α-Motoneuronen in den Vorderhörnern des Rückenmarks bzw. der **peripheren Nerven** vor. Aufgrund des Ausfalls motorischer Einheiten kommt es zu einer **schlaffen Lähmung** und einer **Atrophie** der denervierten Muskelfasern (u. a. durch Wegfall der Neurotrophinen aus den Axonenden).

> **Läsionen des 2. Motoneurons der motorischen Bahn führen zu schlaffen Muskellähmungen und gehen mit Muskelatrophie einher.**

■ **Ursachen**
Selektiv werden α-Motoneurone beispielsweise bei der autosomal-rezessiv **vererbten spinalen Muskelatrophie** oder in der Folge viraler Erkrankungen (Poliomyelitis) geschädigt. Druck auf den motorischen Wurzeln von Spinalnerven, wie z. B. durch einen **Bandscheibenvorfall**, oder verschiedene Erkrankungen der Nerven (Polyneuropathien, Trauma) können die peripheren Nerven schädigen

■ **Diagnostik**
Bedingt durch die schlaffe Lähmung fallen auch die dem Dermatom/Myotom entsprechenden **Muskeleigenreflexe** aus (Areflexie). Die einfache monosynaptische Verschaltung und die Beschränkung auf einem einzigen Rückenmarksegment erlaubt es, von den ausgefallenen Muskeleigenreflexen auf den Ort der Schädigung zurückzuschließen (■ Tab. 13.1).

Die initial durch den Ausfall der Axonen denervierten Muskelfasern werden von Kollateralen der Axonen anderer motorischer Einheiten übernommen (Ausweitung motorischer Einheiten). Würde man eine **Elektromyographie** durchführen, so würden durch die summierten Potenzialen mehrerer

Muskelfasern große sog. Riesenpotenziale (► Abschn. 11.3.2) entstehen.

13.1.2 Zentrale Lähmungen

Zentrale Lähmungen treten bei Läsionen der den α-Motoneuronen vorgeschalteten Strukturen, d. h. vom **Motokortex** über die Capsula interna, den Brückenfuß, die Pyramide bis hin zum Rückenmark (**kortikospinale Bahn**).

■ **Ursachen**
Läsionen des 1. Motoneurons der kortikospinalen Bahn treten im Gehirn und/oder Rückenmark auf. Beider Orts können Tumore, Durchblutungsstörungen, demyelinisierende Erkrankungen oder Infektionen Ursachen davon sein.

■ **Diagnostik**
Kennzeichnend für zentrale Lähmungen sind eine gesteigerte Auslösbarkeit von Muskeleigenreflexen (**Hyperreflexie**) und eine Tonussteigerung der Muskulatur bei passiver Dehnung (**Spastik**). Diese sind Ausdruck von synaptisch-plastischen Prozessen auf dem Niveau des Rückenmarkes, die dementsprechend nach einer gewissen Latenz eintreten.

> **Läsionen des 1. Motoneurons der motorischen Bahn führen zu spastischen Muskellähmungen.**

■ **Pathophysiologie**
Initial macht sich die Läsion der kortikospinalen Bahnen auch durch eine schlaffe Lähmung aufgrund des Ausfalls der erregenden Impulse auf den α-Motoneuronen bemerkbar (**spinaler Schock**). Dadurch kommt es zur Beeinträchtigung der **Feinmotorik distaler Extremitätenabschnitte**, für deren differenzierte willkürliche Bewegung die Pyramidenbahn essentiell ist.

Spastik und Hyperreflexie Durch den Ausfall von Axonen in der kortikospinalen Bahn werden synaptische Stellen an den zugehörigen α-Motoneuronen im Rückenmark frei, die dann von lokalen Kollateralen der Afferenzen aus **Muskelspindeln** und **Golgi-Sehnenorganen** besetzt werden können.

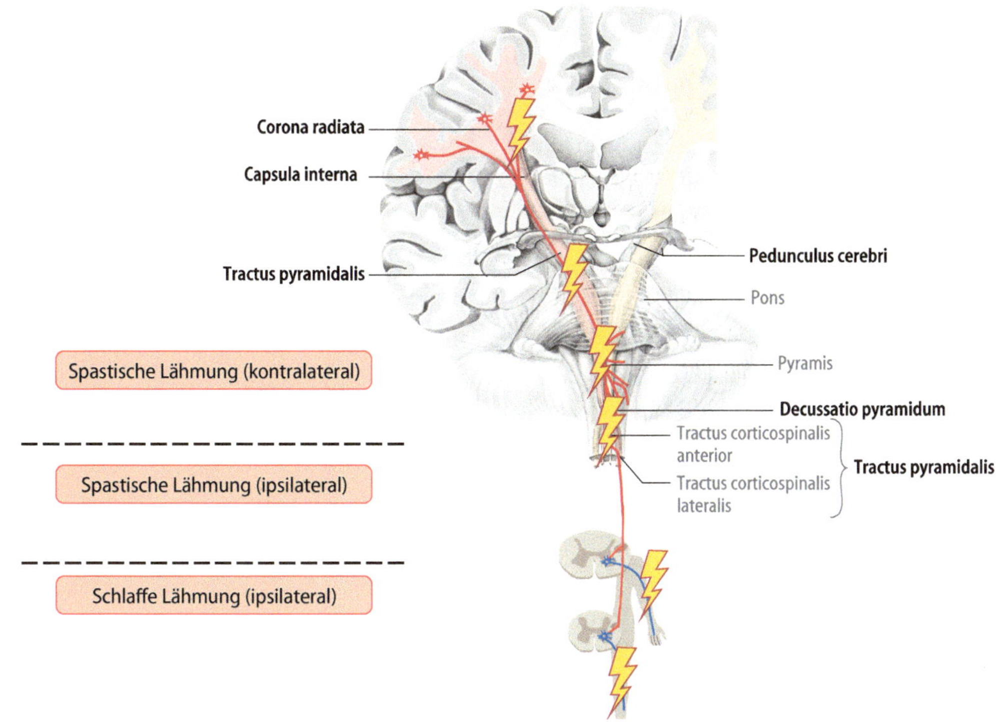

▣ Abb. 13.1 Zentrale und periphere Lähmungen. In roten Kästchen der resultierende Lähmungstyp bei Schädigung oberhalb oder unterhalb des mit einer gestrichenen Linie gekennzeichneten Niveaus im ZNS

Außerdem scheinen daran auch synaptische Reorganisationsvorgänge beteiligt zu sein, sodass insgesamt die Erregbarkeit der α-Motoneuronen steigt. Durch die Wiederbesetzung der synaptischen Kontakte steigt der erregende Einfluss von intramuskulären und intratendinösen Propriozeptoren, sodass ein Dehnungsreiz zu einer viel stärkeren Muskeltonuserhöhung als normal führt (Spastik). Dies tritt vor allem bei schneller passiver Beugung einer Extremität auf aufgrund der **phasischen Aktivität** der Muskelspindeln der antagonistischen Muskeln. Bei langsamer Beugung kann der Widerstand plötzlich nachlassen (Taschenmesser-Phänomen). Man erklärt dies dadurch, dass bei langsamer Beugung die Aktivität der Golgi-Sehnenorgane in dem gebeugten Muskel überwiegt und ab einem gewissen Punkt die α-Motoneurone des eigenen Muskels über **Interneuronen** hemmt.

Andere Pyramidenbahnzeichen Je nachdem, in welcher Höhe die Läsion der Pyramidenbahn eintritt, kommt es zu Defiziten auf der **kontralateralen** (bei Läsion oberhalb der Decussatio pyramidum) bzw. auf der **ipsilateralen Körperseite** (bei Läsion unterhalb der Decussatio pyramidum). Besonders bei Läsionen im Bereich der Capsula interna beschränken sich die Defizite nicht nur auf den **kortikospinalen** Fasern, sondern umfassen auch die unmittelbar anterior davon verlaufenden **kortikonukleären** Fasern zu extrapyramidal-motorischen Kernen (Nc. ruber, Formatio reticularis, Nc. vestibulares). Diese, zusammen mit der Pyramidenbahn, üben insgesamt eine **hemmende Aktivität** (über Interneurone im Rückenmark) auf die sog. **Antigravitätsmuskeln** (v. a. Extensoren der unteren Extremität und Beuger der oberen Extremität). Steigt der Tonus dieser Muskeln nach Ausfall der Pyramidenbahn auf einer Seite an, so kommt es zu einer spastischen Lähmung einer Körperseite (Hemiparese), die mit **Beinstreckung und Armbeugung** einhergeht.

Noch bevor so offensichtliche Zeichen eintreten, kann man den verminderten Einfluss der Pyramidenbahn auf die Zehenextensoren durch Prüfung des sog. **Babinski-Reflexes** aufdecken. Das ist ein primitiver Greifreflex, im Rahmen dessen beim Bestreichen der lateralen Fußsohle die Großzehe gestreckt wird. Normalerweise wird es in der frühen Kindheit durch Reifung der Pyramidenbahnen und Unterdrückung der Extensoren in einer Beugung der Großzehe umgewandelt, die erst nach Pyramidenbahnläsionen wiederum in die Extension umschlägt.

> **Tipp**
>
> Die amyotrophe Lateralsklerose ist eine unaufhaltsam fortschreitende Erkrankung, die eine Kombination von schlaffen Lähmungen, Muskelatrophien und spastischen Lähmungen hervorruft. Dies beruht auf der kombinierten Degeneration von Neuronen sowohl der Pyramidenbahn als auch der Vorderhörner des Rückenmarks.

13.1.3 Radikuläre Syndrome

Radikuläre Syndrome entstehen durch die **Schädigung der Wurzeln** bestimmter Spinalnerven. Am häufigsten sind dafür Bandscheibenvorfälle (Prolaps des Nc. pulposus durch den degenerierten Anulus fibrosus) in den Lumbal- und Zervikalregionen verantwortlich, aber auch Knochenprozesse (Wirbelgleiten), Tumore oder Infektionen kommen infrage.

Dadurch werden sowohl sensible als auch motorische Nervenfasern geschädigt, die in dem jeweiligen Wurzel- oder in dem Nervenstamm verlaufen. Es kommt einerseits zu **Sensibilitätsstörungen** (herabgesetzte Empfindung, begleitet von Missempfindungen), **Propriozeptionsstörungen** und **Schmerzen**, die weit vom Ort der Wurzelläsion in das von dem Wurzel/Rückenmarkssegment versorgte **Dermatom** projizieren. Andererseits kann es dadurch zu **peripheren, schlaffen Lähmungen** der Muskeln in dem jeweiligen Myotom kommen. Dies zeigt sich durch herabgesetzte Muskeleigenreflexe, die durch Defizite sowohl in der Propriozeption als auch in der Motorik zustandekommen. Im Gegensatz zu Läsionen der peripheren Nerven oder des Plexus, kommt es bei radikulären Syndromen nicht zu Störungen der Schweißsekretion (trockene Haut) über den betroffenen Dermatomen, denn die vege-

◘ Tab. 13.1 Wichtige Muskeleigenreflexe

Reflex	RM-Segment	Übertragender Nerv (sensorisch und motorisch)
Bizepssehne (BSR)	C6	N. musculocutaneus
Trizepssehne (TSR)	C7	N. radialis
Patellarsehne (PSR)	L4	N. femoralis
Achillessehne (ASR)	S1	N. tibialis

RM = Rückenmark

tativen Fasern stammen aus dem nicht betroffenen Grenzstrang und sich erst im weiteren Verlauf via den Rr. communicantes grisei dem Nervenstamm anschließen.

> **Bei radikulären Syndromen kommt es zu neurologischen Ausfällen entsprechend der entwicklungsgeschichtlich angelegten Dermatomen und Myotomen.**

Eine Übersicht der wichtigsten segmentalen Ausfälle bei radikulären Syndromen gibt ◘ Tab. 13.1.

13.1.4 Kombinierte Ausfallsyndrome

Aufgrund der engen Nachbarschaft von sensiblen, motorischen und vegetativen Bahnen im Rückenmark betreffen Läsionen des Rückenmarkes häufig beide Arten von Bahnen, sodass **kombinierte Ausfallerscheinungen** entstehen. Aus dem Verteilungsmuster der Ausfälle kann u. U. auf der Art und dem Ort der Läsion zurückgeschlossen werden.

▪ Halbseitenläsion: Brown-Séquard Syndrom

Beim Brown-Séquard-Syndrom führen Traumen oder von lateral wachsende Tumoren zur Läsion einer **Hälfte** (links oder rechts) des Rückenmarkes, wovon meist die Stränge (liegen außen, exponiert) und erst später auch die Hörner betroffen werden. Klassischerweise kommt es ipsilateral (Seite der Stö-

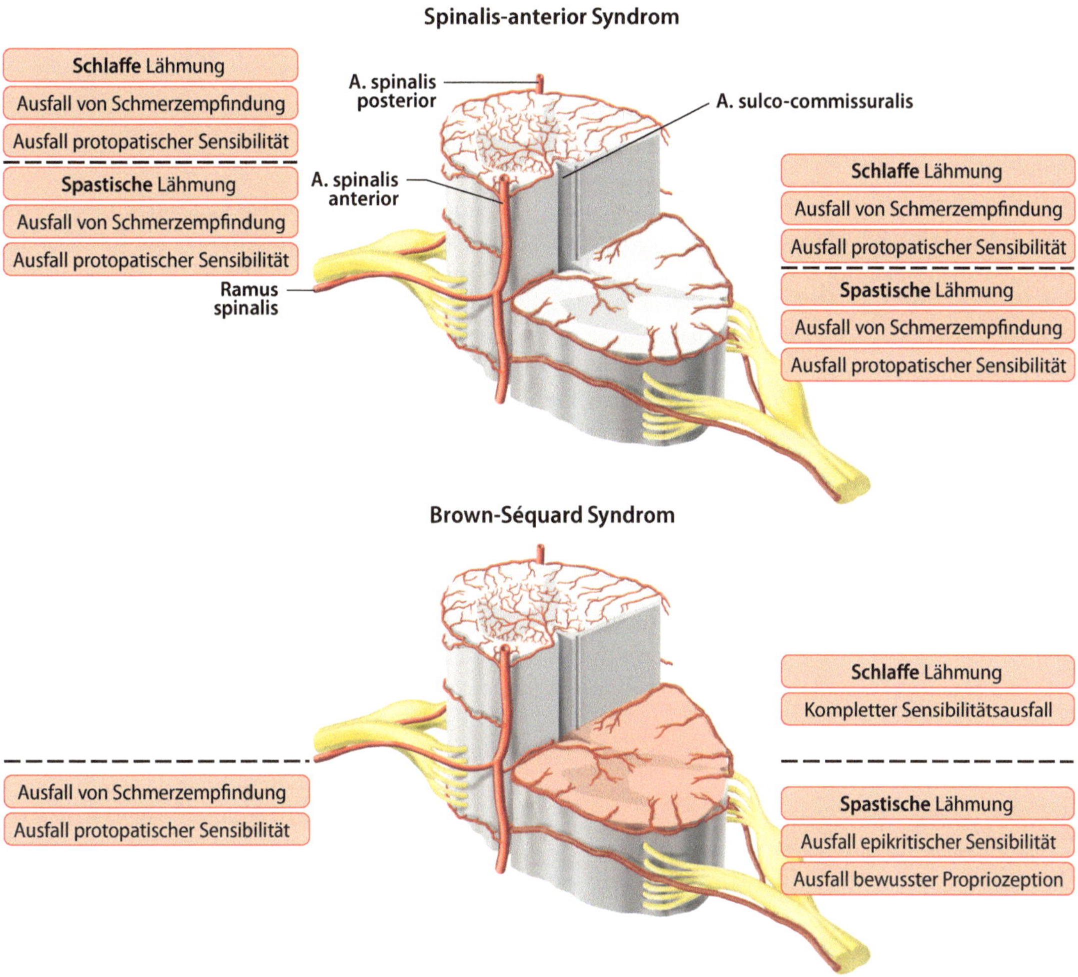

Spinalis-anterior Syndrom

Brown-Séquard Syndrom

◘ Abb. 13.2 Syndrome bei Läsionen des Rückenmarkes. In roten Kästchen die jeweils seiten- und höhenspezifisch zu erwartenden Ausfälle. Die gestrichenen Linien kennzeichnen das Niveau der Läsion im Rückenmark

rung) zum Ausfall der **epikritischen Sensibilität**, der **bewussten Propriozeption** (Hinterstrangbahnen, ungekreuzt) und der **pyramidalen Motorik** (spastische Lähmung) auf dem Niveau der Läsion und unterhalb davon. Außerdem kommt es ipsilateral zum Auftreten von Schmerz (**Hyperalgesie**), vermutlich wegen der ausgefallenen hemmenden Kontrolle auf die Schmerzafferenzen (Gate-control Hypothese). Kontralateral entfallen nur in den betroffenen Dermatomen die grobe taktile Empfindung (**protopatische Sensibilität**) und die **Schmerz- und Temperaturempfindung** (Tr. corticospinalis anterior bzw. lateralis, gekreuzt), weil unterhalb der Läsion kreuzende Fasern ausgespart bleiben.

▪ Spinalis-anterior Syndrom

Durchblutungsstörungen des Rückenmarkes sind wegen der ausgeprägten Anastomosen unter den versorgenden Arterien relativ selten und beruhen am häufigsten auf Ischämien im Versorgungsgebiet der **A. spinalis anterior**. Infarkte ereignen sich vorwiegend in den Bereichen wo der aufwärts gerichtete Strom einer sich T-förmig aufzweigenden A. radicularis anterior auf dem abwärts gerichteten Strom eines anderen Zweiges trifft (gegenseitige Flussinterferenz), typischerweise im oberen Thorakalmark (◘ Abb. 13.2).

Die A. spinalis anterior versorgt die anterioren zwei Drittel des Rückenmarkes, bis ungefähr auf der Basis der Hinterhörner und Hinterstränge. Dadurch kommt es bilateral auf dem Niveau der Läsion zu einer **schlaffen Lähmung** (Untergang der α-Motoneuronen), unterhalb davon hingegen zu einer **spastischen Lähmung** (Unterbrechung der kortikospinalen Bahnen bei Erhalt der α-Motoneuronen). Die **protopatische** (Tr. spinothalamicus anterior und lateralis) Empfindung fällt unterhalb vom Läsionsniveau aus. Die epikritische Sensibilität bleibt ungestört, weil die Hinterstrangbahnen dem Versorgungsgebiet der beiden kleineren Aa. spinales posteriores gehören.

Typischerweise liegen die oberen Grenzen der protopatischen Empfindungsstörung ein Dermatom höher auf einer Körperseite. Dies lässt sich durch die Anatomie der aus der A. spinalis anterior abzweigenden **Aa. sulcocommisurales** ableiten, die jeweils abwechselnd eine Hälfte (rechts oder links) eines Rückenmarkssegmentes versorgen. Schließlich kommt es durch Schädigung der medullären Formatio reticularis zur Unterbrechung absteigender kortikaler Bahnen der willkürlichen Kontrolle über vegetative Funktionen, was z. B. zur Inkontinenz führen kann.

■ Querschnittslähmung

Eine Schädigung eines **ganzen** Rückenmarkssegmentes bezeichnet man als Querschnittslähmung. Bei kompletter Lähmung kommt es bilateral unterhalb der Läsion zu einer **spastischen Paralyse** (Paraplegie der Beine oder Tetraplegie aller Extremitäten, je nach Höhe) und zum **Sensibilitätsausfall** für alle Modalitäten. Eine Läsion oberhalb vom C4 führt zum Ausfall der Innervation des Diaphragmas, sodass nur eine künstliche Beatmung das Leben bewahren kann. Die willkürliche Kontrolle über **vegetative Funktionen** wird verloren, es resultiert u. a. Inkontinenz.

■ Syringomyelie

Die Syringomyelie ist eine seltene Erkrankung, die durch die regionale **Ausweitung des Zentralkanals** des Rückenmarkes verursacht wird. Durch Druck vom Zentralkanal werden die unmittelbar zentral liegenden Strukturen schädigt. Charakteristisch ist die Läsion der Fasern, die in der **Comissura anterior** kreuzen: **Tr. spinothalamicus lateralis** und **anterior**. Dadurch kommt es bilateral unterhalb des Läsions-

niveaus zum Ausfall der protopatischen Sensibilität, der Temperatur- und Schmerzempfindung.

13.1.5 Schmerz

Schmerz hat einen dualen Charakter, denn er besteht sowohl aus der Empfindung der Gewebeschädigung als auch aus einer emotionalen Begleitreaktion (Furcht, Flucht) hervor. Der akute Schmerz dient meist als Warnsignal, wohingegen der chronische Schmerz mitunter auch als Maladaptation auf die andauernde Einwirkung einer Noxe (Entzündung, Nervenschädigung) entsteht.

■ Übertragener Schmerz

Vom **übertragenen Schmerz** im engeren Sinne spricht man, wenn der Schmerz von einem Organ auf einem bestimmten Areal der Haut empfunden wird. Dies erklärt sich dadurch, dass im Rückenmark viszerale und somatische Afferenzen mitunter auf die **gleichen Hinterhornneuronen** konvergieren. Der Kortex interpretiert z. T. die eingehenden viszeralen Schmerzimpulse als somatische Empfindungen. Ein bekanntes Beispiel ist die **Schmerzausstrahlung** im linken Arm beim Herzinfarkt. Für jeden Organ existieren spezifische Hautzonen, auf denen beispielsweise bei Entzündungen oder Infarkten der Schmerz übertragen wird (sog. Head-Zonen), was diagnostisch hilfreich sein kann. Eine Übersicht einiger wichtiger Head-Zonen gibt ▢ Tab. 13.2.

> **Head-Zonen können mehrere Dermatome überspannen und nehmen dabei nicht das ganze Dermatom auf.**

■ Projizierter Schmerz

Davon unterscheidet sich der sog. projizierte Schmerz, der dadurch entsteht, dass bei Schädigung eines peripheren Nervs oder einer sensiblen Wurzel der empfundene Schmerz in das gesamte Versorgungsgebiet des Nervs bzw. des Rückenmarkssegmentes übertragen wird. Beispielsweise tritt dies bei lumbalen Bandscheibenvorfällen (BSV) auf, die ein **radikuläres Syndrom** erzeugen können. Ein lateraler BSV etwa in Höhe L5 drückt auf der ein Segment tiefer austretenden Wurzel S1 und erzeugt Schmerz, welcher vom Sakralbereich bis in die Ferse einschießt.

Tab. 13.2 Head-Zonen

Organ	Head-Zone	Entsprechendes Dermatom
Herz	Innenseite linker Arm	T3-4
Diaphragma	Schulter	C4
Magen	Linkes Epigastrium	T8
Gallenblase	Rechte Schulter (!) oder rechtes Epigastrium	C4 bzw. T8–11
Leber	Rechter Oberbauch	T8–11

■ **Phantom-Schmerz**

Ein besonderes Beispiel ist der sog. »Phantom-Schmerz«, der nach Entkopplung afferenter Nervenfasern von zentralen Neuronen entsteht, typischerweise nach Amputationen. Betroffene verspüren dabei u. U. quälende Schmerzen in der nicht mehr vorhandenen Gliedmaße (Phantom). Wahrscheinlich unterliegen dem Phantom-Schmerz mehrere Mechanismen. Eine wichtige Rolle spielen **Reorganisationsvorgänge** im primären somatosensorischen Kortex. Dabei übernehmen deafferenzierte Neurone für die ehemalige Gliedmaße Kollaterale von den Afferenzen eines anderen Körperteils (z. B. Gesicht). Synaptische Plastizitätsvorgänge, möglicherweise im Sinne einer Kompensation für den fehlenden Input, führen zur gesteigerten Erregbarkeit der deafferenzierten Neurone, die daraufhin unter Umständen bei Erregungen aus dem neu übernommenen Areal zentral den Eindruck von Schmerz in der ehemaligen Extremität erzeugen.

■ **Schmerzchronifizierung**

Akut aufgetretene Schmerzzustände (z. B. bei Entzündungen) können mitunter lange über die Dauer der Krankheit hinaus persistieren und sich dabei sogar verstärken. Grundlagen für diese Chronifizierung des Schmerzes sind einerseits eine **periphere Sensibilisierung** der Nozizeptoren, andererseits synaptisch-plastische und zelluläre Prozesse im Hinterhorn des Rückenmarks, also eine **zentrale Sensibilisierung**.

An der zentralen Sensibilisierung sind mehrere Mechanismen beteiligt, die vom Niveau der einzelnen Ionenkanäle ausgehend über den der Synapsen bis hin zu der Reorganisation der Axonkollateralen hin wirksam sind. Die Erregungsschwelle von Kationenkanälen (v. a. Na^+, Ca^{2+}) wird gesenkt, Synapsen zwischen den 1. und dem 2. Neuron der Schmerzbahnen werden potenziert und die rezeptiven Felder von Schmerzneuronen werden ausgeweitet. Dadurch können Schmerzneuronen im Hinterhorn nicht nur von **C- und Aδ-Fasern**, sondern auch von großkalibrigen myelinisierten Kollateralen der **Aβ-Fasern** aus rezeptiven Felder benachbarter Regionen erregt werden. Also können Berührungsreize dann Schmerz auslösen.

Normalerweise unterliegt die Schmerzübertragung vom 1. auf das 2. Neuron im Hinterhorn einer Kontrolle durch absteigende serotoninerge und noradrenerge Bahnen aus dem Hirnstamm (Nc. raphe magnus, Locus caeruleus). Sie erregen wiederum durch bestimmte Neuropeptide (sog. endogene Opioide: Dynorphine, Enkephaline) **Interneurone**, die prä- und postsynaptisch die Schmerzübertragung hemmen können. Diese Opioid-sensitiven, Schmerz-hemmenden Interneurone sind einige der Ziele bei der Schmerztherapie mit **Opioiden** (z. B. Morphin und seine Derivate), welche bei unerträglichen Schmerzen, die anders nicht behandelbar sind, eingesetzt werden.

> **Aktivierung von Opioid-Rezeptoren führt zur zentralen Schmerzhemmung.**

13.1.6 Intoxikationen

■ **Tetanus und Botulismus (■ Abb. 13.3)**

Beide sind lebensbedrohliche Krankheiten, die durch die **bakteriellen Neurotoxine** Tetanospasmin bzw. Botulinumtoxin entstehen. Die Toxine kommen aus den anaeroben Bakterien *Clostridium tetani* und *Clostridium botulinum*, die vorwiegend durch Wundinfektionen bzw. Lebensmittelinfektionen in den Körper gelangen.

Beide Neurotoxine bestehen aus einer **schweren Kette** (B von Bindung), die für die Andockung und Aufnahme in bestimmten Neuronen verantwortlich ist, und aus einer **leichten Kette** (A von aktiv), die nach retrogradem axonalen Transport in das Soma

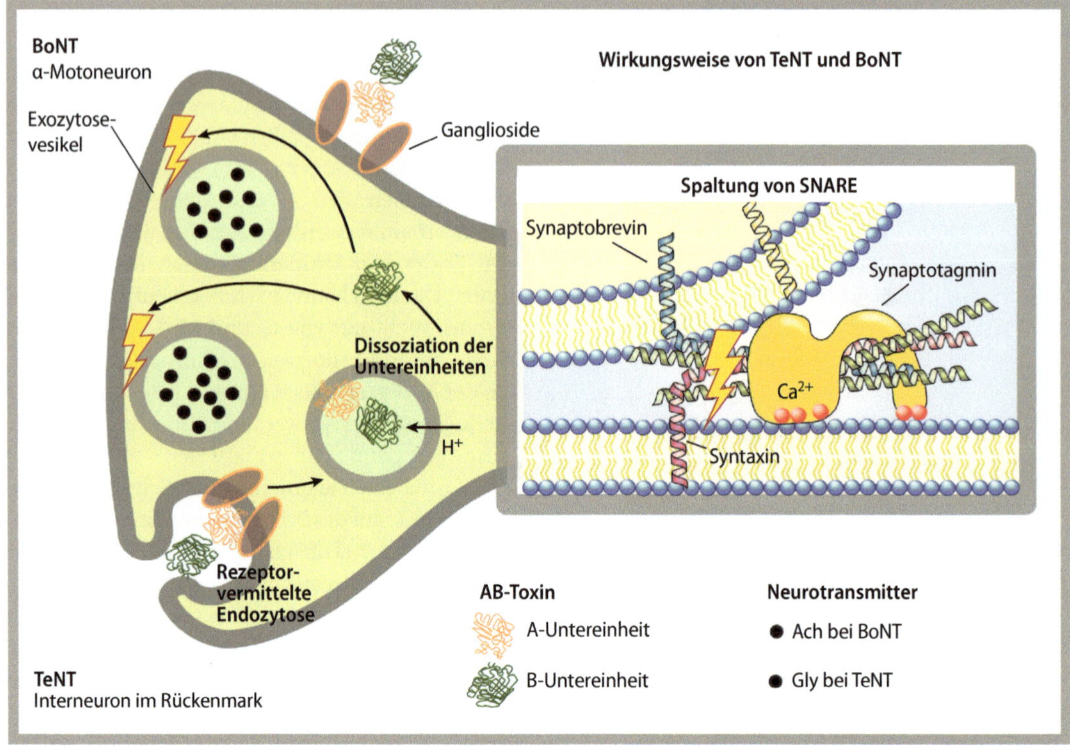

■ **Abb. 13.3** Wirkungsweise von Tetanus- und Botulinum-Neurotoxinen. Der Blitz deutet auf den gespalteten Proteinkomplex hin

Proteine des SNARE-Komplexes spaltet. Da der SNARE-Komplex essenziell für die **Exozytose von Neurotransmittervesikeln** ist, kommt es dadurch zum Erliegen der synaptischen Übertragung.

Tetanospasmin befällt die **inhibitorischen Neuronen** des Rückenmarks (und Hirnstammes), die Glycin oder GABA ausschütten. Dadurch werden α-Motoneuronen enthemmt, sodass extreme, unkontrollierbare **Muskelkrämpfe** ausgelöst werden. Sie sind lebensbedrohlich, da sie die Atemmuskulatur betreffen können, aber auch zur Zerstörung von Muskelfasern (Rhabdomyolyse), und zur Freisetzung von Kalium (Hyperkaliämie) und von Myoglobin (schädlich für Nierentubuli) führen.

Botulinumtoxin hingegen befällt direkt die **α-Motoneurone** und hemmt die Freisetzung von Acethylcholin an der motorischen Endplatte. Dadurch kommt es zu einer generalisierten **Muskellähmung**. Botulinumtoxin kann in kontrollierter Dosierung auch therapeutisch zur Lösung von spastischen Muskelkontraktionen eingesetzt werden.

❓ — Zu welchem Beschwerdebild führen Läsionen der Capsula interna?
— Welches Spektrum an neurologischen Ausfällen erwartet man bei einer Halbseitenlähmung (Brown-Sequard-Syndrom)?
— Wie funktioniert das Tetanus- bzw. das Botulinum-Neurotoxin?

13.2   Hirnstamm und Hirnnerven

■ **Läsionen einzelner Hirnnervenkerne und Hirnnerven**

N. oculomotorius, N. trochlearis, N. abducens
▶ Abschn. 12.1.6

N. trigeminus (V) Periphere Läsionen der Äste des **N. trigeminus** (V1 N. ophtalmicus, V2 N. maxillaris, V3 N. mandibularis) oder des **Ganglion gasseri** führen zu einem anderen Schädigungsmuster als Läsionen der Trigeminuskerne.

Trigeminusneuralgie

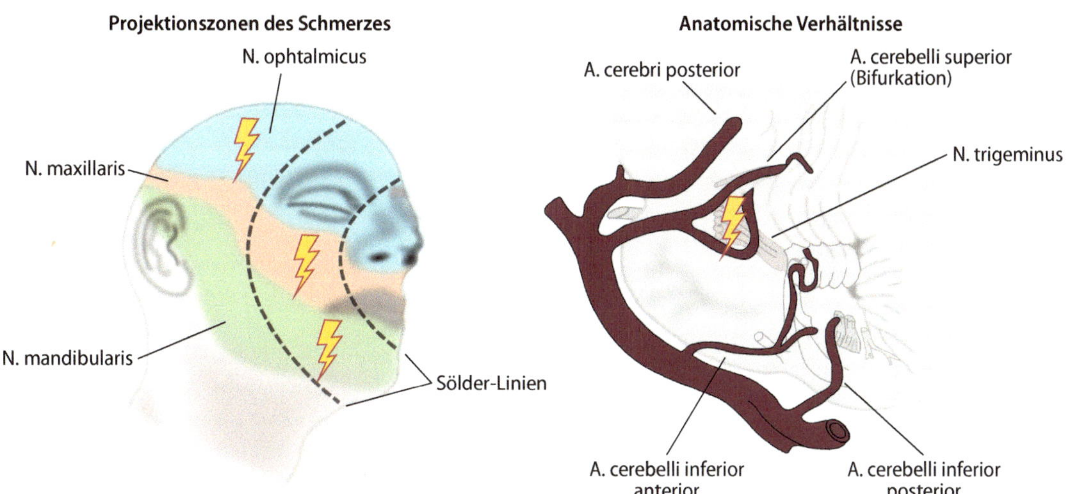

◘ **Abb. 13.4 Trigeminusneuralgie.** Links deuten die Blitze auf die Projektionsorte der Schmerzen, die sich an die Trigeminus-äste und nicht an die Sölder-Linien halten. Rechts deutet der Blitz auf den Reizungsort bei Eintritt des N. trigeminus in den Hirnstamm

Schädigung eines der Hauptäste führt zu ipsilateralen **Sensibilitätsstörungen** im jeweiligen Versorgungsgebiet des betroffenen Astes. Ist der N. opthalmicus betroffen, dann fällt der sensible Schenkel des **Kornealreflexes** aus. Fällt hingegen der N. mandibularis aus, dann werden auch noch die mit ihm verlaufenden motorischen Fasern für die **Kaumuskulatur** miteinbezogen. Besonders beim Kieferöffnen weicht der Unterkiefer zur geschädigten Seite hin ab. Dies erklärt sich dadurch, dass die **M. pterygoidei laterales** nicht nur Senker, sondern auch Adduktoren sind. Bei einseitiger Schwäche gleichen sich daher die adduktiven Wirkungen beider Seiten nicht mehr aus.

Bei Läsionen des **Nc. spinalis N. trigemini** in der Medulla oblongata verteilen sich die Sensibilitätsausfälle hingegen konzentrisch im Gesicht aus (gemäß den sog. **Sölder-Linien**), je nachdem, wie weit kranial die Läsion des Nc. spinalis gelegen ist. Die Felder, die die Sölder-Linien bestimmen, können gewissermaßen als eine Fortsetzung des Dermatommusters im Gesicht aufgefasst werden. Dementsprechend betreffen **kaudale Läsionen** des Nc. spinalis die peripheren Anteile des Kopfes, wohingegen die **kranialen Läsionen** eher den vordersten Anteil des Gesichts um die Nasenspitze herum.

Häufiger als die Trigeminusläsionen ist die sog. **Trigeminusneuralgie** (◘ Abb. 13.4), die durch heftigste Schmerzattacken im Versorgungsgebiet eines Trigeminusastes charakterisiert ist. Meist scheint die Ursache in einer anatomischen Variante zu liegen, nämlich dass in ihrem Verlauf die **A. cerebelli superior** Kontakt mit dem betroffenen Ast hat. Durch die dauernde Pulsation der Arterie wird die Nervenhülle gereizt, wodurch es zu fokalen Läsionen der Myelinscheide kommt, die Kurzschlüsse zwischen vorher myelinisierten (sensiblen) und unmyelinisierten (C-Fasern, nozizeptiv) erlaubt. Dadurch können selbst die leichtesten Berührungsreize im Gesichtsbereich Schmerzanfälle provozieren.

N. facialis Gemeinsam ist den **peripheren Läsionen** des N. facialis die schlaffe **Lähmung (Parese) der ipsilateralen Gesichtsmuskulatur**. Sie zeigt sich durch einen herabhängenden Mundwinkel, Verstreichung der Stirnfalten, Austrocknung der Hornhaut bei fehlendem Lidschluss und durch die Unfähigkeit, die mimische Muskulatur einzusetzen. Sie kann z. B. durch Parotisentzündungen oder Tumoren hervorgerufen werden, die den Nerv bei seinem Verlauf durch die Gl parotis Druck-bedingt schädigen. Je nachdem, ob die Läsion noch vor dem Abgang weiterer Äste (Chorda tympani, N. petrosus

◼ Tab. 13.3 Alternans-Syndrome

Syndrom	Läsionsort	Betroffene Strukturen	Ausfälle
Weber	Crus cerebri (Mittelhirnfuß)	Okulomotoriuskern	Okulomotoriusparese
		Pyramidenbahn	Hemiparese *
		Kortikonukleäre Bahn	Zentrale Parese der Kopfmuskulatur
Millard-Gubler	Tectum pontis (kaudaler Brückenfuß)	Facialiskern	Zentrale Facialisparese
		N. abducens	Parese des M. rectus lateralis
		Pyramidenbahn	Hemiparese *
Jackson	Ventrale paramediane Medulla oblongata	Pyramidenbahn	Hemiparese *
		Hypoglossuskern	Zungenparese

* = kontralateral

major) lokalisiert ist, können **Geschmacksstörungen** der vorderen zwei Drittel der Zunge, **Tränensekretionsstörungen**, **Mundtrockenheit** und **Hyperakusis** (Lähmung des M. stapedius) hinzukommen.

Bei **zentralen Läsionen**, die entweder die Fazialiskerne in der Brücke oder die zu ihnen führenden kortikonukleären Fasern betreffen, ist hingegen die Parese der Gesichtsmuskulatur auf der **unteren Gesichtshälfte** beschränkt. Dies liegt daran, dass die Teile der Fazialiskerne, die für die Stirn- und Lidmuskulatur zuständig sind, kortikonukleäre Fasern von **beiden Hirnhemisphären** erhalten. Bei Schädigung oberhalb der Kerne treten die Lähmungen kontralateral aufgrund der Kreuzung der kortikonukleären Fasern in der Brücke auf. Außerdem sind im letzten Fall die emotional ausgelösten Bewegungen der mimischen Muskulatur (z. B. Lachen) nicht ausgeschaltet, da die Fasern dafür nicht über kortikonukleäre Bahnen verlaufen.

N. vestibulo-cochlearis Störungen des cochleären Anteils manifestieren sich als Schädigung der Hörbahn (▶ Abschn. 12.2.2), wohingegen diejenigen des vestibulären Anteils durch Schwindel und Nystagmus auffallen (▶ Abschn. 12.3.1).

N. hypoglossus Bei einer zentralen oder peripheren Hypoglossusschädigung weicht die Zunge beim Herausstrecken zur kranken Seite hin ab, da die **Mm. genioglossi** nach außen und medial ziehen und die medialen Zugtendenzen sich nicht mehr aufheben. Außerdem beobachtet man eine Denervationsatrophie der Zungenmuskulatur auf der erkrankten Seite. Hinzu kommen noch eine undeutliche, verwaschene Sprache und Schluckstörungen.

▪ Hirnstammsyndrome

Aufgrund der engen topographischen Nachbarschaft vieler Zentren und Bahnen im Hirnstamm betreffen Durchblutungsstörungen, Traumen oder Tumoren meist mehrere Strukturen einer bestimmten Etage. Liegt die Störung einseitig, dann entsteht ein sog. **Alternans-Syndrom**: die Symptomatik tritt am Kopf ipsilateral, am Körper dagegen kontralateral auf (◼ Tab. 13.3).

▪ Dezerebrationssyndrom

Ausgedehntere Hirnstammläsionen (z. B. nach schwerem Schädel-Hirn-Trauma) werden nur solange überlebt, wie die Atem- und Kreislaufzentren erhalten bleiben. Die Betroffenen liegen dann im Koma. Aufgrund des Ausfalls des **aufsteigenden retikulären Aktivierungssystems** kommt es zum Bewusstseinsverlust und Reaktionslosigkeit auf externe Stimulation. Die Kornealreflexe fallen bei Schädigung der **Area pretectalis** aus. Bei Unterbrechung der **Pyramidenbahn** kommt es zur Tetraparese und Strecksynergismen der Beine und Beugesynergismen der Arme (Enthemmung von α-Motoneuronen, ▶ Abschn. 13.1.2). Die Pupillen sind dilatiert, wenn die **parasympathischen Zentren** im Mesenzephalon ausfallen, und verengen sich dann bei Beleuchtung nicht mehr (fehlende direkte Lichtreaktion).

 — Wie unterscheiden sich die Auswirkungen von Läsionen im kaudalen Nc. spinalis N. trigemini von denjenigen im kranialen Anteil?
— Wie unterscheidet sich eine periphere von einer zentralen Fazialislähmung?

13.3 Basalganglien

Die Basalganglien sind eine wichtige Station der **motorischen Schleife**, die vom Kortex ausgehend und das Zerebellum und den Thalamus einschließend motorische Programme entwirft und dem supplementär- und sekundär-motorischen Kortex zuliefert. Deswegen äußern sich Störungen der neuronalen Netzwerke der Basalganglien in **Bewegungsstörungen**, die je nach Bewegungsausmaß und Muskeltonus grob vereinfachend zwei Typen zugeordnet werden können:

- **hypokinetisch-hypertone Syndrome** (z. B. M. Parkinson),
- **hyperkinetisch-hypotone Syndrome** (z. B. Chorea Huntington).

13.3.1 Morbus Parkinson

Die Parkinson-Krankheit (◨ Abb. 13.5) ist die häufigste Störung der Basalganglien, die durch den Untergang dopaminerger Neurone der **Substantia nigra Pars compacta (SNc)**, die in das Striatum projizieren, zustande kommt. Die Kardinalsymptome sind **Hypo- bzw. Akinesie** (langsame, weniger umfangreiche Bewegungen), **Rigor** (Zunahme des Muskeltonus, als Rigidität spürbar) und **Ruhetremor** (bes. Händezittern in Ruhe).

▪ Pathophysiologie

Die Degeneration der dopaminergen Neurone der SNc scheint teils durch genetische, teils aber auch durch exogene Faktoren bedingt zu sein. Vermutet wird einerseits eine **Autotoxizität von Dopamin**, bei dessen Abbau durch die mitochondriale Monoaminoxidase (MAO) u. a. H_2O_2 entsteht, welches die Bildung oxidativer Radikale begünstigt. Andererseits könnte der Grund auch eine Akkumulation pathologisch gefalteter Proteine in **β-Faltblatt-Konformation** wie α-Synuclein sein.

> **Tipp**
>
> Die schwarze Färbung der Substantia nigra (SN) beruht auf dem erhöhten neuronalen Gehalt an Melanin, welches aus L-DOPA (Vorstufe von Dopamin) entsteht. Gehen die dopaminergen Neurone beim M. Parkinson unter, so verschwindet auch die schwarze Farbe der SN.

Zur Symptomatik kommt es erst, wenn die unaufhaltsame Apoptose in der SNc über 60–70% der Neurone der SNc umfasst, was auch das relativ fortgeschrittene Erkrankungsalter bedingt. In einem vereinfachten Erklärungsschema führt der Neuronenuntergang in der SNc zur **Dopamin-Verarmung im Striatum** (besitzt Dopamin-Rezeptoren der Typen D_1 und D_2).

❯ **Das Striatum besitzt Dopamin-Rezeptoren vom Typ D_1 (G_s-gekoppelt) und D_2 (G_i-gekoppelt).**

Normalerweise wird über erregende D_1-Rezeptoren das **Globus pallidus Pars interna (GPi)** direkt gehemmt. Über hemmende D_2-Rezeptoren wird eine erregende Schleife zum GPi und zur **Substantia nigra Pars reticulata (SNr)** über den Nc. subthalamicus gehemmt (◨ Abb. 13.5). Das Endergebnis beider Verschaltungen ist eine Enthemmung thalamischer Neurone in den Nc. ventralis anterior und lateralis, die wiederum sonst über das GPi gehemmt werden. Erst die **Enthemmung des motorischen Thalamus** erlaubt letztendlich die Weiterleitung der Bewegungsentwürfe auf das motorische Kortex.

Durch den Dopaminmangel in diesem Neuronenkreis wird die Willkürmotorik unterdrückt, die Amplitude von Willkürbewegungen wird kleiner und der Start einer Bewegung wird verzögert. Es resultiert also die **Hypokinesie**. Der **Ruhetremor** und die Erhöhung des Muskeltonus (**Rigor**) unterliegen wahrscheinlich Regulationsstörungen des extrapyramidal-motorischen Systems im Hirnstamm, wohin das GPi und die SNr auch noch hemmend projizieren.

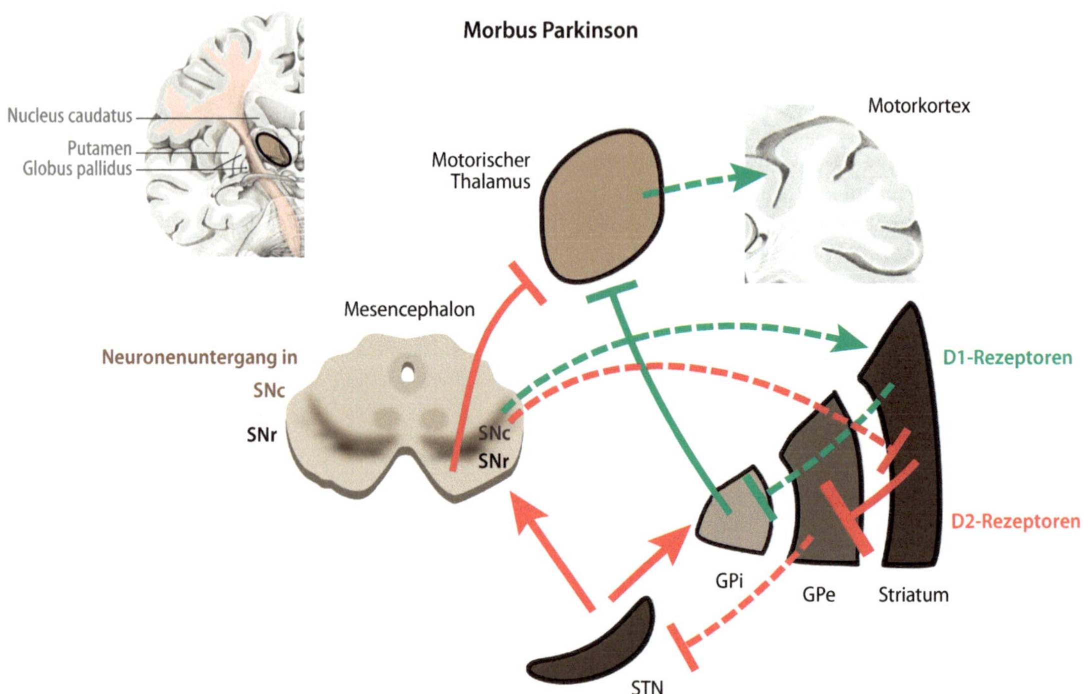

◘ Abb. 13.5 Morbus Parkinson. Pfeile symbolisieren Aktivierung, die Querbalken dagegen Hemmung. In grün der direkte Weg (D1), in rot der indirekte (D2). STN = Nc. subthalamicus, SNc = Substantia nigra Pars compacta, SNr = Substantia nigra Pars reticulata, GPi = Globus pallidus Pars interna, GPe = Globus pallidus Pars externa

▪ Klinik

Die Bewegungsarmut ist sichtbar an der Verkleinerung der Bewegungsamplitude: Patienten weisen einen kleinschrittigen, schlürfenden Gang auf. Ihre Mimik wird starr und der Rigor bedingt eine gebückte Haltung mit abgewinkelten Armen und Knien. Da außer der SNc auch noch andere Kerne betroffen sein können, treten u. U. weitere Symptome außer der Bewegungsstörung auf. Z. B. eine **Depression**, wahrscheinlich aufgrund vom Serotoninmangel beim Untergang von Neuronen im Nc. raphe magnus, oder eine **Demenz** (Rückgang kognitiver, emotionaler, sozialer Fähigkeiten) aufgrund von Acetylcholinmangel bei Degeneration des Nc. basalis Meynert.

▪ Therapie

Für den M. Parkinson existieren zurzeit, je nach Krankheitsstadium, sowohl medikamentöse als auch operative Therapien. Mithilfe von Pharmaka wird versucht, die synaptische Dopaminkonzentration im C. striatum entweder durch **Zufuhr von Dopamin-Vorstufen** (L-DOPA, da Dopamin die Blut-Hirn-Schranke nicht überwindet) oder durch **Hemmung des Dopamin-Abbaus** (durch Cathecol-O-Methyl-Transferase, COMT, oder Monoaminoxidase, MAO) anzuheben. Je mehr aber die Degeneration fortschreitet, desto weniger effektiv ist die medikamentöse Therapie, da immer weniger Neurone in der SNc zur Verfügung stehen, die L-DOPA umsetzen können. In diesem Fall kann man operativ durch im Nc. subthalamicus präzise implantierte Elektroden versuchen, unselektiv Axone zu erregen, die ihrerseits dann den Nc. subthalamicus hemmen (**funktionelle Neurochirurgie**). Dadurch werden die Kerne im Thalamus enthemmt und die Symptomatik (besonders Hypokinesie und Rigor) gemildert.

13.3.2 Chorea Huntington

Chorea Huntington ist gewissermaßen das Pendant zum M. Parkinson und ein Beispiel für eine Basalganglienstörung, die in ein **hyperkinetisch-hypotones Syndrom** mündet. Sie ist durch unwillkürliche, abrupte und **schleudernde Bewegungen** der Extremitäten und Grimassieren des Gesichtes charakterisiert. Der herabgesetzte Muskeltonus drückt sich in der schlenkernden Haltung der Extremitäten aus.

Grund dafür ist eine **autosomal-dominant** vererbte Mutation im kodierenden Bereich des sog. HTT-Gens, das für das Protein Huntingtin kodiert. Die Mutation beruht auf der Expansion einer sog. **Polyglutaminsequenz (CAG)$_n$**, welche die Funktion des Proteins stört. Folge ist eine gesteigerte Exzitotoxizität des Neurotransmitters Glutamat, weil die intrazelluläre Ca^{2+}-Konzentration übermäßig ansteigt und die Apoptose auslösen kann. Betroffen sind dabei v. a. **GABAerge Neurone im Corpus striatum**, die normalerweise SNr und GPi hemmen. Dadurch werden die nachgeschalteten thalamischen Kerne enthemmt, was u. a. die Hyperkinesie bedingt.

? — Wo treten die ersten Zeichen der Neurodegeneration bei M. Parkinson auf?
— Warum kann man nicht einfach Dopamin zur Therapie von M. Parkinson substituieren?
— Was ist die Ursache der Chorea Huntington?

13.4 Zerebellum

Die zerebellären Kerne aktivieren zwar nicht direkt Muskeln, dennoch sind sie eng an den Prozessen des Bewegungsentwurfes (via Thalamus und motorischen Kortex) und der Bewegungskorrektur (Integration von Afferenzen) involviert, sodass zerebelläre Läsionen charakteristische Bewegungsstörungen hervorrufen. Ferner ist charakteristisch, dass einseitige zerebelläre Störungen, im Gegensatz etwa zu den kortikalen, sich immer auf die gleiche Körperseite (**ipsilateral**) auswirken. Als Ursachen kommen eine Vielzahl von erblichen Kleinhirnerkrankungen, aber auch metabolisch-toxische Störungen, Durchblutungsstörungen, Tumoren oder demyelinisierende Erkrankungen infrage. Oft betreffen solche Störungen mehrere Anteile des Kleinhirns gleichzeitig, sodass die Symptome ein Mischspektrum von Ausfällen des **Vestibulo-**, **Spino-** und **Pontozerebellums** darstellen.

> **Tipp**
>
> Zu zerebellären Syndromen führen z. B. chronischer Alkoholkonsum (Purkinje-Zellen der Kleinhirnrinde sind sehr empfindlich), zerebelläre Infarkte bei Durchblutungsstörungen oder demyelinisierende Erkrankungen (z. B. multiple Sklerose).

13.4.1 Vestibulozerebellum

Der **Lobus flocculonodularis** wird aufgrund seiner ausgedehnten Verbindungen zum Vestibularapparat (via den Vestibulariskernen der Medulla oblongata) unter dem Begriff Vestibulozerebellum zusammengefasst.

■ **Gleichgewicht**

Zur Erhaltung des Gleichgewichtes berechnet das Vestibulozerebellum Korrekturbewegungen und Änderungen des Muskeltonus der Antigravitätsmuskeln und vermittelt sie via den **Ncl. fastigii** dem Hirnstamm und dem Rückenmark. Betroffene mit Störungen des Vestibulozerebellums müssen daher zur Erhaltung des Gleichgewichtes einen breitbeinigen Stand einnehmen (**Standataxie**), wodurch auch der Gangbild unsicher erscheint (**Gangataxie**).

> **Tipp**
>
> Im Gegensatz zu einer Läsion der vestibulo- oder retikulospinalen Bahnen, ist beim Ausfall des Vestibulozerebellums die Ataxie nicht durch Öffnen der Augen kompensierbar, denn im letzten Fall das Integrationszentrum für sensorische und propriozeptive Eingänge gestört ist.

■ **Augenbewegungen**

Das Vestibulozerebellum spielt eine besondere Rolle bei der Koordination von zielgerichteten Augenbewegungen (**Sakkaden**) zur gleichen Seite (via dem

Kern des N. abducens). Gleichgewichtsstörungen in Kombination mit **gestörten Augensakkaden** deuten daher nicht nur auf einer Kleinhirnläsion, sondern auch auf der Seite der Störung ein (ipsilateral). Außerdem beobachtet man einen **Nystagmus** in Richtung der Läsion, der auf der Dominanz der vestibulären Eingänge in der anderen zerebellären Hemisphäre beruht. Die überwiegenden Signale aus der gesunden Hemisphäre werden derart interpretiert, als ob sich der Kopf in Richtung der gesunden Seite drehen würde. Außerdem kann der **vestibulookuläre Reflex (VOR)** nicht mehr unterdrückt werden. Der VOR gewährleistet, dass die Augen bei Kopfbewegungen kompensatorische Gegenbewegungen ausführen, um das Bild auf der Retina beizubehalten. Dies ist aber nicht immer erforderlich, z. B. wenn man den Blick beim Fahren auf mitbewegten Objekten (z. B. ein Buch) fixiert, sodass in solchen Situationen der Reflex normalerweise durch Projektionen des Vestibulozerebellum in den Vestibulariskernen unterdrückt wird.

> **Symptome beim Ausfall des Vestibulozerebellums: Stand- und Gangataxie, Nystagmus in Richtung der Läsion, enthemmter vestibulo-okulärer Reflex.**

13.4.2 Spinozerebellum

Der **Vermis** und die **paravermalen Anteile der Kleinhirnhemisphären** erhalten überwiegend propriozeptive Afferenzen von den spinozerebellären Bahnen über die Körperlage und den Muskeltonus.

- **Kontrolle des Muskeltonus**

Auf der Basis der propriozeptiven Informationen (Ist-Wert) und des Bewegungsentwurfes prämotorischer Areale (Soll-Wert) greift das Spinozerebellum regulierend in die **Adaptation des Muskeltonus** an die gerade durchgeführten Bewegungen ein.

Das Spinozerebellum projiziert auf die **Ncl. emboliformes** und **Ncl. globosii**, woraus die Efferenzen v. a. auf den Nc. ruber (anschließend Tr. rubrospinalis), der Formatio reticularis (anschließend Tr. reticulospinalis) und dem Thalamus (anschließend Motorkortex) konvergieren. Die Verbindungen zu wichtigen Kernen des extrapyramidalen Systems

deuten auf der Rolle für den **Tonus proximaler Extremitätenmuskeln** hin. Feine Bewegungen distaler Extremitätenabschnitte werden hiervon weniger beeinflusst. Ausfälle führen zur Fallneigung beim Stehen (**Standataxie**), beim Sitzen (**Rumpfataxie**) und beim Gehen (**Gangataxie**). Dies liegt daran, dass die Haltemuskeln (Rumpf, Beine, Arme) einen verminderten und nicht andauernd haltbaren Muskeltonus (**Hypotonie**) aufweisen.

> **Symptome beim Ausfall des Spinozerebellums: Hypotonie, Stand-, Gang- und Rumpfataxie, Ataxie proximaler Extremitätenabschnitte.**

13.4.3 Pontozerebellum

Der **Großteil der Kleinhirnhemisphären** bekommt umfangreiche Kollaterale der kortikopontinen Bahnen nach Verschaltung in den Ponskernen, woraus die Bezeichnung Pontozerebellum resultiert.

- **Bewegungsinitiierung und motorisches Lernen**

Das Pontozerebellum bekommt **Informationen zu Bewegungsentwürfen**, die im präfrontalen oder prämotorischen Kortex entstehen, und stellt einen wichtigen Teil der motorischen Schleife dar, die an der **Initiierung von Bewegungen** beteiligt ist und die auch die Basalganglien umfasst. Außer **Verzögerungen** beim Start und Ende von Bewegungen zeigen Patienten mit Störungen des Pontozerebellums auch Schwierigkeiten beim **Erlernen und Aufrufen motorischer Fertigkeiten**. Diese werden durch synaptisch-plastische Prozesse, wie LTP und LTD, vornehmlich in der Rinde der Kleinhirnhemisphären gespeichert.

Patienten mit Läsionen des Pontozerebellums zeigen einen sog. **Intentionstremor** (Zittern). Diese Art von Tremor wird bei Annäherung auf gezielten Objekten verstärkt und beruht auf überschießenden (**dysmetrischen**) Korrekturbewegungen, die wiederum auf eine verlangsamte Prozessierung im Pontozerebellum zurückzuführen sind.

- **Bewegunsanpassung**

Einige der Symptome decken sich mit denen des Ausfalls vom Spinozerebellum, vor allem, wenn es um die Anpassung des **Ausmaßes** und der **Geschwindigkeit distaler Gelenkbewegungen (Dysmetrie)** geht. Es kommt zu **Koordinationsstörungen feiner distaler Gelenkbewegungen** (Schreiben), »zerhackten« und nicht-flüssigen Bewegungen (**Bewegungsdekomposition**) inklusive einer verwaschenen und skandierenden Sprache (**Dysarthrie** bei mangelnder Koordination von Zungen- und Rachenbewegungen).

> **Tipp**
>
> Informationen aus der unteren Olive, die Kleinhirnefferenzen und Rückenmarksafferenzen erhält, konvergieren über glutamaterge Kletterfasern auf großen GABAergen Purkinjezellen der Kleinhirnrinde im Pontozerebellum. Gleichzeitig erregen die Kletterfasern auch Golgi- und Korbzellen, die wiederum auf benachbarten Purkinjezellen hemmend projizieren. Dadurch wird sozusagen die Erregung von Purkinjezellen eingegrenzt und optimiert, um den Bewegungsablauf »flüssiger« zu machen.

Hinzu kommen noch Schwierigkeiten bei der Durchführung schneller hintereinander folgender Bewegungen antagonistischer Muskeln (**Dysdiadochokinese**).

❯ **Symptome beim Ausfall des Pontozerebellums: verzögerter Start von Bewegungen, Störungen der Zielmotorik, Einbüßen des motorischen Lernens, Dysarthrie, Dysmetrie, Dysdiadochokinese.**

❓ — Was sind die jeweils charakteristischen Symptome bei Ausfällen im Vestibulo-, Spino- bzw. Pontozerebellum?

13.5 Hippocampus

Das kleine, gewundene Areal im medialen Temporallappen hat eine überproportional große Bedeutung bei der Überführung integrierter sensorischer Informationen in den Kortex, wo sie durch synaptisch-plastische Prozesse in das **Langzeitgedächtnis** konsolidiert werden. Der Hippocampus wirkt zusammen mit dem benachbarten **entorhinalen Kortex** auch noch im Rahmen der **räumlichen Orientierung**. Außerdem stellt er einen Teil des limbischen Systems dar, sodass Gedächtnisinhalte mit **emotionalen Bewertungen** im Zusammenhang gebracht werden können. Im Extremfall einer bilateralen hippocampalen Läsion kommt es zur sog. **anterograden Amnesie**, d. h. zur dauernden Unfähigkeit, sich Ereignisse ab dem Zeitpunkt Läsion zu merken.

❯ **Bei hippocampalen Störungen kommt es zu einer anterograden Amnesie und zu Defiziten der räumlichen Orientierung.**

Zu hippocampalen Störungen kommt es meist im Rahmen neurodegenerativer Erkrankungen (z. B. Morbus Alzheimer), von Traumen, Operationen (Epilepsiechirurgie), Entzündungen (z. B. Herpes-Virus Enzephalitis) etc. Die hippocampalen Neurone weisen eine große Bereitschaft zu synaptisch-plastischen Veränderungen (wie z. B. Langzeit-Potenzierung, LTP) und spontanen Entladungen auf, was sie unter pathologischen Umständen zum Entstehungsfokus von **epileptischen Anfällen** machen kann.

13.5.1 Gedächtnisstörungen: Morbus Alzheimer

Der M. Alzheimer ist die häufigste Form von Altersdemenz (meist jenseits des 65. Lebensjahres), d. h. vom Nachlassen kognitiver Fähigkeiten, wodurch die gewohnte eigenständige Lebensführung beeinträchtigt wird. M. Alzheimer kommt durch eine progressive Degeneration von Neuronen im **Hippocampus** (besonders Area CA1), **entorhinalen Kortex** und dem **Ncl. basalis Meynert** zustande. Im weiteren Verlauf kommt es zu Atrophie des Kortex, besonders in den frontalen und temporalen Lappen.

■ **Symptome**

Einige der frühesten Defizite manifestieren sich durch Gedächtnis- und räumliche Orientierungsstörungen.

Gedächtnis Betroffen ist initial v. a. das **Kurzzeitgedächtnis**, wodurch Patienten sich im Alltag ver-

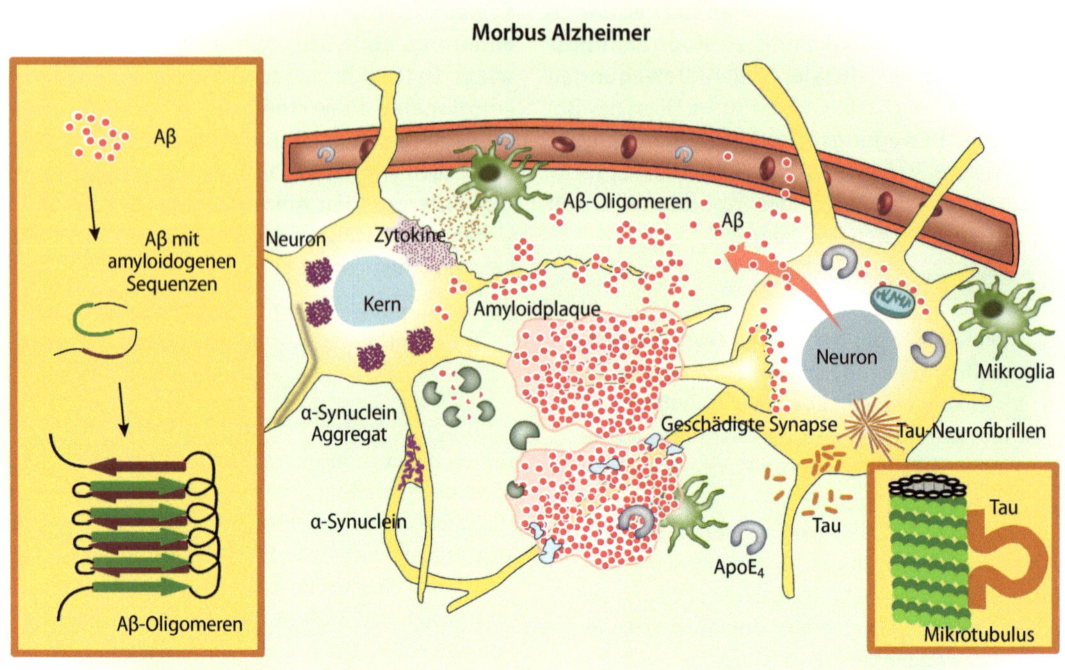

▪ Abb. 13.6 Morbus Alzheimer

gesslich verhalten. Sie finden sich selbst in familiären Situationen nicht mehr zurecht und sind zeitlich und örtlich desorientiert. Dabei sind aber die **Persönlichkeit** und das **prozedurale Gedächtnis** (z. B. für motorische Abläufe) nicht beeinträchtigt. Im weiteren Verlauf kommt es auch zu Einbußen des zunächst ausgesparten **Langzeitgedächtnisses** (z. B. für Episoden oder Bezugspersonen im Leben), bis hin zu dem Punkt, dass die Patienten ihre Angehörige oder sich selbst gar nicht mehr erkennen.

Räumliche Orientierung Neuronale Netzwerke im Hippocampus und entorhinalen Kortex scheinen auch an der Unterstützung der räumlichen Navigation beteiligt zu sein, indem sie möglicherweise eine motivational und emotional geprägte **Repräsentation des Raumes** entwerfen und Beziehungen zwischen räumlichen Punkten berechnen. Korrelat dafür sind die neuerdings auch im menschlichen Gehirn entdeckten räumlich selektiven Zellen (z. B. **place cells, grid cells**). Es ist durchaus möglich, dass ihr Untergang zusammen mit dem Gedächtnisver-

lust für die Defizite in der räumlichen Orientierung bei Alzheimer-Patienten (z. B. Verwirrung im familiären Umfeld) verantwortlich ist.

▪ Pathogenese

Die Entstehung des M. Alzheimer ist bisher nicht völlig geklärt. Allerdings scheinen dabei fehlgefaltete Proteine eine wichtige Rolle zu spielen.

Amyloid-β und Tau-Protein Neuronale Degeneration infolge der Akkummulation fehlgefalteter Proteine ist ein Vorgang, der auch anderen Störungen des ZNS unterliegt, wie M. Parkinson oder Prion-Erkrankungen. Für M. Alzheimer sind extrazelluläre Ablagerungen von Amyloid-β(beta) (**Aβ-Plaques**) und intrazelluläre Ablagerungen (**Neurofibrillen**) von hyperphosphoryliertem τ(tau)-Protein in den betroffenen Regionen charakteristisch (▪ Abb. 13.6).

Aβ könnte eine Rolle in der **Homöostase der Synapsen** spielen, indem es die Potenzierung schwach ausgebildeter Synapsen durch Einbau von

NMDA-Rezeptoren in der postsynaptischen Membran begünstigt. Aβ stellt ein Spaltprodukt eines Vorläuferproteins, APP, nach Einwirkung verschiedener proteolytischer Sekretasen, dar. Bestimmte Mutationen im **APP-Gen** oder in den sog. **Presenilin-Genen** (kodieren für aktive Bestandteile der Sekretasen) können die produzierte Aβ-Menge und ihr aggregatives Potenzial erhöhen und gehen mit einem erhöhtem Risiko für M. Alzheimer einher. Ein anderes Indiz von der Bedeutung von Aβ wäre das gehäufte Auftreten von M. Alzheimer bei der Trisomie 21 (Down-Syndrom). Das Risiko scheint mit dem zusätzlichen **Chromosom 21** zusammenzuhängen, worauf sich auch das APP-Gen befindet.

Das τ-Protein scheint an der **Regulation des axonalen Transportes** beteiligt zu sein, indem es sich im nicht-phosphorylierten Zustand an den Mikrotubuli anlagert und den axonalen Transport unterbindet. Im phosphoryliertem Zustand dissoziiert es hingegen von den Mikrotubuli weg und interferiert nicht mehr mit dem axonalen Transport.

In der Folge seiner Aggregation kommt es zur Abnahme der Synapsendichte und der Beteiligung betroffener Neuronen an den neuronalen Netzwerkaktivitäten. Dies ist auch im Fluordesoxyglukose-Positronen-Emissions-Tomographie, FDG-PET, sichtbar, wo sich eine Minderverwertung radioaktiv markierter Glukose als Korrelat des herabgesetzten neuronalen Metabolismus im Hippocampus, entorhinalen Kortex und Nc. basalis darstellt.

Proteinfehlfaltung Wesentlich für die Aggregationsneigung von Aβ und τ scheint ihre Fähigkeit zu sein, eine β-Faltblatt Sekundärstruktur einzunehmen, die nicht nur thermodynamisch besonders stabil ist (niedriges Energieniveau), sondern auch bei anderen Vertretern der selben Proteinklassen die gleiche Konformation induzieren kann. Dadurch verstärkt sich der Prozess von selbst und kann wie im Falle der Prionen-Erkrankungen zu einer **Kettenreaktion** führen. Ein immer größer werdender Aggregationskern zerfällt in Bruchstücken, die ihrerseits wie mehrere Aggregationskerne die Reaktion unterhalten und beschleunigen. Je größer die Aggregate werden, desto eher entkommen sie den normalen **Clearance-Mechanismen** für fehlgefalte-

te Proteine: Spaltung durch Proteasen, Phagozytose durch Mikroglia oder Efflux über die Blut-Hirn-Schranke.

Apolipoprotein E4 Ein gesicherter Risikofaktor für das gehäufte und frühere Auftreten von M. Alzheimer ist das Vorhandensein mindestens eines ApoE4 Lipoproteinallels im Genom (möglich sind ApoE2, E3 und E4). Lipoproteine und ihre Rezeptoren spielen wichtige Rollen nicht nur im **Cholesterintransport**, sondern auch in der **Entwicklung und Homöostase des Nervensystems**. Da die meisten Lipoproteine die Blut-Hirn-Schranke nicht passieren können, werden sie im Gehirn von Gliazellen produziert und mit Cholesterin beladen.

Mehrere Verknüpfungen bestehen zwischen Aβ und ApoE4. Zum einen wird Aβ über die Blut-Hirn-Schranke **nach Bindung an ApoE4** und Lipoproteinrezeptoren in den Kreislauf zum Abbau ausgeschleust. Die Kinetik des Transportes scheint im Falle von ApoE4 langsamer als bei den anderen Lipoproteinen (ApoE2-3) zu sein, was eine Akkummulation von Aβ begünstigt. Zum anderen werden in postsynaptischen Membranen ApoE2-4 gemeinsam mit membranständigen NMDA und AMPA Rezeptoren und APP **endozytiert**. Dabei scheint die Rezirkulation der endozytotischen Vesikeln im Falle von ApoE4 langsamer zu sein, was den Wiedereinbau von NDMA und AMPA Rezeptoren in der postsynaptischen Membran verlangsamt. Dadurch werden Vorgänge der synaptischen Erregung und Plastizität beeinträchtigt. Und Sekretasen haben außerdem noch in den Vesikeln mehr Zeit zur Verfügung, um amyloidogenes Aβ zu bilden.

> **Tipp**
>
> Auch andere Vorgänge werden für die Entstehung des M. Alzheimer verantwortlich gemacht, wie gesteigerter oxidativer Stress, Exzitotoxizität von Glutamat-Rezeptoren etc.

Therapie

Ein wichtiger Bestandteil der medikamentösen Therapie von M. Alzheimer sind die **Hemmer der Cholinesterase**, die im synaptischen Spalt die Konzentration von Acethylcholin (Ach) erhöhen. Sie beruhen auf der Annahme, dass der Ausfall des größten cholinergen Zentrums des Gehirns, des **Ncl. basalis Meynert**, der diffus über den Kortex projiziert, zu der Progression der Erkrankung beiträgt.

13.6   Kortex

13.6.1 Epilepsie

Ein epileptischer Anfall stellt eine pathologisch **synchronisierte Entladung** von vielen Neuronen mit vorübergehender Störung der zerebralen Funktion dar. Von Epilepsie redet man, wenn eine Neigung zu solchen Anfällen ohne ersichtlichen Auslöser besteht. Weiterhin differenziert man **fokale** und **generalisierte Anfälle**. Fokale Anfälle beschränken sich auf eine bestimmte Hirnregion, halten sich dabei aber nicht unbedingt an anatomischen Grenzen. Generalisierte Anfälle umfassen dagegen beide Hirnhemisphären. Sie entstehen entweder von Anfang an diffus im Gehirn (**primär generalisiert**) oder breiten sich von einem epileptischen Fokus auf das gesamte Gehirn aus (**sekundär generalisiert**). Die Diagnostik der Wahl für Epilepsien ist das **Elektroenzephalogramm (EEG)**. Im EEG wird gleichzeitig die summierte Aktivität vieler Ensembles von Kortexneuronen in der Form von **Feldpotenzialen** erfasst. Die Feldpotenzialen sind nicht so sehr ein Ausdruck der einzelnen Aktionspotenzialen (AP) auf Zellniveau, wie vielmehr einer der **Summation von oberflächennahen postsynaptischen Potenzialen,** die ihrerseits die Auslösung von AP begünstigen oder unterdrücken.

> **Im EEG werden summierte postsynaptische Potenzialen an den Dendriten von oberflächennahen Neuronen registriert.**

■ **Symptome**

Fokale Anfälle Da sie von einem umschriebenen Hirnareal ausgehen, entspricht die Manifestation der Funktion der betroffenen Region. Gehen sie beispielsweise vom Gyrus präcentralis (primärer Motorkortex) aus, dann rufen sie ungewollte, plötzliche **Muskelkontraktionen** der kontralateralen Gesichts- und Körperhälfte. Die Aufeinanderfolge der Bewegungen kann mitunter direkt aus der somatotopen Repräsentation des Körpers in der motorischen Rinde (Homunkulus) abgeleitet werden (sog. Jackson-Anfälle). Bei Entstehung aus sensorischen oder somatosensiblen Arealen (Gyrus postcentralis) kommt es zu kontralateralen **Störungen der Wahrnehmung**, wie z. B. abnorme Empfindungen (Kribbeln, Nadelstiche) oder visuelle und akustische Halluzinationen.

Generalisierte Anfälle Generalisierte Anfälle nehmen meist die Form von tonisch-klonischen Anfällen (**Grand mal**), seltener von Absencen, die eigentlich fast ausschließlich bei Kindern auftreten (**Petit mal**), an.

Die sog. tonisch-klonischen Anfällen dauern ca. 1–2 min und bestehen aus zwei Phasen, einer, die von ausgesprochener Muskelrigidität und Spasmen (**tonisch**) geprägt ist und einer nachfolgenden, die durch unwillkürliche, schnelle und repetitive Zuckungen des ganzen Körpers (**klonisch**) charakterisiert ist.

Bei Absencen dauern die Anfälle nur bis ca. 30 Sek. und sind meist nur durch **vorübergehende Bewusstseinsverluste** charakterisiert. Die Patienten, meist Kindern, fallen durch Aufmerksamkeitsdefizite, plötzlichen Blick in die Leere und Unterbrechung der gerade ausgeführten Tätigkeiten aus. Diese Form von Anfällen verschwindet meist spontan während der Adoleszenz.

■ **Pathophysiologie**

Epilepsien kommen durch ein **Ungleichgewicht** zwischen den normalerweise fein aufeinander abgestimmten **hemmenden** und **erregenden** neuronalen Aktivitäten zugunsten von letzteren zustande.

Ursachen Primäre Epilepsien entstehen zumeist aufgrund genetisch bedingter Störungen von **Ionenkanälen** oder deren nachgeschalteten **Signalmolekülen.**

Sekundäre Epilepsien dagegen beruhen auf eine **Schädigung der Neuronen**. Intrakranielle Auslöser sind Tumoren, Durchblutungsstörungen (Hypoxie), Infektionen, Traumen etc. Aber auch extrakranielle Störungen, wie solche des Elektrolythaushaltes (besonders für K^+, Ca^{2+} und Mg^{2+}), hypoxische Zustände, Hypoglykämie oder Drogen- und Alkoholentzug können Anfälle begünstigen.

Der Hippocampus ist nicht nur aufgrund seiner neuronalen Erregungseigenschaften, sondern auch wegen der Empfindlichkeit seiner Interneurone für solche Störungen prädisponiert (s. u.). Viele sekundär generalisierte Anfälle nehmen daher ihren Ursprung im Hippocampus.

Mechanismen Die Mechanismen, die zur epileptiformen Aktivität führen, können grob vereinfachend in zwei Klassen unterteilt werden: **Steigerung der Erregbarkeit** und **Abnahme der synaptischen Hemmung** (besonders durch GABA). Zwei beobachtete Phänomene bei der Entstehung der Epilepsien sind Ausdruck dieser Prinzipien:

- **Paroxysmale Depolarisation.** Stellt eine Lavinen-artige Aktivierung von **Ca^{2+}-Kanälen**, die ihrerseits zur Aktivierung von AMPA und NMDA Ionenkanälen führt und sich dabei selbst verstärkt, dar. Sie kann von einer starken Nachhyperpolarisation aufgrund eines verstärkten K^+-Ausstroms gefolgt werden. Dies ist vor allem in der klonischen Phase eines tonischklonischen Anfalles der Fall (s. u.). Das Auftreten paroxysmaler Depolarisationen kann auch eine Folge von Läsionen sein, in deren Gefolge depolarisierende Ionenkanäle vermehrt exprimiert werden. Energiemangel bei Hypoxie begünstigt die Depolarisation durch ATP-Depletion und Hemmung der Na^+/K^+-ATPase, wodurch Na^+ intrazellulär akkummuliert und das Membranpotenzial anhebt.
- **Versagen der Umfeldhemmung.** Bedeutet einen verminderten Einfluss reziproker hemmender Verbindungen auf exzitatorischen Zellen, die normalerweise die Erregung neuronaler Ensembles präzise eingrenzen. Die Umfeldhemmung beruht vor allem auf GABAergen Interneuronen. Da die Decarboxylierung von Glutamat zu GABA von Pyridoxalphosphat (Vit. B_6) abhängig ist, kann ein Vit.-B_6-Mangel oder eine verminderte Aktivität des Enzyms Glutamat-Decarboxylase epileptische Anfälle begünstigen.

❯ **Zwei wichtige Mechanismen, die zu einem epileptischen Anfall führen, sind die paroxysmale Depolarisation und das Versagen der Umfeldhemmung.**

Beide Mechanismen können durchaus gleichzeitig an der Anfallsentstehung beteiligt sein. Um die Schwelle für die Erzeugung eines Anfalls zu übersteigen, müssen nur genügend gekoppelte Neurone von der Depolarisationswelle erfasst werden. Ein Anfall endet normalerweise, wenn inhibitorische Mechanismen wieder die Oberhand bekommen. Beispielsweise ist dies nach Akkummulation von **Adenosin** im Extrazellulärraum der Fall, als Folge des enorm gesteigerten ATP-Verbrauches während des Anfalles.

> **Tipp**
>
> Histologische Veränderungen epileptogener Areale zeigen eine starke Verminderung der Zahl synaptischer Kontakte an geschädigten Neuronen (z. B. reduzierte Anzahl von Dendritendornen). Im Sinne einer Kompensation kommt es zur gesteigerten Expression und Sensitivität von Ionenkanälen, die die Ansprechbarkeit auf Neurotransmitter erhöht.

Fokale Anfälle Sie werden begünstigt durch kreisförmige erregende neuronale Verschaltungen in einer bestimmten Hirnregion. Z. B. ist dies im Hippocampus der Fall bei den **Schaffer-Kollateralen** von Pyramidenzellen des CA3 zu den apikalen Dendriten von Pyramidenzellen im CA1.

Tonisch-klonische Anfälle Bei generalisierten tonisch-klonischen Anfällen breitet sich die Erregung von einem Fokus (z. B. prämotorischer Rinde) bis hin zur **Formatio reticularis** (FR) des Hirnstammes aus, um sich anschließend über die diffus verteilten erregenden Projektionen der FR auf das gesamte Neokortex auszubreiten. Durch Einbeziehung der FR kommt es zum Bewusstseinsverlust.

Auf zellulärer Ebene zeichnet sich die tonische Phase durch **hochfrequente Entladungen** auf dem Boden einer paroxysmalen Depolarisation aus. Währenddessen sind die depolarisierenden Ionenströme durch AMPA und NMDA Kanälen sehr aktiv, die GABA-erge Hemmung dagegen wenig. Aufgrund der hochfrequenten Entladungen kommt es zur **Tetanisierung** der Muskelfasern, die sich in der generalisierten Erstarrung und in dem Spasmus der Extremitäten widerspiegelt.

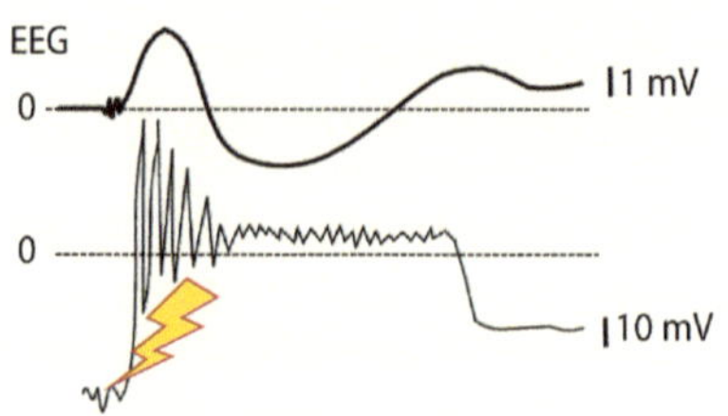

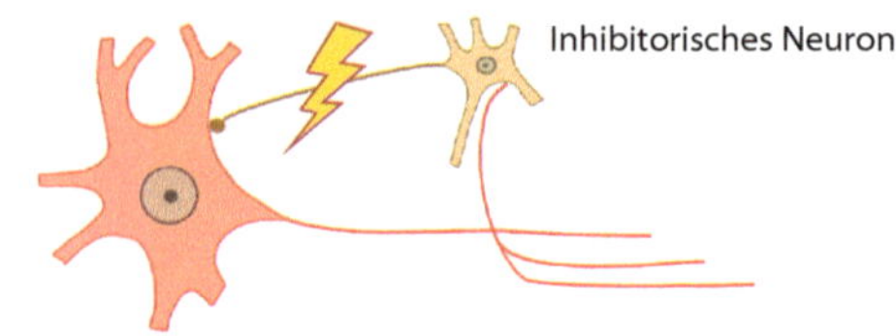

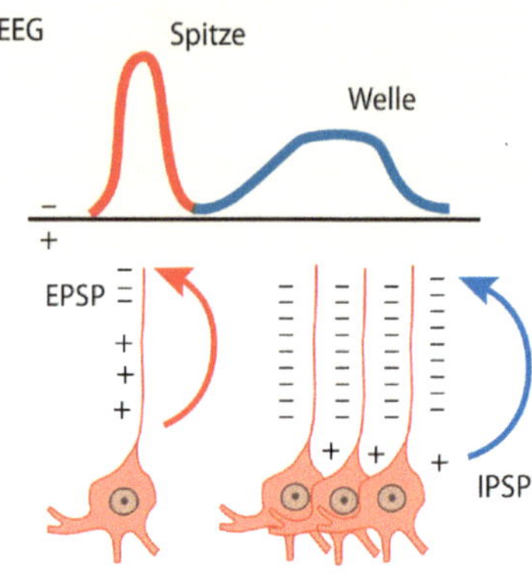

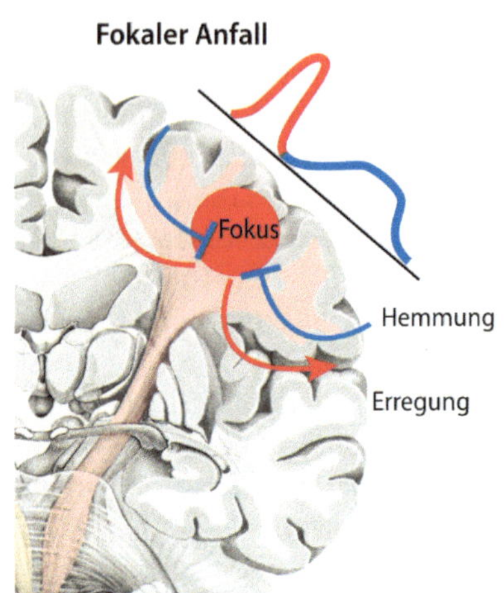

Abb. 13.7 Epileptische Anfälle. EPSP = Exzitatorisches postsynaptisches Potenzial, IPSP = Inhibitorisches postsynaptisches Potenzial

Im Rahmen der klonischen Phase kommt ein rhythmisches Hintereinander von **Depolarisationen und Nachhyperpolarisationen** vor. An den Depolarisationen sind in diesem Fall eher AMPA als NMDA Kanäle beteiligt und ihr synchrones Auftreten verursacht die **Muskelzuckungen** (Kloni), die charakteristisch für diese Phase sind. Während der Nachhyperpolarisation überwiegt die GABAerge Hemmung, was der Muskelkontraktion einen diskontinuierlichen Charakter verleiht (Zuckung statt Spasmus).

Absencen Bei einer Absence-Epilepsie sind diffus projizierende **thalamokortikale Neurone** die Auslöser. Normalerweise zeigen sie während des Wachzustandes rhythmische, asynchrone **spontane Depolarisationen**. Bei Absencen kommt es zu einer synchronisierten Hyperpolarisation solcher Neurone, in deren Folge **T-Typ Ca²⁺-Kanäle** aktiviert werden. Daraufhin lösen die Neurone hochfrequente

synchronisierte Aktionspotenziale aus, die ähnlich wie beim Synchronisationszustand während des Schlafes die Hirnrinde gegenüber äußere Reize refraktär machen.

> **Thalamokortikale Neuronen weisen eine spontane Eigenrhythmik auf, die zu synchronisierten Oszillationen des Membranpotenzials in Kortexneuronen während des Schlafes führt.**

EEG Im EEG registriert man über die betroffene Region sog. **Spitzenpotenziale** (Abb. 13.7), die durch Summation paroxysmaler Depolarisationen der kortikalen Pyramidenzellen entstehen. Durch lokal aktive hemmende Mechanismen, die vorwiegend auf die Somata der Pyramidenzellen einwirken, können Potenzialschwankungen des Extrazellulärraumes auftreten, die wie unmittelbar den Spitzenpotenzialen nachgeschalteten Wellen aussehen (sog. **Spitze-Welle-Komplexe**).

■ **Therapie**

Die medikamentöse Therapie von Epilepsien beruht auf sog. Antikonvulsiva, die die **Erregbarkeit** von Neuronen vermindern oder die **Erregungsausbreitung** innerhalb neuronaler Ensembles eindämmen. Gegen die paroxysmale Depolarisation können Ca^{2+}- oder Na^+-Kanal-inaktivierende Substanzen verwendet werden. Zur Stärkung der Umfeldhemmung eignen sich Pharmaka, die die Effekte von GABA an hemmenden Synapsen potenzieren. Letztere wären aber bei Absence-Epilepsien unerwünscht, da die T-Typ Ca^{2+}-Kanäle durch Hyperpolarisation aktiviert werden. Hier eignen sich direkte Blocker von Typ Ca^{2+}-Kanälen, wie z. B. Ethosuximid. Versagt jegliche medikamentöse Therapie, dann bleibt noch die Epilepsiechirurgie, die allerdings bei einfacher Exzision des betroffenen Areals definitive neurologische Defizite hinterlässt.

13.6.2 Durchblutungsstörungen des Gehirns

Der Schlaganfall stellt die dritthäufigste Todesursache in westlichen Ländern dar und umfasst Durchblutungsstörungen des Gehirns durch Gefäßverschlüsse (**ischämischer Infarkt**) und Blutungen (**hämorrhagischer Infarkt**).

■ **Ursachen**

In den meisten Fällen handelt es sich um ischämische Infarkte. Bei **Atherosklerose** der hirnversorgenden Arterien können sich genauso wie im Falle der koronaren Herzkrankheit Plättchenthromben ausbilden, die das Lumen des Gefäßes verlegen (**Thrombose**). Die Plättchenthromben können auch aus dem Herzen stammen, z. B. infolge von Vorhofflimmern (**Embolie**). Da das Hirngewebe besonders empfindlich gegenüber Sauerstoff- und Glukoseunterversorgung ist, kann auch ein **Kreislaufschock** zur Ischämie führen.

Hämorrhagische Infarkte beruhen meist auf **subarachnoidalen** oder **intrazerebralen Blutungen**. Subarachnoidale Blutungen nehmen ihren Ursprung meist von Aneurysmen des **Circulus arteriosus Willisii** oder der **A. basilaris**. Aneurysmen stellen Aussackungen der Gefäßwand dar, die durch Ausstülpung aller Gefäßwandschichten bei einer Schwä-

che der Gefäßwand entstehen. Je größer ein Aneurysma ist, desto rupturgefährdeter ist es auch, denn gemäß dem Laplace-Gesetz nimmt die Wandspannung mit steigendem Radius zu. Intrazerebrale Blutungen sind meist Folgen eines chronisch erhöhten arteriellen Blutdruckes. Davon sind oft die **Aa. lenticulostriatae** betroffen, möglicherweise aufgrund ihres anatomischen Verlaufes, was zur Turbulenzentstehung und dadurch zu Gefäßwandstress prädisponiert. Dadurch kommt es zur Minderdurchblutung der Basalganglien und der Capsula interna.

■ **Pathophysiologie**

Ausdruck des besonderen Energie- und Sauerstoffbedarfes des Gehirns sind die komplexe Autoregulation der Durchblutung und der relative Ausmaß der zerebralen Sauerstoffversorgung, die 20% der totalen Sauerstoffversorgung des Körpers einnimmt. Störungen der Durchblutung können bereits nach **3 min** zur irreversiblen Neuronenschädigung führen.

Zentrum des Ischämiegebietes Im Zentrum des ischämischen Areals führt die Durchblutungsstörung schnell zur **ATP-Depletion**, was mehrere Prozesse in Gang setzt, die zusammen zum Untergang der betroffenen Zellen führen. Der ATP-Mangel betrifft direkt die Na^+/K^+-ATPase, wodurch die Aufrechterhaltung des negativen Membranpotenzials zusammenbricht. Es kommt zur Depolarisation, zum Einstrom von Na^+ und Ca^{2+} und zum Ausstrom von K^+. Die intrazelluläre Akkummulation von Ca^{2+} führt zu Mitochondrienschäden, Aktivierung von Proteasen, Lipasen und Caspasen und löst die **Apoptose** aus. Als Folge der generellen Depolarisation von Zellen im ischämischen Gebiet werden vermehrt exzitatorische Neurotransmitter (v.a. Glutamat) freigesetzt. Da auch die Gliazellen von der Ischämie betroffen werden, wird von ihnen weniger Glutamat aufgenommen, sodass seine Konzentration im synaptischen Spalt noch mehr ansteigt. Glutamat kann daher selber durch Exzitotoxizität (v.a. durch intrazelluläre Akkumulation von Ca^{2+} bei Depolarisation) den Zelluntergang herbeiführen.

Peripherie des Ischämiegebietes Im Randgebiet des ischämischen Bezirkes (sog. **Penumbra**) herrscht aufgrund von Kollateralen eine grenzwertige Durchblutung, die teilweise die Aufrechterhaltung der zellulären Homöostase erlaubt. Allerdings ist dieses Gleichgewicht zwischen Überleben und Zelltod sehr labil. Ein Zusammenbruch der aktiven endothelialen Funktionen aufgrund der Ischämie führt u. a. zur **Permeabilisierung der Blut-Hirn-Schranke** (durch Verlust der Zellkontakte über Tight junctions und durch Membranschäden). Dies lässt Plasmaproteine und Plasma in das betroffene Areal einströmen, was insgesamt ein Ödem bewirkt. Aber auch die geschädigten Zellen selber lagern aus osmotischen Gründen durch geschädigte Membranen Wasser ein. Das Ödem kann die Penumbra komprimieren und dadurch ihre noch teilweise erhaltene Blutversorgung vollkommen unterbinden. Somit kann sich der ursprüngliche Schaden diffus ausbreiten.

> **Tipp**
>
> Die Penumbra kann durch unterschiedlich gewichtete MRT-Verfahren dargestellt werden. Im Perfusions-gewichteten MRT kann man das ganze Areal (**Zentrum und Penumbra**) durch die mangelnde Perfusion festlegen. Im Diffusions-gewichteten MRT stellt man das im **Zentrum**, aber nicht in der Penumbra auftretende Ödem dar. Die Penumbra entspricht dann der Bilddifferenz der beiden Darstellungsverfahren.

> **Die Notfallversorgung beim ischämischen Schlaganfall zielt auf der Wiederherstellung der Perfusion, um ausgerechnet das Nervengewebe in der Penumbra zu retten.**

■ **Symptome**

Je nachdem, für welche Hirnregion die betroffenen Arterien zuständig sind, kommt es zur unterschiedlichen, teils charakteristischen Symptomatik. Natürlich sind die Störungen umso ausgeprägter, je proximaler der Verschluss oder die Blutung im Verlauf eines Gefäßes auftreten.

A. cerebri media   Durchblutungsstörungen im Versorgungsgebiet der A. cerebri media können durch **kontralaterale Muskelschwäche** und **Sensibilitätsausfälle** manifest werden, wenn die lateralen

Anteile des Gyrus praecentralis und postcentralis betroffen werden. Bei Schädigung des frontalen Augenfeldes kommt es zur **Deviation der Augenbulbi zur lädierten Seite** durch Überwiegen der Einflüsse aus dem erhaltenen Zentrum. Ist die dominante Hemisphäre betroffen (meist die linke), dann kommt es auch zu Störungen des Sprachverständnisses (Wernicke-Zentrum) und der Sprachproduktion (Broca-Zentrum), die insgesamt dann unter dem Begriff einer **globalen Aphasie** zusammengefasst werden können.

A. cerebri anterior   In diesem Fall sind die medialen Anteile des Gyrus prae- und postcentralis betroffen, sodass die **Muskelschwäche** und die **Sensibilitätsausfälle** entsprechend der somatotopen Repräsentation im motorischen und sensiblen Kortex sich auf dem **Bein- und Fußbereich** beschränken. Ist auch der präfrontale Kortex betroffen, so kann es u. a. zu **Persönlichkeitsveränderungen** im Sinne eines enthemmten Verhaltens kommen.

A. cerebri posterior   Hierbei kommt es durch Minderversorgung des Lobus occipitalis, welcher die primäre und sekundäre Sehrinde enthält, zu visuellen Ausfällen in den kontralateralen Hälften der Gesichtsfelder beider Augen (**homonyme Hemianopsie**). Wird der Thalamus mitbetroffen, dann kann es zum **Bewusstseinsverlust**, Schmerzsyndromen (**thalamischer Schmerz**) und zum sog. **Neglect** kommen. Bei einem Neglect ignorieren die Betroffenen sensorische Informationen einer Hälfte des Umfeldes, obgleich sie diese Informationen erhalten, in diesem Fall aufgrund einer Minderaktivierung assoziativer Areale durch thalamische Neurone.

A. basilaris   Komplette Verschlüsse oder Rupturen der A. basilaris werden selten überlebt, da sie mit Ausfällen der Atemzentren, Kreislaufzentren und der Formatio reticularis des Hirnstammes einhergehen. Bei Störungen einzelner Äste der A. basilaris können je nach Ausbreitungsgebiet verschiedene **Hirnstammsyndrome** (▶ Abschn. 13.2) und **zerebelläre Syndrome** (▶ Abschn. 13.4) auftreten.

■ **Hirnödem**

Die Schwellung des ischämischen Gewebes erhöht den intrakraniellen Druck. Initial dehnt sich das

Hirngewebe auf Kosten des Liquorraumes aus. Ist dieser einmal ausgeschöpft, verschieben sich zuerst die medialen Anteile der Temporallappen gegen das Tentorium cerebelli und es kommt zur sog. **oberen Einklemmung** oder Herniation. Dabei können die Hippocampi und die angrenzenden Gyri parahippocampales geschädigt werden. Schreitet die Druckzunahme fort, dann schieben sich die beiden zerebellären Tonsillen durch das Foramen magnum und drücken dabei auf den Hirnstamm (**untere Einklemmung**). Dabei besteht die Gefahr des Ausfalls von Atem- und Kreislaufzentren, was die untere Einklemmung lebensgefährlich macht.

❯ **Ein Hirnödem kann zum Tode aufgrund von Einklemmungen des angeschwollenen Hirngewebes führen.**

▪ **Therapie**

Die Ziele der Therapie sind vor allem die Sicherstellung der ausreichenden Blut- und Sauerstoffversorgung des Hirngewebes, das Retten der Penumbra, und die Vermeidung von Rezidiven. Eine **Thrombolyse** kann zur Rekanalisation von Gefäßen bis zu ca. 4,5 Std. nach einem ischämischen Hirninfarkt versucht werden. Zur Rezidivvermeidung bei Ischämien werden Thrombozytenaggregationshemmer eingesetzt. Hilfreich ist auch eine initiale **Kühlung** (therapeutische Hypothermie) des Kopfes und dementsprechend des Hirngewebes, was den Versorgungsbedarf des Nervengewebes senkt und außerdem nachteilhafte metabolische Reaktionen im Rahmen des Zellunterganges verlangsamt.

❓ — Wie läuft die Erregungsausbreitung im Rahmen sekundär generalisierter epileptischer Anfälle ab?

— Welche Ionenkanäle in welchen Neuronen spielen eine zentrale Rolle bei der Entstehung von Absence-Epilepsie?

— Welche neurologische Ausfälle rufen Durchblutungsstörungen von A. cerebri media, A. cerebri posterior, A. cerebri anterior und A. basilaris hervor?

Literatur

Aktories K, Forth W (2013) Allgemeine und spezielle Pharmakologie und Toxikologie, 11. überarb. Aufl. München: Elsevier, Urban & Fischer

Battegay E, Aeschlimann A (2013) Siegenthalers Differentialdiagnose, 20. komplett überarb. u. aktualis. Aufl. Stuttgart, New York: Thieme

Berlit P (2012) Klinische Neurologie, 3. erw. u. vollst. überarb. Aufl. Berlin, Heidelberg: Springer

Fölsch UR, Kochsiek K, Schmidt RF (2000) Pathophysiologie. Berlin, Heidelberg: Springer

Hacke W (2010) Neurologie, 13. vollst. überarb. Aufl. Berlin, Heidelberg: Springer

Halwachs-Baumann G (2011) Labormedizin, 2. aktual. u. erw. Aufl. Wien, New York: Springer

Herold G (2011) Innere Medizin. Köln: Herold

Kandel E (2000) Principles of neural science, 4. Aufl. New York: McGraw-Hill

Koolman J, Röhm KH (2009) Taschenatlas Biochemie des Menschen, 4. vollst. überarb. u. erw. Aufl. Stuttgart, New York: Thieme

Löffler G, Petrides P, Heinrich PC, Graeve L (2014) Biochemie und Pathobiochemie, 9. vollst. überarb. Aufl. Berlin, Heidelberg: Springer

Lüllmann H, Mohr K, Hein L (2004) Taschenatlas der Pharmakologie, 5. vollständig überarb. und erw. Aufl. Stuttgart, New York: Thieme

Lüllmann-Rauch R (2012) Taschenlehrbuch Histologie, 4. vollst. überarb. Aufl. Stuttgart, New York: Thieme

Masuhr KF (2013) Neurologie, 7. vollst. überarb. und erw. Aufl. Stuttgart, New York: Thieme

Pfreundschuh M, Schölmerich J, Aepfelbacher M (2004) Pathophysiologie, Pathobiochemie, 2. Aufl. München: Elsevier, Urban & Fischer

Silbernagl S, Lang F (2009) Taschenatlas der Pathophysiologie, 3. vollst. überarb. und erw. Aufl. Stuttgart [u.a.]: Thieme

Siegenthaler W, Amann-Vesti B (2006) Klinische Pathophysiologie, 9. völlig neu bearb. Aufl. Stuttgart [u.a.]: Thieme

Wolfgang P (2013) Innere Medizin, 2. überarb. Aufl. Berlin, Heidelberg: Springer

Serviceteil

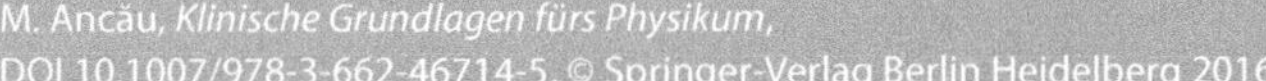

M. Ancău, *Klinische Grundlagen fürs Physikum*,
DOI 10.1007/978-3-662-46714-5, © Springer-Verlag Berlin Heidelberg 2016

Stichwortverzeichnis

Trigeminusneuralgie 183
Troponin 127
Trypsin 103
Tryptophan 64
Typ-III-Reaktion 26
Typ-II-Reaktion 26
Typ-I-Reaktion 24
Typ-IV-Reaktion 27

Z

Zentrale pontine Myelinolyse 75
Zerebellum 187
Zerstreuungslinse 162
Zitratzyklus 97, 99, 136
Zyanose 34
– zentrale 42
Zystinurie 64

 U

Überdruckbeatmung 44
Überempfindlichkeitsreaktion 24
Urämie 70
Uratsteine 60
Urokinase 16

 V

Vagotomie 89
Vaskulitis 26
Ventilations-Perfusions-Verhältnis 43
Ventilationsstörung
– obstruktive 38
– restriktive 36
Ventrikuläre Tachykardie (VT) 109
Verbrauchskoagulopathie 129
Vertigo 172
Vestibulozerebellum 187
Vitalkapazität 32
Vitamin B12 ► Cobalamin
Vitamin-K-Mangel 15
von-Willebrand-Jürgens-Syndrom 14
Vorhofflimmern 145
Vorhofflimmern (VHF) 107, 108

 W

Weber-Test 170
Wenckebach-Periodik 111
Winkelblockglaukom 164

 X

Xerostomie 84